મહર્ષિ પતંજલિપ્રતિપાદિત અષ્ટાંગ યોગ

સંસ્કૃત શ્લોક નું ગુજરાતી ભાષામાં સચોટ અને શુદ્ધ અનુવાદન તથા વિસ્તૃત વર્ણન સાથે વિવેચન

આકાશ કહાર

સમર્પણ

આ પુસ્તક મારા

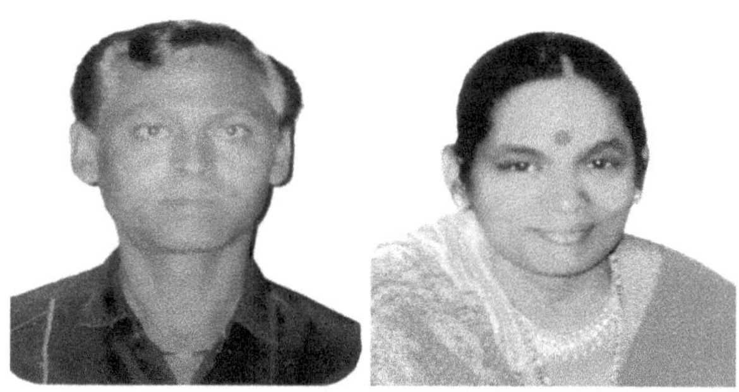

પરમ પૂજ્ય પિતા શ્રી બળદેભાઇ બી કહાર તથા પુજ્ય માતા શ્રી કલાવતીબેન બી કહાર

તથા

સત્ય ની શોધ માં બધા આધ્યાત્મિક સાધકો

ને સમર્પિત છે.

સામગ્રી

સ્વીકૃતિઓ

આ પુસ્તક ઇચ્છિત માહિતી વિષયને આવરી લેવામાં સચોટ પ્રદાન કરવા માટે છે. જો કે, લેખક અને પ્રકાશક અચોક્કસતા અથવા બાદબાકી માટે કોઈ જવાબદારી સ્વીકારતા નથી, અને લેખક અને પ્રકાશક ખાસ કરીને કોઈ પણ જવાબદારી, નુકશાન અથવા જોખમ, વ્યક્તિગત, નાણાકીય અથવા અન્યથા, જે પરિણામે, આ પુસ્તકના સમાવિષ્ટો નો ઉપયોગ અને/અથવા અરજી સીધા અથવા આડકતરી રીતે, તેમાંથી ઉઠાવવામાં આવે છે તેનો ઇનકાર કરે છે.

તદ્પરાંત, આ પુસ્તકના લેખક અને પ્રકાશક કોઈ પણ ધર્મ, વંશીય જૂથ, જાતિ, પંથ, સંપ્રદાય, સંગઠન, કંપની અને વ્યક્તિગત સહિત કોઈની લાગણી દુભાવવાનો ઈરાદો ધરાવતા નથી. તેઓ તમામ ધર્મો અને વિચારધારાઓનું સન્માન કરે છે અને જો કોઈને આ પુસ્તકના વિષયવસ્તુથી દુ:ખ પહોંચે તો કોઈ જવાબદારી સ્વીકારતા નથી.

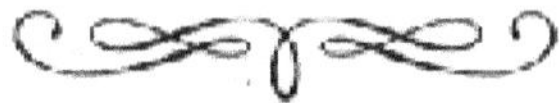

પ્રસ્તાવના

પ્રસ્તુત પુસ્તક માં લેખકે મહર્ષિ પતંજલિ ના પાતંજલ યોગ સૂત્ર માં વર્ણિત અષ્ટાંગ યોગ ના સંસ્કૃત શ્લોક નું સુદ્ધાં તથા સચોટ ગુજરાતી ભાષાંતર કરેલ છે તથા અષ્ટાંગ યોગ ના દરેક અંગ નું સૂત્ર નો સંદર્ભ માં વિસ્તૃત વર્ણન તથા વિવેચન કરેલ છે.

આ પુસ્તક દ્વારા લેખકે સામાન્ય વ્યક્તિ ને સમજાય તે રીતે પાતંજલ યોગસૂત્ર માં વર્ણિત અષ્ટાંગ યોગ ની સમજ આપેલ છે. જે દરેક ગુજરાતી માટે ઉપયોગી થશે.......યોગ એક પ્રાચીન કલા છે જેની ઉત્પત્તિ ભારતમાં લગભગ છ હજાર વર્ષ પહેલા થઈ હતી. પહેલા ના સમયમાં લોકો જીવનમાં યોગ તેમજ ધ્યાન જીવનભર સ્વસ્થ રહેવા તેમ જ તાકાતવાન રહેવા માટે કરતાં હતાં. તોપણ આ ભીડવાળા વ્યસ્ત વાતાવરણમાં યોગ કરવાનું કાર્ય દિન-પ્રતિદિન ઓછું થઈ રહ્યું છે. યોગ ખૂબ જ સુરક્ષિત ક્રિયા છે તેમજ કોઈપણ વ્યક્તિ દ્વારા અને કોઈપણ સમયે કરી શકાય છે ત્યાં સુધી કે નાના બાળકો પણ તેમનો લાભ લઈ શકે છે.

યોગથી આપણી સુષુપ્ત શક્તિનો વિકાસ થાય છે સુપ્ત તંતુ ફરી જાગે છે અને નવા તંતુઓ અને કોશિકાઓનું નિર્માણ થાય છે.યોગ આપણા સૂક્ષ્મ સ્નાયુતંત્રને યુસ્ત રાખે છે. યોગ આપણને સંયમ અને માનસિક સંતુલન જાળવતા શીખવે છે.

ભારતીય પુરાણો ઉપનિષદો વેદો તેમજ ભગવદ્ ગીતા માં પણ યોગ શબ્દ નો ઉલ્લેખ થતો આવ્યો છે મહર્ષિ વ્યાસ અનુસાર યોગ નો અર્થ સમાધિ છે. યોગ એટલે જોડવું સંયમપૂર્વક સાધના કરતા આત્માને પરમાત્મા સાથે યોગ કરીને એટલે કે જોડી ને સમાધિનો આનંદ લેવો એ યોગ છે. સાવ સરળ શબ્દોમાં કહીએ તો શરીરનું મન સાથે જોડાણ એટલે યોગ. નિયમિત યોગ કરવા વાળા વ્યક્તિઓ માટે યોગ ખૂબ જ સારો અભ્યાસ છે. આ સ્વસ્થ જીવનશૈલી તેમજ હંમેશા માટે શ્રેષ્ઠ જીવન જીવમાં સહાયરૂપ બને છે .આપણે આપણા બાળકોને યોગના લાભ વિશે બતાવવું પણ જોઈએ તેમજ યોગનો નિયમિત અભ્યાસ પણ કરાવવો જોઈએ.

અષ્ટાંગ યોગ ના પ્રણેતા પતંજલિનું યોગસૂત્ર યોગદર્શનનો આધારભૂત ગ્રંથ ગણાય છે . મહર્ષિ પતંજલિએ યોગ ના સિદ્ધાંતોને તંત્રબદ્ધ કર્યા . સાંખ્યની જેમ યોગ સત્કાર્યવાદને માને છે . યોગશાસ્ત્રનો મુખ્ય વિષય યોગ એટલે ચિત્તવૃત્તિ નિરોધ છે . વ્યક્તિગત સ્વ અને સાર્વત્રિક સ્વના એકીકરણ માટે ચિત્તવૃત્તિ નિરોધ ખૂબ અગત્યનો છે . પતંજલિનો અષ્ટાંગ યોગ ચિત્તવૃત્તિને અંકુશમાં રાખે છે .

યોગના અભ્યાસ થી શરીર, પ્રાણ , અને મન પર સંયમ આવે છે . યોગમાં મુખ્ય માનસિક અનુશાસન છે . યોગ જીવનશૈલી છે . અષ્ટાંગ યોગ ની સ્વના એકીકરણના સાધન તરીકેની ચર્ચા કરતાં પહેલાં અષ્ટાંગ યોગને સમજીએ.

મહર્ષિ પતંજલિએ યોગસૂત્રમાં 195 સૂત્રો આપ્યા તેમાં તેમણે યોગના આઠ અંગો જણાવ્યા છે . જેના દ્વારા ક્રમશ: સ્વનું એકીકરણ થાય છે . અષ્ટાંગ યોગના એક - એક અંગને સમજીએ અને તેના દ્વારા સ્વનો વિકાસ અને એકીકરણ કેવી રીતે થાય છે તે સમજવા પ્રયત્ન કરીએ .

યમ , નિયમ , આસન , પ્રાણાયામ , પ્રત્યાહાર , ધારણા , ધ્યાન અને સમાધિ યોગના આઠ અંગો છે :

યોગનું પ્રથમ સોપાન છે . "યમ" એટલે વર્તનમાં નિષેધક બાબતોને સામેલ ન કરવી. અહિંસા , સત્ય ,અસ્તેય , બ્રહ્મચર્ય અને અપરિગ્રહ - આ પાંચ યમ કહેવાય છે . આ પાંચ વ્રત છે જેના પાલનથી વ્યક્તિગત સ્વ કે સાર્વત્રિક સ્વનું એકીકરણ કરી શકાય છે . આ પાંચ નિષેધાત્મક સદ્ગુણ છે .

અષ્ટાંગ યોગ ના પહેલા સોપાન યમના પાંચ વ્રતોને જીવનમાં કોઈ વ્યક્તિ ઉતારે તો સમષ્ટિનું કલ્યાણ થઈ શકે . આજે માનવજાત અનેક સમસ્યાઓથી ઘેરાયેલી છે . જેના મૂળમાં આ પાંચ વ્રતોનું પાલન ન કરવું તે છે . વ્યક્તિગત સ્વ અને સાર્વત્રિક સ્વની ઉન્નતિ માટે યમનું પાલન કરવું જોઈએ . આ પાંચ વ્રતો દ્વારા મનને શુદ્ધ કરવાથી સ્વની વિકાસયાત્રા શરૂ થઈ શકે છે .

યોગનું બીજું અંગ નિયમ છે શૌચ , સંતોષ , તપ , સ્વાધ્યાય અને ઈશ્વર - પ્રાણધાન આ પાંચ નિયમો છે . શૌચના બે પ્રકાર છે : બાહ્ય શૌચ અને આંતરિક શૌચ . શરીરને જળ વગેરેથી સાફ કરવું તે બાહ્ય શૌચ અને રાગ , દ્વિષ માયા , અસૂયા વગેરે મલિન વિચારોને મનમાંથી સાફ કરવા તે આંતરિક શૌચ, સંતોષ એટલે જે મળે છે , જે પ્રાપ્ત થયું તેને વધાવો . તપ એટલે ગમે તેટલી તકલીફોમાં મન સ્થિર રાખી નિત્ય સાધના રત રહેવું . સ્વાધ્યાય એટલે શાસ્ત્રોનું ભણવું અને છેલ્લો નિયમ ઈશ્વર - પ્રાણધાન એટલે કે પરમ - ગુરુ ઈશ્વરને બધું જ કર્મ અર્પણ કરવું . યમ નિષેધાત્મક સદ્ગુણ કે ધર્મ છે અને નિયમ હકારાત્મક સદ્ગુણ કે ધર્મ છે .

યમ – નિયમ ના સમ્યક પાલન દ્વારા વ્યક્તિગત સ્વ અને સાર્વત્રિક સ્વના આધ્યાત્મિક વિકાસના માર્ગો ખૂલે છે . યમ - નિયમ હૃદય ,ચિત્ત અને મનને શુદ્ધ કરે છે .

અષ્ટાંગ યોગનું ત્રીજું અંગ આસન છે . આની મદદથી શરીર સ્વસ્થ બને છે અને તંત્રિકા - તંત્ર સ્વસ્થ રહે છે . શરીર પર નિયંત્રણ રહેવાથી વ્યક્તિગત સ્વ અને સાર્વત્રિક સ્વનું એકીકરણ થઈ શકે છે

શ્વાસોચ્છવાસની સ્વાભાવિક ક્રિયાનું નિયંત્રણ અને તેમાં નિયમિત ક્રમ લાવવો એ અષ્ટાંગ યોગનું ચોથું અંગ છે , જેને પ્રાણાયામ કહીએ છીએ તેના ત્રણ ભાગ છે . પૂરક , કુમ્ભક અને રેચક,

પ્રાણશક્તિઓ શારીરિક ક્રિયાઓનું સંચાલન કરે છે . પ્રાણના નિયંત્રણથી મનનું નિયંત્રણ થાય છે . સ્વના વિકાર પ્રાણાયામથી દૂર થાય છે સ્વના ઉત્કર્ષ માટે વિવેકબુદ્ધિ જરૂરી છે જે પ્રાણાયામ દ્વારા પ્રાપ્ત થઈ શકે છે . મનના વિકારો દૂર કરવા અને જ્ઞાનનો ઉદય કરવા

પ્રાણાયામ સહાયક છે . સ્વના એકીકરણ માટે પ્રાણાયામનો ગુરુના માર્ગદર્શન હેઠળનો અભ્યાસ વધુ લાભદાયી છે .

અષ્ટાંગ યોગનું પાંચમું અંગ પ્રત્યાહાર છે . બાહ્ય વિષયોમાંથી મુક્ત થઈ અંતર્મુખી બનવાની અવસ્થા એટલે પ્રત્યાહાર બાહ્ય ઇન્દ્રિયો પરનો સંયમ મનના સંયમ પર આધારિત છે . અવિરત અભ્યાસ , સંકલ્પ અને ઈન્દ્રિય નિગ્રહ દ્વારા પ્રત્યાહાર સિદ્ધ કરી શકાય છે . સ્વને ઓળખવા માટે આત્મોન્નતિ માટે મનનો સંયમ જરૂરી છે , જે પ્રત્યાહાર દ્વારા સિદ્ધ થઈ શકે છે .

અષ્ટાંગ યોગનું છઠ્ઠું અંગ ધારણા છે . તેનો અર્થ છે કોઈ એક વસ્તુ પર ધ્યાન કેન્દ્રિત કરવું . ચિત્ત , નાભિ , હૃદય , ભૃકુટિ - મધ્ય કે શરીરના અન્ય અંગ પર કેન્દ્રિત થવું કે દેવી - દેવતાની પ્રતિમા કે દીવાની જ્યોત પર કેન્દ્રિત કરી શકીએ . ધારણા થી ચિત્ત પર નિયંત્રણ લાવી શકાય છે ધારણા થી ધ્યાન કરવાની શક્તિ વધે છે . સ્વના એકીકરણ માટે ચિત્તને અનેક બાજુએથી ભટકતું અટકાવવા માટે ધ્યાન કેન્દ્રિકરણ જરૂરી છે , તેના માટે ધારણા જરૂરી છે .

અષ્ટાંગ યોગનું સાતમું અંગ ધ્યાન છે બધી જ વસ્તુઓ પરથી કોઈ એક જ વસ્તુ પર એકાગ્ર થવાથી ધ્યાનની અવસ્થા પ્રાપ્ત થાય છે . અનેક વિકારોમાં ભટકતી ચિત્તવૃત્તિને એક જ જગ્યાએ એકાગ્ર કરવામાં સાધકને સફળતા મળે ત્યારે તે ધ્યાન અવસ્થામાં આવે છે . ધ્યાન કરવાથી ચિત્ત નિર્વિકાર બને છે પરિણામે વ્યક્તિગત સ્વ પોતાના ચંચલ મનના વિકારો પર લગામ નાખી શકે છે . વ્યક્તિગત સ્વ વૈશ્વિક સ્વ બને છે . ચિત્તવૃત્તિઓને અંકુશમાં રાખવાથી વસુધૈવ કુટુંબકમની ભાવના જાગૃત થાય છે , નીરક્ષરે વિવેક આવે છે . ધ્યાનમાં અંતઃસ્ફુરણા દ્વારા ડહાપણ પણ પ્રાપ્ત થાય છે .

અષ્ટાંગ યોગનું આઠમું અને અંતિમ અંગ સમાધિ છે . સમાધિ અવસ્થામાં કેવળ ધ્યેય વસ્તુની જ ચેતના રહે છે . સમાધિમાં આત્મા અને ધ્યાનની ક્રિયાનો જાણે લોપ થઈ જાય છે કેવળ ધ્યેય વસ્તુનો જ પ્રકાશ રહે છે જેને આપણે પરમ તત્વ કહીએ છીએ . અહીં અદ્વૈતની અનુભૂતિ થાય છે . ધ્યાતા , ધ્યાન અને ધ્યેયનું ઐક્ય સધાતા મનની શુન્ય અવસ્થામાં પરમ તત્ત્વની ઝાંખી થાય છે . સમાધિમાં ધ્યાન કરનાર અને ધ્યાનના ઉદ્દીપક બંનેનું એકીકરણ થઈ જતાં કશું જુદાપણું રહેતું નથી . બધા જ તંદ્ર સમાપ્ત થઈ જાય છે .

જૂન ૨૦૨૨ પ્રકાશક

*****

પ્રસ્તાવના.

પ્રસ્તુત પુસ્તક માં લેખકે મહર્ષિ પતંજલિ ના પાતંજલ યોગ સૂત્ર માં વર્ણિત અષ્ટાંગ યોગ ના સંસ્કૃત શ્લોક નું શુદ્ધ તથા સચોટ ગુજરાતી ભાષાંતર કરેલ છે તથા અષ્ટાંગ યોગ ના દરેક અંગ નું સૂત્ર નો સંદર્ભ માં વિસ્તૃત વર્ણન તથા વિવેચન કરેલ છે.

આ પુસ્તક દવારા લેખકે સામાન્ય વ્યકિત ને સમજાય તે રીતે પાતંજલ યોગસૂત્ર માં વર્ણિત અષ્ટાંગ યોગ ની સમજ આપેલ છે. જે દરેક ગુજરાતી માટે ઉપયોગી થશે. યોગ એક પ્રાચીન કલા છે જેની ઉત્પત્તિ ભારતમાં લગભગ છ હજાર વર્ષ પહેલા થઈ હતી. પહેલા ના સમયમાં લોકો જીવનમાં યોગ તેમજ ધ્યાન જીવનભર સ્વસ્થ રહેવા તેમ જ તાકાતવાન રહેવા માટે કરતાં હતાં. તોપણ આ ભીડવાળા વ્યસ્ત વાતાવરણમાં યોગ કરવાનું કાર્ય દિન-પ્રતિદિન ઓછું થઈ રહ્યું છે. યોગ ખૂબ જ સુરક્ષિત ક્રિયા છે તેમજ કોઈપણ વ્યક્તિ દ્વારા અને કોઈપણ સમયે કરી શકાય છે ત્યાં સુધી કે નાના બાળકો પણ તેમનો લાભ લઈ શકે છે.

યોગથી આપણી સુષુપ્ત શક્તિનો વિકાસ થાય છે સુપ્ત તંતુ ફરી જાગે છે અને નવા તંતુઓ અને કોશિકાઓનું નિર્માણ થાય છે.યોગ આપણા સૂક્ષ્મ સ્નાયુતંત્રને યુસ્ત રાખે છે. યોગ આપણને સંયમ અને માનસિક સંતુલન જાળવતા શીખવે છે.

ભારતીય પુરાણો ઉપનિષદો વેદો તેમજ ભગવદ્ ગીતા માં પણ યોગ શબ્દ નો ઉલ્લેખ થતો આવ્યો છે મહર્ષિ વ્યાસ અનુસાર યોગ નો અર્થ સમાધિ છે. યોગ એટલે જોડવું સંયમપૂર્વક સાધના કરતા આત્માને પરમાત્મા સાથે યોગ કરીને એટલે કે જોડી ને સમાધિનો આનંદ લેવો એ યોગ છે. સાવ સરળ શબ્દોમાં કહીએ તો શરીરનું મન સાથે જોડાણ એટલે યોગ. નિયમિત યોગ કરવા વાળા વ્યક્તિઓ માટે યોગ ખૂબ જ સારો અભ્યાસ છે. આ સ્વસ્થ જીવનશૈલી તેમજ હંમેશા માટે શ્રેષ્ઠ જીવન જીવમાં સહાયરૂપ બને છે.આપણે આપણા બાળકોને યોગના લાભ વિશે બતાવવું પણ જોઈએ તેમજ યોગનો નિયમિત અભ્યાસ પણ કરાવવો જોઈએ.

અષ્ટાંગ યોગ ના પ્રણેતા પતંજલિનું યોગસૂત્ર યોગદર્શનનો આધારભૂત ગ્રંથ ગણાય છે. મહર્ષિ પતંજલિએ યોગ ના સિદ્ધાંતોને તંત્રબદ્ધ કર્યા. સાંખ્યની જેમ યોગ સત્કાર્યવાદને માને છે. યોગશાસ્ત્રનો મુખ્ય વિષય યોગ એટલે ચિત્તવૃત્તિ નિરોધ છે. વ્યક્તિગત સ્વ અને સાર્વત્રિક સ્વના એકીકરણ માટે ચિત્તવૃત્તિ નિરોધ ખૂબ અગત્યનો છે. પતંજલિનો અષ્ટાંગ યોગ ચિત્તવૃત્તિને અંકુશમાં રાખે છે.

યોગના અભ્યાસ થી શરીર, પ્રાણ, અને મન પર સંયમ આવે છે. યોગમાં મુખ્ય માનસિક અનુશાસન છે. યોગ જીવનશૈલી છે. અષ્ટાંગ યોગ ની સ્વના એકીકરણના સાધન તરીકેની ચર્ચા કરતાં પહેલાં અષ્ટાંગ યોગને સમજીએ.

મહર્ષિ પતંજલિએ યોગસૂત્રમાં 195 સૂત્રો આપ્યા તેમાં તેમણે યોગના આઠ અંગો જણાવ્યા છે. જેના દ્વારા ક્રમશ: સ્વનું એકીકરણ થાય છે. અષ્ટાંગ યોગના એક - એક અંગને સમજીએ અને તેના દ્વારા સ્વનો વિકાસ અને એકીકરણ કેવી રીતે થાય છે તે સમજવા પ્રયત્ન કરીએ.

યમ, નિયમ, આસન, પ્રાણાયામ, પ્રત્યાહાર, ધારણા, ધ્યાન અને સમાધિ યોગના આઠ અંગો છે.યોગનું પ્રથમ સોપાન છે. "યમ" એટલે વર્તનમાં નિષેધક બાબતોને સામેલ ન કરવી. અહિંસા, સત્ય,અસ્તેય, બ્રહ્મચર્ય અને અપરિગ્રહ - આ પાંચ યમ કહેવાય છે. આ પાંચ વ્રત છે જેના પાલનથી વ્યક્તિગત સ્વ કે સાર્વત્રિક સ્વનું એકીકરણ કરી શકાય છે. આ પાંચ નિષેધાત્મક સદ્ગુણ છે.

અષ્ટાંગ યોગ ના પહેલા સોપાન યમના પાંચ વ્રતોને જીવનમાં કોઈ વ્યક્તિ ઉતારે તો સમષ્ટિનું કલ્યાણ થઈ શકે. આજે માનવજાત અનેક સમસ્યાઓથી ઘેરાયેલી છે. જેના મૂળમાં આ પાંચ વ્રતોનું પાલન ન કરવું તે છે. વ્યક્તિગત સ્વ અને સાર્વત્રિક સ્વની ઉન્નતિ માટે યમનું પાલન કરવું જોઈએ. આ પાંચ વ્રતો દ્વારા મનને શુદ્ધ કરવાથી સ્વની વિકાસયાત્રા શરૂ થઈ શકે છે.

યોગનું બીજ઼ અંગ નિયમ છે શૌચ, સંતોષ, તપ, સ્વાધ્યાય અને ઈશ્વર - પ્રાણધાન આ પાંચ નિયમો છે. શૌચના બે પ્રકાર છે : બાહ્ય શૌચ અને આંતરિક શૌચ. શરીરને જળ વગેરેથી સાફ કરવું તે બાહ્ય શૌચ અને રાગ, દ્વેષ માયા, અસૂયા વગેરે મલિન વિચારોને મનમાંથી સાફ કરવા તે આંતરિક શૌચ, સંતોષ એટલે જે મળે છે, જે પ્રાપ્ત થયું તેને વધાવો. તપ એટલે ગમે તેટલીતકલીફોમાં મન સ્થિર રાખી નિત્ય સાધના રત રહેવું. સ્વાધ્યાય એટલે શાસ્ત્રોનું ભણવું અને છેલ્લો નિયમ ઈશ્વર - પ્રાણધાન એટલે કે પરમ - ગુરુ ઈશ્વરને બધું જ કર્મ અર્પણ કરવું. યમ નિષેધાત્મક સદ્ગુણ કે ધર્મ છે અને નિયમ હકારાત્મક સદ્ગુણ કે ધર્મ છે.

યમ – નિયમ ના સમ્યક પાલન દ્વારા વ્યક્તિગત સ્વ અને સાર્વત્રિક સ્વના આધ્યાત્મિક વિકાસના માગો ખૂલે છે. યમ - નિયમ હ્રદય, ચિત્ત

અને મનને શુદ્ધ કરે છે.

અષ્ટાંગ યોગનું ત્રીજું અંગ આસન છે. આની મદદથી શરીર સ્વસ્થ બને છે અને તંત્રિકા - તંત્ર સ્વસ્થ રહે છે. શરીર પર નિયંત્રણ રહેવાથી વ્યક્તિગત સ્વ અને સાર્વત્રિક સ્વનું એકીકરણ થઈ શકે છે

શ્વાસોચ્છવાસની સ્વાભાવિક ક્રિયાનું નિયંત્રણ અને તેમાં નિયમિત ક્રમ લાવવો એ અષ્ટાંગ યોગનું ચોથું અંગ છે, જેને પ્રાણાયામ કહીએ છીએ તેના ત્રણ ભાગ છે. પૂરક, કુમ્ભક અને રેચક,

પ્રાણશક્તિઓ શારીરિક ક્રિયાઓનું સંચાલન કરે છે. પ્રાણના નિયંત્રણથી મનનું નિયંત્રણ થાય છે. સ્વના વિકાર પ્રાણાયામથી દૂર થાય છે સ્વના ઉત્કર્ષ માટે વિવેકબુદ્ધિ જરૂરી છે જે પ્રાણાયામ દ્વારા પ્રાપ્ત થઈ શકે છે. મનના વિકારો દૂર કરવા અને જ્ઞાનનો ઉદય કરવા પ્રાણાયામ સહાયક છે. સ્વના એકીકરણ માટે પ્રાણાયામનો ગુરુના માર્ગદર્શન હેઠળનો અભ્યાસ વધુ લાભદાયી છે.

અષ્ટાંગ યોગનું પાંચમું અંગ પ્રત્યાહાર છે. બાહ્ય વિષયોમાંથી મુક્ત થઈ અંતર્મુખી બનવાની અવસ્થા એટલે પ્રત્યાહાર બાહ્ય ઇન્દ્રિયો પરનો સંયમ મનના સંયમ પર આધારિત છે. અવિરત અભ્યાસ, સંકલ્પ અને ઈન્દ્રિય નિગ્રહ દ્વારા પ્રત્યાહાર સિદ્ધ કરી શકાય છે. સ્વને ઓળખવા માટે આત્મોન્નતિ માટે મનનો સંયમ જરૂરી છે, જે પ્રત્યાહાર દ્વારા સિદ્ધ થઈ શકે છે.

અષ્ટાંગ યોગનું છઠું અંગ ધારણા છે. તેનો અર્થ છે કોઈ એક વસ્તુ પર ધ્યાન કેન્દ્રિત કરવું. ચિત્ત, નાભિ, હ્રદય, ભૃકુટિ - મધ્ય કે શરીરના અન્ય અંગ પર કેન્દ્રિત થવું કે દેવી - દેવતાની પ્રતિમા કે દીવાની જ્યોત પર કેન્દ્રિત કરી શકીએ. ધારણા થી ચિત્ત પર નિયંત્રણ લાવી શકાય છે. ધારણા થી ધ્યાન કરવાની શક્તિ વધે છે. સ્વના એકીકરણ માટે ચિત્તને અનેક બાજુએથી ભટકતું અટકાવવા માટે ધ્યાન કેન્દ્રિકરણ જરૂરી છે, તેના માટે ધારણા જરૂરી છે.

અષ્ટાંગ યોગનું સાતમું અંગ ધ્યાન છે બધી જ વસ્તુઓ પરથી કોઈ એક જ વસ્તુ પર એકાગ્ર થવાથી ધ્યાનની અવસ્થા પ્રાપ્ત થાય છે. અનેક વિકારોમાં ભટકતી ચિત્તવૃત્તિને એક જ જગ્યાએ એકાગ્ર કરવામાં સાધકને સફળતા મળે ત્યારે તે ધ્યાન અવસ્થામાં આવે છે. ધ્યાન કરવાથી ચિત્ત નિર્વિકાર બને છે પરિણામે વ્યક્તિગત સ્વ પોતાના ચંચળ મનના વિકારો પર લગામ નાખી શકે છે. વ્યક્તિગત સ્વ વૈશ્વિક સ્વ બને છે. ચિત્તવૃત્તિઓને અંકુશમાં રાખવાથી વસુધૈવ કુટુંબકમની ભાવના જાગૃત થાય છે, નીરક્ષરે વિવેક આવે છે. ધ્યાનમાં અંતઃસ્ફુરણા દ્વારા ડહાપણ પણ પ્રાપ્ત થાય છે.

અષ્ટાંગ યોગનું આઠમું અને અંતિમ અંગ સમાધિ છે. સમાધિ અવસ્થામાં કેવળ ધ્યેય વસ્તુની જ ચેતના રહે છે. સમાધિમાં આત્મા અને ધ્યાનની ક્રિયાનો જાણે લોપ થઈ જાય છે કેવળ ધ્યેય વસ્તુનો જ પ્રકાશ રહે છે જેને આપણે પરમ તત્ત્વ કહીએ છીએ. અહીં અદ્વૈતની અનુભૂતિ થાય છે. ધ્યાતા, ધ્યાન અને ધ્યેયનું ઐક્ય સધાતા મનની શુન્ય અવસ્થામાં પરમ તત્ત્વની ઝાંખી થાય છે. સમાધિમાં ધ્યાન કરનાર અને ધ્યાનના ઉદ્દીપક બંનેનું એકીકરણ થઈ જતાં કશું જુદાપણું રહેતું નથી. બધા જ તંદુ સમાપ્ત થઈ જાય છે.

લેખક : આકાશ કહાર
    જૂન 2023

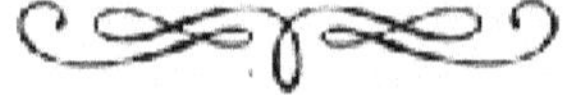

1

યોગ

<u>૦૧. આધુનિક યુગમાં યોગનું મહત્ત્વ :</u>

પહેલાના સમયમાં ઋષિમુનીઓ 150-200 વર્ષ સુધી સંપૂર્ણ સ્વસ્થ અવસ્થામાં જીવતા હતા. તેમની આયુષ્ય મર્યાદા વધુ હોવાનું કારણ તેમનું શાંતિમય, સરળ, સાદું તથા પ્રકૃતિમય જીવન હતું. વિજ્ઞાનની પ્રગતિની સાથે સાથે સુખ સગવડનાં અનેક સાધનો મળ્યાં. સાચા સુખથી ધીમે-ધીમે મનુષ્ય દૂર અને દૂર ભાગતો રહ્યો. જીવન અટપટું અને તનાવગ્રસ્ત બન્યું. આ માટે માત્ર મેડિકલ સારવાર પર્યાપ્ત ન રહી. આ પરિસ્થિતિને પહોંચી વળવા યોગનું શરણ સ્વીકારવામાં આવ્યુ. આજકાલ તો વિજ્ઞાન, મનોવિજ્ઞાન અને મેડિકલ સાયન્સે પણ પૂરક તત્ત્વ તરીકે યૌગિક જીવન પદ્ધતિ અપનાવવા પર ભાર મૂક્યો છે. આજની દોડધામ ભરી જીવન પધ્ધતિમાં શારીરિક અને માનસિક રોગના ઉપાય તરીકે ડૉક્ટરો તથા મનોવૈજ્ઞાનિકો 'રિલેક્સેશન'નું મહત્ત્વ સ્વીકારવા લાગ્યા છે. થાકેલા શરીર અને મનમાંથી વ્યક્તિને બહાર લાવવાના ઉપાયો તો યોગવિધામાં હજારો વર્ષો પહેલાં શોધી કાઢ્યા.

આધુનિક જીવન પ્રવૃત્તિમય જીવન કહેવાયું છે, પરિણામે સતત સંઘર્ષ સાથે જીવન જીવવું પડે છે. બાળપણથી જ સંઘર્ષના પરિણામે માનસિક તનાવનો અજાણતાં જ મનુષ્ય ભોગ બને છે. આ જોતાં લાગે છે કે જીવનનો સ્વાભાવિક આનંદ લૂંટાઇ ગયો છે. વર્તમાનપત્રો દ્વારા જાણી શકાય છે કે આધુનિક યુગમાં બુધ્ધિશાળી વ્યક્તિ બુધ્ધિપૂર્વક કેવાં ખોટાં કામો કરે છે. ભૌતિક સુખ-સગવડો મેળવવા વિકૃત વર્તન કરે છે. સત્ય, પ્રમાણિકતા અને સદ્ગુણો વગેરેની વાતો અવાસ્તવિક લાગે છે. નકારાત્મક વલણો, તનાવ, છેતરપિંડી વ્યાપક બન્યાં છે. ભૌતિક પ્રગતિના પરિણામે દુઃખ અને અશાંતિ વધ્યા છે, માનવ અને માનવતા તો જાણે ખોવાઇ ગયાં છે. આ બાહ્ય પરિસ્થિતિ પર કાબૂ મેળવવો એ આજના યુગની જરૂરિયાત છે. પોતાની જાત પર કાબૂ પ્રાપ્ત કર્યા વગર તે શક્ય બનવાનું નથી. આ આધુનિક વ્યક્તિ માટે હવે યોગ એ દવા છે.

શ્રીમદ્ ભગવતગીતામાં શ્રીકૃષ્ણે અર્જુનને કહ્યું છે કે 'હે અર્જુન ! તુ યોગી થા !', યોગનું સર્જન એ કોઇ એક યુગના માનવી માટે નથી, છતાં આજના યુગ માટે તે પરમ ઉપકારક છે. શ્રીકૃષ્ણનો આ ઉપદેશ જ યોગનું મહત્ત્વ દર્શાવે છે. આજના સમય માટે તે ઉત્તમ શિખામણ છે.

શરીરની સાથે સાથે મન માટે પણ સારાં પોષક તત્ત્વો મળવાં જરૂરી છે, કારણ કે બધી ચિંતાઓનું કારણ મન છે. આ મન પર કાબૂ મેળવવાનો ઉપાય યોગ પાસે છે. બહારની દુનિયાને તો આપણે જાણી છે, પરંતુ આપણી અંદરની દુનિયાને જાણી શક્યા નથી. માનવના મન પર ભાર વધી રહ્યો છે તેને પહોંચી વળવા મનનો વિકાસ જરૂરી છે, જેનું એકમાત્ર સાધન યોગ જ છે.

આમ, આધુનિક યુગમાં એ યોગને વણી લેવામાં આવે તો, વિજ્ઞાન અને યોગના સમન્વયથી વ્યક્તિ ખૂબ પ્રગતિ સાધી શકે છે, તથા આજની સમસ્યાઓથી છુટકારો મેળવી શકે છે. યોગ વિશેની પ્રાથમિક સમજ આપણે કેળવી,

યોગ એ ભારતીય પરંપરાનું બહુમૂલ્ય અંગ છે. આજના આ આધુનિક યુગમાં યોગવિધાનો અભ્યાસ કરવાથી ઘણા ફાયદા મેળવી શકાય છે, સાથે સાથે તનાવમુક્ત જીવન તથા આંતરિક સુખની પ્રાપ્તિ થાય છે. ભારત અધ્યાત્મનો દેશ છે અને અધ્યાત્મની મદદથી આપણે ઇશ્વરને પામી શકીશું.

૦૨. યોગ નો સંક્ષિપ્ત પરિચય તથા યોગ નો સામાન્ય અર્થ :

યોગ ભારતની પ્રાચીન વિદ્યા છે. આપણા ઋષિમુનીઓએ આપેલું વરદાન છે. આ અમૂલ્ય વારસાગત સંપત્તિની રક્ષા કરવી એ આપણી ફરજ છે. આજ-કાલ ફ઼દકે ને ભૂસકે યોગના ક્લાસીસો અને શિબિરો શરુ થઇ ગયું છે, એ જોતાં લાગે કે યોગની પ્રગતિ થઇ રહી છે. પરંતુ વાસ્તવમાં યોગનો સાચો અર્થ ખૂબ જ ઓછા લોકો જાણે છે. 'યોગ' એ જીવન જીવવાની કળા છે. વૈજ્ઞાનિક પદ્ધતિથી અભ્યાસ કરી યોગમાં આગળ વધી શકાય છે. તેથી સાચી માહિતી અને સચોટ જ્ઞાન હોવું ખૂબ જ જરૂરી છે.

વિવિધ કારણોથી લોકો યોગનો અભ્યાસ કરે છે. કોઇ વ્યાયામ માટે, તો કોઇ ચિકિત્સા તરીકે, કોઇ સૌન્દર્ય મેળવવા, તો કોઇ તનાવ ઘટાડવા, સૌને એનાથી ફાયદા તો થાય છે. પરંતુ યોગ એ માત્ર ઉપર્યુક્ત બાબતો માટે મર્યાદિત નથી. તેનો અર્થ તો ખૂબ જ વિશાળ છે.

૦૩. યોગ પરિચય :

યોગ તમામ ક્ષેત્રે ઉપયોગી છે. તમામ લોકો યોગ કરી શકે છે. તેનું મહત્ત્વ અને તેના ફાયદા વિશે આપણે આગળના એકમમાં જાણીશું. યોગની કેટલી વ્યાખ્યાઓ નીચે પ્રમાણે છે, જેને સવિસ્તર મા સમજીશું.

- **समत्वं योग उच्यते ।** અર્થાત્ યોગ એટલે સમતા.
- **योग: कर्मस् कौशलम् ।** અર્થાત્ કર્મમાં કુશળતા એટલે યોગ.
- **योग** એટલે ચેતનાનો વિકાસ.
- **योग** એટલે મહર્ષિ પતંજલિનું યોગદર્શન.
- **योगश्चत्तिवत्तनिरोधः ।** અર્થાત્ 'યોગ' એટલે ચિત્તવૃત્તિઓ પરનો કાબૂ.

યોગની કોઇપણ પરિભાષાને ઊંડાણથી સમજીએ તો સાંભળવામાં ભલે અલગ હોય, પણ તેનું અંતિમ લક્ષ્ય તો એક જ છે.આ પરિભાષા પરથી ખ્યાલ તો આવે જ છે કે યોગ એક અધ્યાત્મવિદ્યા છે, તેમાં પૂર્ણતાની વાતો છે. કદાચ શરૂઆતમાં આ સમજવું અધરૂ થઇ પડશે, પરંતુ ધીમે ધીમે આગળના એકમોનો અભ્યાસ કર્યા બાદ યોગના સાચા અર્થનો ખ્યાલ આવશે.

યોગ એક પ્રાયોગિક વિજ્ઞાન છે, એટલે કે તેમાં પ્રયોગો કરવા પડે છે. જેમ તરવા વિશે ગમે તેટલા પુસ્તકો વાંચીએ છતાં તરતા ન આવડે, તેના માટે પાણીમાં ઝંપલાવવું જ પડે છે. એ જ પ્રમાણે યોગમાં માત્ર વાંચીને, સમજીને કે વિચારીને આગળ વધવું શક્ય નથી. પ્રયોગો કરવા પડે છે. સતત, નિરંતર, લાંબો સમય, આદરપૂર્વક તથા સંપૂર્ણ શ્રદ્ધાથી યોગાભ્યાસ કરવામાં આવે તો જ તે દૃઢ બને છે.

૦૪. યોગ નું મૂળ :

યોગવિદ્યા ભારતીય સંસ્કૃતિની અમૂલ્ય સંપત્તિ છે. તેના ઇતિહાસ ઘણો જૂનો છે. જે તે સમયે દરેક જ્ઞાન મૌખિક આપવામાં આવતું, લખવાની કંઇ ખાસ વ્યવસ્થા નહોતી. આથી યોગશાસ્ત્ર કોણે અને ક્યારે આરંભ થયો તે કહેવું મુશ્કેલ છે. પરંતુ આવી ઉપકારક બાબતો ઇશ્વરે કહી છે એમ માનવામાં આવે છે.

યોગવિદ્યા એ ભારતની અત્યંત પ્રાચીન વિદ્યા છે. ભારત એ યોગીઓ અને ઋષિમુનીઓનું દેશ છે. અહીંની ભૂમિ જ એવી છે કે કોઇપણ વ્યક્તિ સાધના દ્વારા યોગ સિદ્ધ કરી શકે છે. આજ થી હજારો વર્ષ પહેલાં ભારતમાં થઇ ગયેલા મહાન ઋષિએ, તપસ્વીઓ અને યોગીઓએ આ યોગવિદ્યા નું સંશોધન કર્યું છે. તેઓએ પોતાના જીવનને જ પ્રયોગશાળા બનાવીને યોગવિદ્યા ના અનેક પ્રયોગ કર્યા હતા અને એના પરિણામ રૂપે ઘણી સિદ્ધિઓ મેળવી હતી. ભારતના ઋષિમુનીઓ અભ્યાસ દ્વારા અનંત સુધી પહોંચી શક્યા હતા. કુદરતના સાન્નિધ્યમાં રહીને તેના પ્રયોગાત્મક અભ્યાસ દ્વારા ભારતનાં ઋષિમુનીઓએ કેટલાક સિદ્ધાંત તારવેલા, તેમાંથી પૂર્ણતાને પ્રાપ્ત કરવાનો માર્ગ વિકસાવ્યો. વર્ષો સુધી નિષ્ઠા પૂર્વક સાધના કરતાં કરતાં એમને જે સત્ય સમજાયું અને જીવન નાં તથા જગત નાં જે રહસ્યો તેમની સામે પ્રગટ થયાં, તે તેમણે લોકો નાં કલ્યાણ માટે યોગવિદ્યા રૂપે રજૂ કર્યાં.

પ્રાચીન ભારતમાં શરીર, શ્વાસ અને મનનો યોગવિદ્યા દ્વારા ઉડાણપૂર્વક અભ્યાસ થયો, જેવો ક્યાંય નથી થયો. હવે આજકાલ આધુનિક વૈજ્ઞાનિક સંશોધનોએ સિદ્ધ કર્યું છે કે વ્યક્તિત્ત્વના વિકાસ માટે યોગ પૂર્ણ પદ્ધતિ છે. ભારતની સંસ્કૃતિના અમર વારસાનો સ્વીકાર પશ્ચિમના દેશોએ પણ કર્યો, અને યોગ તરફ દુનિયાનું ધ્યાન દોરાયું.

માનવ માત્ર નું કલ્યાણ કરનારી યોગવિદ્યા નું સાચું જ્ઞાન ભાવિપેઢીને હજારો વર્ષો સુધી મળતું રહે એ માટે આપણા મહાન જ્ઞાની આચાર્યોએ યુગે યુગે યોગવિદ્યા ને લગતા અનેક ગ્રંથો નું સર્જન કર્યું છે. ભારતના દરેક ધર્મ, સંપ્રદાયો એ યોગ સાધના દ્વારા આત્મસાક્ષાત્કાર અને ઈશ્વર સાક્ષાત્કાર કરવાનો ઉપદેશ આપ્યો છે. ભારતની આ અત્યંત મહત્ત્વની યોગવિદ્યા ના મુખ્ય ગ્રંથ તરીકે 'પાતંજલ યોગસૂત્ર' ગ્રંથ જાણીતો છે. મહર્ષિ પતંજલિ નામના મહાન ઋષિએ આ યોગ ગ્રંથની રચના કરી છે, તેથી તે આ નામ થી ઓળખાય છે.

યોગ એ પ્રાચીન ભારતે વિશ્વને આપેલી અનુપમ ભેટ છે. એ નિત્ય નૂતન વિજ્ઞાન છે. યોગ પ્રાચીન કાળમાં જેટલો ઉપયોગી હતો તેટલો જ, બલકે તેનાથી પણ ઘણો વધુ ઉપયોગી આજના સમયમાં છે. યોગ કેવળ વ્યક્તિગત વિકાસને ઉત્તેજન આપતો હોય તેવું નથી, પણ તે સામૂહિક વિકાસને પણ ઉત્તેજન આપે છે.

યોગનો મૂળ સિદ્ધાંત વિવિધ આસનો ના માધ્યમ દ્વારા દૈહિક અને માનસિક પૂર્ણતા પ્રાપ્ત કરવાનો હોવાથી તેનું પ્રારંભિક સ્વરૂપ મહાભારત, ઉપનિષદ, પતંજલિ યોગસૂત્ર અને હઠયોગ પ્રદીપીકામાં મળે છે. યોગ એક પૂર્ણ વિજ્ઞાન છે. એક પૂર્ણ જીવન શૈલી છે. એક સંપૂર્ણ અધ્યાત્મ વિદ્યા છે.

ભારતીય ફિલસૂફીમાં વૈદિક તત્વજ્ઞાન ના છ પરંપરાગત દર્શન છે, વિશ્વના સૌથી પ્રાચીન સાહિત્ય એવા વેદ, ઉપનિષદ સહિત અનેક ગ્રંથો માં યોગનું નિરુપણ જોવા મળે છે.

- વાસ્તવમાં વેદ માં છ દર્શન પરંપરા જોવા મળે છે. જેમકે

  - ૧. સાંખ્ય
  - ૨. યોગ
  - ૩. ન્યાય
  - ૪. વૈશેષિક
  - ૫. પૂર્વમીમાંસા
  - ૬. ઉત્તર મીમાંસા.

તેમાંના એક દર્શનનું નામ યોગ છે. યોગ દર્શન પ્રણાલી નો સાંખ્ય દર્શન સાથે નજીકનો સંબંધ છે. ઋષિ પતંજલિ દ્વારા વ્યાખ્યાચિત યોગ અભ્યાસમાં સાંખ્ય મનોવિજ્ઞાન અને તત્વમીમાંસાનો સ્વીકાર કરવામાં આવ્યો છે, પણ તે સાંખ્ય દર્શનની સરખામણીમાં વધુ આસ્તિક છે. આ બાબત પ્રમાણિક છે, કારણ કે સંખ્યાની વાસ્તવિક્તા ના પચીસ તત્વો સાથે દૈવી સત્તાને જોડવા માં આવી છે. યોગ અને સાંખ્ય વચ્ચે એટલી બધી સમાનતા છે કે મેક્સમૂલરને કહેવું પડ્યું છે કે "આ બંને દર્શન એટલા પ્રસિદ્ધ હતાં કે એકબીજા વચ્ચેનો ફરક સમજવા માટે એકને ઇશ્વર સાથે અને બીજાને ઇશ્વર વિના માનવા માં આવે છે.

"યોગ અને સાંખ્ય વચ્ચેનો ઉડાણપૂર્વકનો સંબંધ હેઇનરિચ ઝિમ્મર સમજાવે છે કે આ બંને દર્શનને ભારતમાં જોડિયા ગણવામાં આવે છે, જે એક જ વિષય ના બે પાસાં છે. અહીં સાંખ્ય માં મનુષ્ય સ્વભાવના મૂળભૂત સિદ્ધાંત નું પ્રદર્શન, તેના તત્વો નું વિસ્તૃત વિવરણ અને વ્યાખ્યા, બંધન ની સ્થિતિમાં તેનો સહયોગ કરવાની પદ્ધતિ ઓ, બંધનમાંથી મુક્તિ મેળવતી વખતની સ્થિતિનું વિશ્લેષણ કે મુક્તિની વ્યાખ્યા કરવામાં આવે છે જ્યારે યોગ ખાસ કરીને પ્રક્રિયા ની ગતિશીલતામાંથી મુક્તિ અને તે માટેની વ્યવહારીક પદ્ધતિની રૂપરેખા આપે છે અથવા કૈવલ્ય નો માર્ગ સૂચવે છે.

પતંજલિ ને યોગ દર્શન ના સ્થાપક ગણવામાં આવે છે. પતંજલિ યોગસૂત્ર રાજયોગ તરીકે જાણીતા છે, જે મન પર કાબૂ મેળવવા માટેની એક વ્યવસ્થા છે. પતંજલિ એ તેમના બીજા સૂત્રમાં "યોગ" શબ્દની વ્યાખ્યા આપી છે, જે તેમના સંપૂર્ણ કાર્ય માટેનું સાર સૂત્ર માનવા માં

આવે છે.

- ભારતની સંસ્કૃતિમાં છ દર્શનોનું ખૂબ જ મહત્ત્વ છે, તેમાં એક યોગશાસ્ત્ર છે. આ યોગવિદ્યાનો વૈજ્ઞાનિક ઢબે અભ્યાસ કરી મહર્ષિ પતંજલિએ 'યોગદર્શન'ની રચના કરી ત્યારથી યોગ એ મહર્ષિ પતંજલિએ આપેલું ચિત્તશુદ્ધિનું સચોટ સાધન કહેવાય છે.

|| **अथ योगानुशासनम्** || પતંજલિ યોગદર્શન સૂત્રો ૧ - ૧
યોગદર્શન ની શરૂઆત મહર્ષિ પતંજલિ એ આ સૂત્રથી કરી છે. જેનો શાબ્દિક અર્થ 'યોગ સંબંધિત શાસ્ત્ર પ્રસ્તુત થાય છે' એવો થાય છે.
યોગનો સામાન્ય અર્થ મિલન અથવા બે નું જોડાણ થાય છે. સંસ્કૃત શબ્દ યુજ એટલે કે જોડવું એ ઉપરથી યોગ શબ્દ આવેલ છે. અહિં યોગનો અર્થ આત્મા ને ઇશ્વર સાથે જોડનાર એમ લેવાનો છે. જીવાત્મા અને વિશ્વાત્મા ની વચ્ચેનું અધ્યાત્મિક જોડાણ અનુભવવા ની એક પદ્ધતિ તરીકે પણ યોગને મુલવવા માં આવે છે.
યોગ શબ્દનો અર્થ એટલે જોડવું. શારીરિક અને માનસિક આરોગ્ય ઉત્તમ રાખવા માટેની આ એક પ્રાચીન ભારતીય ચિકિત્સા પદ્ધતિ છે.

- **આત્મા નો પરમાત્મા સાથે સંયોગ કરાવી આપે તેનું નામ યોગ.**

"યોગની શરૂઆતની વ્યાખ્યા માં જ આ શબ્દ નો ઉપયોગ બુદ્ધ સંપ્રદાયની ટેકનિકલ શબ્દાવલી અને વિભાવના ઓ યોગ સૂત્રમાં એક મહત્વપૂર્ણ ભૂમિકા ભજવે છે તેનું એક ઉદાહરણ છે. આ ભૂમિકા સૂચવે છે કે પતંજલિ બુદ્ધ સંપ્રદાયના વિચારોથી પરિચિત હતા અને તેને તેમણે તેની વ્યવસ્થામાં વણી લીધા હતા.

સ્વામી વિવેકાનંદએ સૂત્રને સમજાવતાં કહ્યું છે કે "યોગ ચિત્તને જુદી જુદી વૃત્તિઓમાં લઇ જતાં નિયંત્રણમાં રાખે છે."

ભારતીય યોગવિદ્યા એક દર્શન અને એક સાધનપદ્ધતિ બંને છે. યોગદર્શન અને યોગસાધનપદ્ધતિને સુવ્યવસ્થિત અને શાસ્ત્રીય સ્વરૂપ આપવાનું મહાન અને શ્રેયસ્કર કાર્ય સૌથી પ્રથમ મહર્ષિ પતંજલિએ કર્યું છે. આ છ દર્શનો પૈકીનું યોગ દર્શન આપણને આપનાર છે. મહાન ઋષિ, દષ્ટા પતંજલિ આથી જ યોગને સામાન્ય રીતે પાતંજલ યોગ કહેવાય છે. આ પાતંજલ યોગનાં મુખ્ય આઠ અંગો છે. આથી તેને અષ્ટાંગ યોગ પણ કહેવામાં આવે છે.

મહર્ષિ પતંજલિએ યોગસૂત્ર" નામના ગ્રંથની રચના કરી. મહર્ષિ પતંજલિ તક્ષશિલા વિદ્યાપીઠના પ્રાચાર્ય હતા અને યોગ ઉપરાંત વ્યાકરણ અને આયુર્વેદ ના પણ નિષ્ણાત હતા. તેમની સ્તુતિ માં એક શ્લોક કહેવાય છે કે

- **योगेन चित्तस्य पदेन वाचा मलं शरीरस्य च वैद्यकेन ।**
- **योऽपाकरोत्तं प्रवरं मुनीनां पतञ्जलिं प्राञ्जलिरानतोऽस्मि ॥**
- **સુત્રાર્થ** : હું મુનિઓમાં શ્રેષ્ઠ તે પતંજલિને હાથ જોડીને નમસ્કાર કરું છું, જેમણે યોગ દ્વારા ચિત્તના, પદ (વ્યાકરણ) દ્વારા વાણીના અને વૈદ્યક (આયુર્વેદ) દ્વારા શરીરના મળ દૂર કરે છે."

યોગસૂત્ર પર અનેક ભાષ્યો, વૃત્તિઓ અને ટીકાઓની રચના થઇ છે. આ સર્વમાં મહર્ષિ વ્યાસ દ્વારા રચિત વ્યાસભાષ્ય' સૌથી વધુ પ્રાચીન, થી વધુ પ્રમાણભૂત અને સૌથી વધુ પ્રસિદ્ધ છે. વ્યાસભાષ્ય' ખૂબ ગહન છે. 'વ્યાસભાષ્ય'ના ગૂઢાર્થને પ્રગટ કરવા માટે તેના પર વાચસ્પતિ મિશ્રે તત્ત્વવૈશારદી' નામની ટીકાની રચના કરી છે અને વિજ્ઞાનભિક્ષુએ યોગવાર્તિક'ની રચના કરી છે. યોગના સિદ્ધાંતો સમજાવવા માટે વિજ્ઞાનભિક્ષુએ એક અન્ય ગ્રંથ યોગસાર' ની પણ રચના કરી છે. 'રાજમાર્તંડ' નામની એક વૃત્તિ કે જેને ભોજવૃત્તિ' પણ કહેવાય છે, તે ખૂબ લોકપ્રિય અને પ્રામાણિક છે. ગણેશ ભટ્ટની એક વૃત્તિ પણ ઉપલબ્ધ છે. આ ઉપરાંત યોગસૂત્ર' પર અન્ય અનેક ટીકાઓની રચના થઇ છે.

મહર્ષિ પતંજલિ-કૃત આ યોગસૂત્ર' જ યોગનો સવીચ્ય પ્રમાણભૂત ગ્રંથ અને આદિસોત્ર છે. તેમનો આ ગ્રંથ સૂત્રાત્મક છે જેમાં અત્યંત ગહનતા હોવા છતાં પણ સ્પષ્ટ અને સચોટ એવાં સૂત્રો મારફતે યોગની છણાવટ કરી છે. આ મહાન ગ્રંથ યોગસૂત્ર'માં ચાર પાદ અને કુલ મળીને ૧૮૫ સૂત્રો છે. આ ૧૮૫ સૂત્રો જ યોગવિદ્યાની ગંગોત્રી અને યોગભવનનો પાયો છે.

યોગ એ કોઇ શાસ્ત્ર નથી, પરંતુ જીવનનાં સત્યને જાણી, સમજી, જીવીને જીવનને બદલવાનું વિજ્ઞાન છે. બીજી રીતે કહીએ તો યોગ જીવન

જીવવાની એક પ્રણાલી છે, જેમાં કોઈ મતાગ્રહને સ્થાન નથી. માનવીના વ્યક્તિત્વનાં તમામ પાસાઓનો સંપૂર્ણ વિકાસ કરવા માટે યોગ એ અમોઘ ઔષધરૂપ છે.

૦૫. 'યોગ' શબ્દ નો અર્થ અને વિવિધ પરિભાષા :

અધ્યાત્મવિદ્યાના ભારતીય ગ્રંથોમાં યોગની અનેક વ્યાખ્યાઓ જોવા મળે છે. આમાંની કેટલીક આપણે અહીં જોઇએ.

- **युज्यते अनेन इति योग ।**
- **સુત્રાર્થ :** 'યોગ' શબ્દ સંસ્કૃત ભાષાના 'યુ' ધાતુ પરથી બન્યો છે. તેનો અર્થ 'જોડાણ' એવો થાય છે.

આ જોડાણ પણ અનેક અર્થ રજૂ કરવામાં આવ્યા છે, જેમ કે, જીવાત્મા અને પરમાત્માનું જોડાણ, ચિત્ત અને ચૈતન્યનું જોડાણ, શરીર, મન અને આત્માનું ઇશ્વર સાથેનું જોડાણ, ચિત્તનું વૈશ્વિક ચેતના સાથે જોડાણ કરવું તે યોગ છે.અર્થ ગમે તે હોય, પણ અંતિમ લક્ષ્ય તો આત્મસાક્ષાત્કાર જ છે.

યોગનું સ્વરૂપ એટલું વિશાળ છે કે તેને કોઈ એક વ્યાખ્યા માં બાંધવું મુશ્કેલ છે.

સ્વામી વિવેકાનંદે કહ્યું છે કે, "દરેક વ્યક્તિ દિવ્યતા પ્રાપ્ત કરવાની સંભાવના ધરાવે છે." આપણામાં છુપાયેલી આ દિવ્યતા સાથે આપણો મિલાપ કરાવી દે અર્થાત્ તે દિવ્યતાને પ્રગટ કરે તે યોગ છે.

મહર્ષિ પતંજલિ યોગની વ્યાખ્યા તેમના ગ્રંથના પ્રથમ પ્રકરણ નાં બીજા સૂત્રમાં કરે છે :

- **योगश्चित्तवृत्तिनिरोधः ।** પતંજલિ યોગદર્શન સૂત્રો ૧ - ૨
- **સુત્રાર્થ :** અર્થાત્ આપણા ચિત્તમાં જે નિરંકુશ વૃત્તિઓ સતત પેદા થાય છે તેની સમાપ્તિ તે યોગ છે.

આમ, રચનાકાર પણ તેને શારીરિક કરતાં માનસિક માને છે. વાસ્તવમાં યોગ એ મનોવિજ્ઞાન છે. ચિત્તની વૃત્તિઓના નિયંત્રણ દ્વારા નકામા વિચારોને દૂર કરી સ્વયંના વિકાસમાં ઉપયોગી એવા વિચારોને સ્થિર કરવા એ યોગનું લક્ષ્ય છે.

યોગનું મુખ્ય ધ્યેય ચિત્તની વૃત્તિઓના નિયંત્રણ દ્વારા નકામા વિચારોને નાબુદ કરી,વ્યક્તિત્વના વિકાસમાં ઉપયોગી બને એવા વિચારોને સ્થિર કરવાનું છે.

મહર્ષિ પતંજલિ યોગની વ્યાખ્યા મુજ્બ ચિત્તવૃત્તિઓના નિરોધથી યોગની પ્રાપ્તિ થાય છે. તેની પદ્ધતિ એટલે અષ્ટાંગ યોગ. આ આઠ સોપાન એટલા મહત્વના છે કે તેના દ્વારા ચિત્તની વૃત્તિઓનો નિરોધ કરીને એને સમાધિ સુધીની સર્વોચ્ચ કક્ષાએ લઈ જઈને પરમ તત્વ સાથે એનું અનુસંધાન કરાવી શકાય છે.

૦૬. યોગ ની ભ્રામક માન્યતાઓ અને તેનું ખંડન :

યોગ ઘણો મહત્ત્વનો તથા ફાયદાકારક વિષય છે, છતાં તેના અભ્યાસીઓ ઘણા ઓછા છે; કારણ કે યોગ વિશે સમાજમાં અનેક ભ્રામક માન્યતાઓ પ્રવર્તે છે. પરિણામે જનસમાજને જે વાસ્તવિક લાભ મળવો જોઇએ તે મળતો નથી. યોગ આજકાલ વેપાર બનતો જાય છે. આથી કોઇ સ્વાર્થી યોગનો પોતાના ફાયદા માટે ઉપયોગ ન કરે તથા જનસમાજને ઉપયોગી થાય તેવી પ્રવૃત્તિ કરે, તે માટે તેના ભ્રામક પ્રચારને અટકાવવો જરૂરી છે.

યોગ શું છે, તે જાણતાં પહેલા યોગ શું નથી તે જાણી લઇએ તો યોગને સમજવો સરળ થઇ પડે છે. પથ્થરમાંથી મૂર્તિ ઘડવી હોય તો

પથ્થરનો જે ભાગ મૂર્તિ નથી, તે દૂર કરવાથી આપોઆપ સુંદર સ્પષ્ટ મૂર્તિ ઊપસી આવે છે. તેમ યોગ શું નથી, તે સમજવાથી યોગનું સાચું સ્વરુપ સમજાય છે.

યોગ વિશેની કેટલીક ભ્રામક માન્યતાઓ તથા દુષ્પ્રચાર નીચે મુજબ છે, જેના લીધે વર્ષોથી જનસમાજ આ અતિમૂલ્યવાન વિષયથી વંચિત રહ્યો છે.

ભ્રામક માન્યતાઓ :

યોગ અત્યંત મહત્ત્વનો અને ઉપકારક વિષય હોવા છતાં યોગ વિશે સમાજમાં અનેક ગેર સમજો અને ખોટી માન્યતાઓ પ્રવર્તે છે. જેમકે

- યોગ ગૃહસ્થઓ માટે નથી પરંતુ સાધુ સંતો માટે જ છે
- યોગ એટલે ચમત્કારો, યોગ અલૌકિક વિષય છે.
- યોગ એટલે સૌન્દર્યવર્ધક અભ્યાસ. યોગ સુંદરતા માટે છે.
- યોગ એટલે કેવળ ચિકિત્સા-પદ્ધતિ.
- યોગ એટલે ધર્મ, ધાર્મિક સાંપ્રદાયિક વિષય છે
- યોગ એટલે વ્યાયામ, એક પ્રકારની કસરત

આ પ્રકારની અનેક ખોટી માન્યતાઓ ના કારણે એક લાંબા ગાળા સુધી આપણે યોગ ના લાભ થી વંચિત રહ્યા. હવે સમાજમાં જાગૃતિ આવી રહી છે. યોગ શિબિરોનું વારંવાર આયોજન થતું હોય છે. કેટલાંક સ્થાનો પર નિત્ય યોગાભ્યાસ થાય છે. તો જાહેર બગીચામાં પણ લોકો આસન-પ્રાણાયામ કરતા જોવા મળે છે. પરંતુ હજુ પણ વધુ વ્યાપક અને ઊંડાણ ભર્યા પ્રયત્નો કરી યોગ એ શારીરિક કસરત છે' એવા અભિગમ ને બદલે 'યોગ એ મન અને શરીરને સમજવા નું વિજ્ઞાન છે' એવો શુદ્ધ વૈજ્ઞાનિક અભિગમ બનાવવાની જરૂર છે.

આમ, યોગ એ એવી આનંદપ્રદ મનોદૈહિક વ્યવસ્થા છે, જે શરીરને નીરોગી અને દૃઢ તથા મનને શાંતિ અને સ્થિરતા પ્રદાન કરી વ્યક્તિને આધ્યાત્મિક વિકાસ માટે તૈયાર કરે છે.

ભ્રામક માન્યતાઓ નું ખંડન :

- યોગનો અભ્યાસ દરેક વ્યક્તિ કરી શકે છે.
- યોગનું લક્ષ્ય ચમત્કાર નથી.
- સૌન્દર્યપ્રાપ્તિ માત્ર યોગની આડપેદાશ છે, ધ્યેય નથી.
- યોગનો ઉદ્ભવ સારવાર માટે થયો નથી.
- યોગ માનવધર્મ છે.
- યોગ એ કોઇ વ્યાયામ પદ્ધતિ કે કસરત નથી.

યોગની ભ્રામક માન્યતાઓ તથા તેનું ખંડન અર્થાત્ યોગ શું નથી તે આપણે જાણ્યું. હવે તે દરેક વિશે ટૂંકમાં નીચે મુજબ માહિતી આપી છે, તેને સમજવાનો પ્રયત્ન કરીએ.

- **યોગ ગૃહસ્થ ઓ માટે નથી પરંતુ સાધુ સંતો માટે જ છે.**

જનસમાજમાં એવી ખોટી માન્યતા પ્રવર્તે છે કે યોગ એ સાધુ-બાવાઓ જ કરી શકે. યોગનું નામ સાંભળતાં જ આપણા મનમાં લાંબી દાઢીવાળા, ભગવાં વસ્ત્રો પહેરેલા તથા જંગલ કે પર્વતો પર રહી સાધના કરનારા યોગી મહારાજનું ચિત્ર આવી જાય છે. આ કારણે યોગનો વિષય અમુક માણસો પૂરતો મર્યાદિત રહ્યો છે.

સાચા અર્થમાં યોગને કોઇ બાહ્ય દેખાવ સાથે સંબંધ નથી, યોગ માટે ભગવાં વસ્ત્રો પહેરી હિમાલય પર તપ કરવું જરૂરી નથી. એક ગૃહસ્થ પોતાના ગૃહસ્થ જીવનનું કર્તવ્ય નિભાવતાં નિભાવતાં સારી રીતે યોગનો અભ્યાસ કરી શકે છે. આજના આધુનિક સમયમાં યોગ સંસારીઓને વધુ ઉપયોગી છે. યોગથી વ્યક્તિના આંતરિક વ્યક્તિત્વમાં હકારાત્મક પરિવર્તન આવે છે.

શ્રીમદ્ ભગવત્ ગીતામાં શ્રીકૃષ્ણે અર્જુનને યોગવિદ્યાનો ઉપદેશ ખૂબ જ સુંદર રીતે આપ્યો છે. શ્રીકૃષ્ણ તથા અર્જુન કોઇ સાધુ ન હતા, પણ સંસારી હતા. આ ઉદાહરણથી તમે સ્પષ્ટ રીતે સમજી શકો છો કે યોગ એ ગૃહસ્થો તથા સામાન્ય માનવીઓ માટે પણ ખૂબ જ ઉપયોગી છે. યોગ ગૃહસ્થો માટે પણ છે.

- **યોગ એટલે ચમત્કારો, યોગ અલૌકિક વિષય છે.**

બીજાઓ ના કરી શકે તેવું કરી બતાવીએ તેને ચમત્કાર કહેવાય. કોઇ રમતવીર લાંબો સમય સતત અભ્યાસ કરે તો તે સિદ્ધિ પ્રાપ્ત કરે છે, એ જ રીતે યોગમાં પણ સિદ્ધિ પ્રાપ્ત થઇ શકે છે. પરંતુ યોગમાં સિદ્ધિઓને મહત્ત્વ આપવાની મનાઇ છે. સિદ્ધિઓ અર્થાત ચમત્કારો તરફ આકર્ષાય છે, તે ક્યારેય યોગનો ઊંડો અભ્યાસ કરી શકતા નથી.

યોગના અભ્યાસથી પાણી પર ચાલવું, જમીનથી અધ્ધર ચાલવું વગેરે જેવી સિધ્ધિઓ પ્રાપ્ત થઇ શકે છે, જેને સામાન્ય જનતા ચમત્કાર માને છે, પરન્તુ આવી શક્તિઓ આગળ વધવા વાપરવાની છે, પ્રદર્શન માટે નથી, છતાં આજકાલ યોગની વાતો પ્રયોગશાળામાં ચકાસાતી હોઇ તે ચમત્કારિક મટી વૈજ્ઞાનિક બની છે. યોગ નું લક્ષ્ય ચમત્કારો નથી.

- **યોગ એટલે સૌન્દર્યવર્ધક અભ્યાસ. યોગ સુંદરતા માટે છે.**

આજે યોગની લોકપ્રિયતા વધવાનું કારણ એ છે કે યોગ સૌન્દર્યવર્ધક અભ્યાસ છે. યોગથી શારીરિક સૌન્દર્ય વધે છે, પરંતુ યોગમાં માત્ર બહારના દેખાવ સાથે કોઇ સંબંધ નથી. યોગના અભ્યાસમાં શરીરના બાહ્ય સૌન્દર્ય વધારવા કરતાં વ્યક્તિના આંતરિક સૌન્દર્ય વધારવા પર વિશેષ ભાર આપવામાં આવે છે. યોગ એ ચહેરાને ચમકીલી બનાવવા માટે કે શરીરને સુડોળ બનાવવા માટે માત્ર નથી, બાહ્ય સૌન્દર્ય તો માત્ર તેની આડપેદાશ છે, ધ્યેય નહિ. સુંદરતા વધારવા માટે યોગ નથી.

- **યોગ એટલે કેવળ ચિકિત્સા-પદ્ધતિ.**

આજકાલ સ્વાસ્થ્ય પ્રાપ્તિ માટે યોગનો ઉપયોગ વધતો જાય છે. ચિકિત્સા એ યોગનું એક પાસું જરૂર છે, પણ માત્ર રોગ મટાડવો એ યોગનું ધ્યેય નથી. યોગની વિવિધ પ્રક્રિયાઓથી ઘણા રોગોમાં સુધારો થાય છે, પરંતુ બધા રોગો મટી શકે એવો દાવો કરી શકાય નહિ. યોગથી શારીરિક તથા માનસિક તંદુરસ્તી પ્રાપ્ત થાય છે, પરંતુ માત્ર ચિકિત્સા પધ્ધતિ તરીકે યોગનો ઉપયોગ કરવો એ એક ગેરસમજ છે. યોગનો ઉદય ચિકિત્સા માટે થયો નથી.

- **યોગ એટલે ધર્મ, ધાર્મિક સાંપ્રદાયિક વિષય છે.**

વિવિધ ધર્મી અને સંપ્રદાયોમાં યોગ સ્વીકારાયો હોવાથી યોગ એક ખાસ ધર્મનો ભાગ છે, તેવી ખોટી માન્યતા પ્રવર્તી રહી છે. યોગ એ કોઇ તત્ત્વજ્ઞાન નથી. તેના અભ્યાસમાં કોઇ ચોક્કસ પ્રકારના ઇશ્વર પર શ્રદ્ધા રાખવી જરૂરી નથી. આસ્તિક તથા નાસ્તિક બંને માટે તે ઉપયોગી છે. યોગ દ્વારા કોઇપણ ક્ષેત્રે પ્રગતિ સાધી શકાય છે. કોઇપણ વ્યક્તિ પોતાના ધર્મમાં સંપૂર્ણ શ્રદ્ધા રાખી યોગનો અભ્યાસ કરી શકે છે. તેના માટે કોઇ ક્રિયાકાંડ કરવા પડતા નથી. આમ, યોગ એ કોઇ એક ધર્મ નથી, પરંતુ માત્ર માનવધર્મ છે. યોગ એ કોઇ એક ધર્મ નથી.

- **યોગ એટલે આસન અને પ્રાણાયામ, એટલે વ્યાયામ, એક પ્રકારની કસરત.**

યોગના આસનો તથા પ્રાણાયામ આજકાલ ખૂબ જાણીતા બન્યા છે. આસનોનું નિદર્શન કસરત જેવું દેખાય છે. સામાન્ય જનતા સમક્ષ યોગનું માત્ર શારીરિક મૂલ્ય રજૂ થતું હોઇ યોગ એક વ્યાયામ પધ્ધતિ છે, તેવી ગેરસમજ ઊભી થઇ છે. યોગ એટલે આસન અને પ્રાણાયામ

એમ માનવામાં આવે છે, પરંતુ આસન તથા પ્રાણાયમ જેટલો મર્યાદિત અભ્યાસ યોગ નથી, તે તો યોગનો માત્ર નાનો ભાગ છે. શારીરિક ક્રિયાઓ એ યોગનું સાચું કે પૂર્ણ સ્વરૂપ નથી, તેમજ વ્યાયામ કે કસરત શબ્દથી આપણે જે સમજીએ છીએ તેનાથી યોગ તદ્દન ભિન્ન છે.

- ### *યોગ અને વ્યાયામ વચ્ચેનો તફાવત :*

આપણે સામાન્ય અર્થમાં જેને વ્યાયામ પદ્ધતિ કહીએ છીએ, તે યોગથી તદ્દન ભિન્ન છે. વળી, યોગમાં માત્ર યોગાસનો નથી. યોગાસનને સામાન્ય જનતા કસરત માને છે, જે શરીરને સુડોળ બનાવે છે. પરંતુ વાસ્તવમાં યોગ અને કસરત વચ્ચે આસમાન જમીનનું અંતર છે. આગળ જણાવ્યું તે મુજબ, યોગાસનો તો યોગનો માત્ર એક ભાગ છે. યોગનો અર્થ તો ખૂબ જ વ્યાપક છે, જે આપણે આગળ જાણીશું.

યોગ અને વ્યાયામ વચ્ચેના મુખ્ય તફાવત નીચે પ્રમાણે છે:

- નિયમિત વ્યાયામ અર્થાત્ કસરત કરવાથી સ્નાયુઓ મોટા અને મજબૂત બને છે, જ્યારે યોગાસનો આંતરિક મજબૂતાઇ લાવે છે તથા શરીર લચીલું અને ધાટીલું બને છે.

- યોગમાં શ્વાસ પર ખૂબ જ મહત્ત્વ આપવામાં આવ્યું છે. યોગાસન હોય કે પ્રાણાયામ શ્વાસ પર ધ્યાન આપવાનું હોય છે. જ્યારે વ્યાયામવીરો શ્વાસ પર ખાસ ધ્યાન આપતા નથી. પ્રાચીન ઋષિમુનીઓએ શ્વાસ અને મનનો ઊંડાણપૂર્વક અભ્યાસ કર્યો અને તેનો શરીર સાથે સંબંધ જાણ્યો. શ્વાસની ગતિને વિશેષ લયમાં સ્થાપી દો, તો શરીર અને મનમાં નકારાત્મકતા આવશે નહિ.

- યોગમાં શ્વાસ લેવા માટે મુખ્યત્વે ત્રણ ક્રિયાની મદદ લેવાય છે.

  - (૧) ઉરોદરપટલની મદદથી.
  - (૨) છાતીની મદદથી.
  - (૩) ખભાની મદદથી.

- (શ્વાસ ભરીએ છીએ ત્યારે પ્રથમ પેટ અર્થાત્ ઉરોદરપટલ, ત્યારબાદ છાતી અને અંતે ખભાનું હલનચલન થાય છે. શ્વાસ છોડતાં આનાથી ઊંધી પ્રક્રિયા થાય છે.)

- યોગમાં સ્પર્ધાનું તત્વ નથી. તેમાં હાર-જીત નથી, જ્યારે વ્યાયામમાં સ્પર્ધાના પરિણામે વ્યક્તિત્વ પર ખૂબ ઊંડી અસર પડે છે. હારનાર ખેલાડીને માનસિક રીતે ઘણી અસરો થતી હોય છે.

- યોગમાં નિવૃત્તિકાળ નથી. કોઇપણ વ્યક્તિ કોઇપણ ઉંમરે યોગનો અભ્યાસી બની શકે છે, જ્યારે કસરતમાં દરેક ઉંમરની વ્યક્તિ કરી શક્તી નથી. વ્યાયામમાં અમૂક ઉંમરે નિવૃત્તિકાળ આવી જાય છે.

- યોગનું લક્ષ્ય પરમપદને પ્રાપ્ત કરવાનું છે. તે માટે પોતે જ સાધન છે જેનો ઉપયોગ કરી ઇશ્વરને જાણવાનો પ્રયત્ન કરવાનો છે, જ્યારે કસરત કે વ્યાયામમાં જીતવું એ લક્ષ્ય છે. તથા તેના માટે સામાન્ય રીતે મેદાનો, સાધનો જોઇએ.
- યોગ ખૂબ જ શાંતિથી, ધીરજથી, સ્થિરતાપૂર્વક, સુખપૂર્વક કરવામાં આવે છે, જ્યારે કસરત ઝડપી, કષ્ટદાયક તથા પૂરી શક્તિ લગાડીને કરાય છે.

- કસરતનો મુખ્ય ઉદ્દેશ્ય સ્નાયુને હલનચલન આપી શારીરિક તંદ્રસ્તી જાળવવાનો છે. તેના અંતે થાક અનુભવાય છે, જ્યારે યોગાસનના અભ્યાસના અંતે હૃદયના ધબકારા કે શ્વાસની ગતિ વધતી નથી તથા સ્ફૂર્તિનો અનુભવ થાય છે.

- કસરતથી શરીર, શ્વાસ અને મનમાં તનાવ ઉત્પન્ન થાય છે, જ્યારે યોગાભ્યાસથી મનમાં શાંતિ થતાં સ્ફૂર્તિ અનુભવાય છે. યોગ એ શારીરિક કસરત નથી.

૦૭. યોગ ના વિવિધ પ્રકારો :

શું તમે ક્યારેય વિચાર્યું છે કે તમે શા માટે જન્મ્યા છો ? તમે કોઇ પ્રાણી, વનસ્પતિ કે જીવજંતુ નહિ, પણ માનવ જ શાથી થયા ? આ જન્મ અને મૃત્યુ શું છે ? શાથી છે ? તમારા આ માનવજીવનનો હેતુ શું છે ? તમારા જીવનના લક્ષ્ય વિશે ક્યારેય વિચાર્યું છે ? માનવજીવનનો વિશિષ્ટ હેતુ છે. આ હેતુને મોક્ષ કે ઇશ્વર સાક્ષાત્કાર જેવા અનેક નામોથી ઓળખાય છે. જીવનનો હેતુ ધન પ્રાપ્તિ, સંતતિ કે કીર્તિ મેળવવી તે નથી, માનવજીવનનું ઉચ્ચ ધ્યેય હોવું જરૂરી છે. વિશ્વના મહાન વ્યક્તિઓએ જીવનના ધ્યેય વિશે વિપુલ માર્ગદર્શન આપેલ છે.

જીવનના નિર્ધારીત ધ્યેયને પહોંચી વળવા માટે અનેક માર્ગોનું વર્ણન આપણા શાસ્ત્રોમાં છે, આ ઉપરાંત કેટલાક જ્ઞાની વિદ્વાનોએ પણ માર્ગો બતાવ્યા છે. જેટલા વિવિધ માર્ગો છે, તેટલા યોગના પ્રકારો છે. પરંતુ જેમ સાઇકલના આરા જુદી જુદી દિશામાંથી આવે છે, પણ અંતીમ લક્ષ્ય તો એક જ બિંદુ છે, તે રીતે વિવિધ માર્ગો ભલે અલગ હોય પણ અંતે લક્ષ્ય એક જ છે.

વિવિધ રૂચિ તથા શક્તિવાળી વ્યક્તિઓ માટે વિવિધ માર્ગો છે, વ્યક્તિ પોતાને અનુરૂપ માર્ગ પસંદ કરી શકે છે. જેમ કે બુદ્ધિશાળી માણસ જ્ઞાન પ્રાપ્ત કરીને, શક્તિશાળી હઠયોગ દ્વારા તથા ભાવનાપ્રધાન વ્યક્તિ ભક્તિ દ્વારા યોગસિધ્ધ કરી શકે છે. ભારતની સંસ્કૃતિ ખૂબ જ વિશાળ છે, છતાં દરેકને અનુકુળ માર્ગ મળી રહે છે.

આપણા ગ્રંથોમાં યોગ શબ્દ વિવિધ રીતે વપરાયો છે. યોગનો મૂળ અર્થ પરમચેતના સાથે ઐક્ય સાધવું એવો છે.ઐક્ય સાધવા માટેના વિવિધ માર્ગો છે અને તે માર્ગ પ્રમાણે તેમનાં નામ છે. જેમકે, ભક્તિ દ્વારા ઐક્ય સાધવું એટલે ભક્તિયોગ., આ સંસાર એ પરમાત્માનું વ્યક્તરૂપ છે એમ સમજી તેની સેવા દ્વારા ઐક્ય સાધવાનો પ્રયાસ એટલે કર્મયોગ.,બુદ્ધિ વડે આ સૃષ્ટિ અને તેના રચનાકારની સમજ પ્રાપ્ત કરી જ્ઞાનના માર્ગે ઐક્ય સાધવાનો પ્રયાસ એટલે જ્ઞાનયોગ.

શરીર, પ્રાણ કે મન પર નિયંત્રણ મેળવી ઐક્ય સાધવાનો પ્રયાસ એટલે "રાજયોગ" કે "અષ્ટાંગ યોગ" એને જ 'પાતંજલ યોગ' કે ફક્ત 'યોગ' કહે છે. આ યોગમાર્ગોના વિવિધ પ્રકારો નીચે મુજબ છે, જેમાંથી કેટલાક વિશે આપણે ઊડાણપૂર્વક માહિતી મેળવીશુ.

ભક્તિયોગ :

'ભક્તિયોગ'ના બે શબ્દ 'ભક્તિ' અને 'યોગ' બંનેનું પોતપોતાનું અસ્તિત્વ છે, પરંતુ બંને શબ્દ જોડાય છે ત્યારે તેની મહાનતા વધી જાય છે. ભક્તિ શબ્દ સંસ્કૃતના 'ભજ' ધાતુ પરથી આવ્યો છે, જેનો અર્થ સમર્પિત થઇ જવું એવો થાય છે. ભક્તિયોગ ઇશ્વર સાથેના જોડાણની આધ્યાત્મિક પ્રવૃતિ છે.

મનુષ્યની જે ભાવના કે લાગણીઓ છે, તેનો ઉપયોગ કરવાનો ઉપાય ભક્તિયોગમાં બતાવ્યો છે. ભક્તિ દ્વારા આપણે આપણી લાગણીઓ કે ભાવનાઓને ઇશ્વરના ચરણે ધરીએ છીએ, અને અંતે ઇશ્વરનાં દર્શન થાય છે.

ભક્તિયોગ સૌના માટે સરળ અને સુલભ છે. આથી દરેક ધર્મમાં ભક્તિનું સ્થાન પ્રથમ છે. વળી, તે બીજા માર્ગ કરતાં ચડિયાતો છે કારણ કે તે અહેતુક છે. તેમાંથી મળતો આનંદ જ તેનું પરિણામ છે, ભક્તિયોગની વિશિષ્ટતા એ છે કે કોઇપણ વ્યક્તિ ભક્તિ દ્વારા પરમપદ પ્રાપ્ત કરી શકે છે. પછી ભલે તે ગરીબ હોય કે પૈસાદાર, ભણેલો હોય કે અભણ, શારીરિક રીતે તંદુરસ્ત હોય કે નિર્બળ, ગમે તે કુળ કે ગમે તે ઉંમરનો હોય, દુરાચારી વ્યક્તિ પણ ભક્તિ દ્વારા પોતાનું જીવન સુધારી શકે છે. જેનું ઉદાહરણ વાલ્મિકી છે, વાલિયો લૂંટારો રામ ભક્તિ દ્વારા વાલ્મિકી બન્યો.

જેમ મૂંગો માણસ પોતે લીધેલા સ્વાદનું વર્ણન કરી શક્તો નથી, તે રીતે ઇશ્વર પ્રત્યેની ભક્તિનું સ્વરૂપ વર્ણવી શકાતું નથી. છતાં આ ભક્તિ, ભક્ત તથા ઇશ્વર વિશે સમજવા પ્રયત્ન કરીએ.

- <u>ભક્ત:</u>

ભક્ત એને કહેવાય, જે પોતાનું જીવન ઇશ્વરની સેવા માટે સમર્પિત કરે. ભક્તનો પોતાનો કોઇ સ્વાર્થ હોતો નથી, જીવનના દરેક કાર્યમાં તે ઇશ્વરનું સ્મરણ કરે છે. એનાં બધાં કાર્યો ઇશ્વર માટે, ઇશ્વર પ્રતિ તથા ઇશ્વર દ્વારા હશે.

- **ઇશ્વર :**

  ઇશ્વર અહીં સાકાર છે. વિશ્વમાં જે થાય છે, તે બધું તેમની ઇચ્છાથી થાય છે. ઇશ્વર સમર્પિત ભક્તને મદદ કરે છે.

- **ભક્તિ :**

  ભક્તિ એ એવો સેતુ છે જે ભક્ત અને મહર્ષિ ની વચ્ચે સીધો સંપર્ક કરાવે છે. ભક્તિયોગ વિશે હવે વધુ સમજવા પ્રયત્ન કરીશું.

- **ભક્તિમાર્ગ માં પ્રગતિ માટે ની આવશ્યકતા :**

  - મનુષ્ય અવતાર
  - ઇશ્વરપ્રાપ્તિની તીવ્ર આકાંક્ષા
  - પ્રાર્થના
  - શ્રદ્ધા અને પ્રેમ
  - સત્સંગ
  - સારાં પુસ્તકોનું વાંચન
  - સદ્‍ગુરુ
  - ભક્તનો મહર્ષિ પ્રત્યે ભાવ.

- **ભક્તિ ના પ્રકાર :**

  - **નવધા ભક્તિ:** નવધા ભક્તિ અર્થાત્ નવ પ્રકારે ભક્તિ થઇ શકે છે. શ્રવણ, કીર્તન, સ્મરણ,પાદસેવન, અર્ચન, વંદન, સખ્ય, દાસ્ય અને આત્મનિવેદન એ ભક્તિના પ્રકારો છે.
  - **પ્રેમલક્ષણા ભક્તિ :** મર્યાદામાર્ગ અને પુષ્ટિમાર્ગે થતી ભક્તિનો આમાં સમાવેશ થાય છે.
  - **સાકાર ભક્તિ :** આકારવાળા ઇશ્વર અર્થાત્ મૂર્તિની ભક્તિને સાકાર ભક્તિ કહે છે.
  - **નિરાકાર ભક્તિ:** મૂર્તિરૂપે નહિ પણ સત્તારૂપે ઇશ્વરને પૂજવામાં આવે તેને નિરાકાર ભક્તિ કહેવાય છે.

- **ભક્તિયોગ ના માર્ગ :**

  - ઇશ્વરના નામનું સ્મરણ કરવું.
  - ઇશ્વરની લીલાનું કથન કરવું.
  - ઇશ્વરની મહાનતાનું ચિંતન કરવું.

- **ભક્તિ દ્વારા પ્રાપ્તિ :**

  જેમ ખેતરમાં ઘઉં નું બીજ વાવીએ તો ઘઉં અને ચોખાનું બીજ વાવીએ તો ચોખા ઉગે, એ રીતે ભક્તિને અનુરૂપ મોક્ષની પ્રાપ્તિ થાય છે, જેના મુખ્યત્વે ચાર પ્રકાર છે.

- **સાલોક્ય મુક્તિ:** ભક્ત ઇશ્વરના લોકમાં રહે છે.
- **સારુ મુક્તિ :** ભક્તને ઇશ્વરનું રૂપ તથા કલા પ્રાપ્ત થશે.
- **સાન્નિધ્ય મુક્તિ :** ભક્તને ઇશ્વરનું સાનિધ્ય પ્રાપ્ત થશે.
- **સાયુજ્ય મુક્તિ :** ભક્ત ઇશ્વરમાં ભળી જશે.

આમ, ઇશ્વરની ભક્તિ દ્વારા મોક્ષ પ્રાપ્ત કરવાનો માર્ગ એટલે ભક્તિયોગ, ઇશ્વરમાં શ્રદ્ધા તથા પ્રેમ રાખી, સર્વભાવે તેના શરણે જવાથી તથા ફળની કોઇ આશા ન રાખી ભક્તિમાર્ગ પર આગળ વધાય છે.

કર્મયોગ :

'જેવુ કરશો તેવું પામશો' આ ભાવના ભારતીય સંસ્કૃતિની રગેરગ માં વ્યાપેલી છે, કર્મની પાયાની વાત આ જ છે. આ કર્મયોગના સિદ્ધાંત કઇ રીતે કાર્ય કરે છે તે સમજવું મુશ્કેલ છે. મહર્ષિ શ્રીકૃષ્ણે ગીતામાં કહ્યું છે કે કર્મની ગતિ ગહન છે, અર્થાત્ તેને સમજવી મુશ્કેલ છે.

સરળ ભાષામાં કર્મની વ્યાખ્યા કરીએ તો કર્મ એટલે ક્રિયા. આપણે જે શારીરિક કે માનસિક ક્રિયા કરીએ છીએ તેને કર્મ કહેવાય. માણસ એક ક્ષણ માટે પણ નિષ્ક્રિય રહેતો નથી, જીવનની ઓળખ જ કાર્ય છે. કાર્યની સમાપ્તિ જીવનની સમાપ્તિ, કર્મયોગમાં ફળની આશા છોડી માત્ર ઇશ્વરની પ્રસન્નતા માટે તથા લોકો પકાર માટે કર્મ કરવાનું કહેવાયુ છે, અને તે જ સાચો કર્મયોગી બને છે. કર્મયોગમાં વર્તમાનમાં જીવવાનું કહેવામાં આવ્યુ છે.

મનમાં કોઇ વસ્તુ માટે આકાંક્ષા જાગે, ત્યારે સ્થૂળ સ્તર પર આવી કર્મેન્દ્રિયોને સંદેશો મળશે અને કાર્ય થશે. તેનાં બે પરિણામ આવી શકે, જે ફળ મળે તે ભૂલી જવાય અથવા ઇચ્છા પૂરી ન થાય તો મનમાં રહી જશે. આ રીતે કાર્ય થાય છે, પંરતુ કર્મયોગી કાર્ય કર્યા બાદ મનમાં નથી રાખતો જેથી રાગ-દ્વેષ ન રહેતાં શાંતિ મળે છે.

- **કર્મયોગ ના સિદ્ધાંત :**

- દરેક વિભાગ ચલાવવા માટે તથા નિયંત્રણમાં રાખવા કેટલાક કાયદા ઘડાયેલા કોય છે. તે જ રીતે સૃષ્ટિને ચલાવવા તથા અનેક બ્રહ્માંડોના સંચાલન માટે પણ કાયદો છે, તેને 'કર્મનો કાયદો' કહેવામાં આવે છે.

- કર્મના સિદ્ધાંતની વિશિષ્ટ એ છે કે તેમાં ક્યાંય પણ અપવાદ કે બાંધછોડ નથી, મહર્ષિ રામના પિતા હોવા છતાં રાજા દશરથને કર્મના નિયમ અનુસાર પુત્રના વિરહમાં મૃત્યુને ભેટવુ પડ્યું.

- કર્મ કરીએ એટલે કાર્ય નિશ્ચિત જ છે, કર્મનું ફળ મળવાનું તરત જ શરુ થઇ જાય છે, તે મળે જ છે, કદાચ લાંબા સમય બાદ ખબર પડે.

- **કર્મયોગમાં પ્રગતિ માટે ની આવશ્યકતાઓ :**

  ◦ વિવેક
  ◦ એકાત્મબોધ
  ◦ સતત જાગૃતિ
  ◦ ફળને સમર્પિત કરવું
  ◦ અનાસક્તિ

- **કર્મ ના પ્રકારો :**

1. **સંચિત કર્મ :** પૂર્વજન્મનાં એકત્રિત થયેલા કમી, જે આજે પણ સંચિત છે. તે તાત્કાલિક કાર્ય કરતા નથી તથા તાત્કાલિક ફળ નથી આપતાં, માત્ર જમા રહે છે. સમય આવતા તેનું ફળ મળે છે.
2. **ક્રિયામાણ કર્મ :** આ જન્મમાં થતાં કર્યો, જેને આધારે ભવિષ્ય નક્કી થાય છે.
3. **પ્રારબ્ધ કમી :** પૂર્વજન્મનાં કર્મીમાંથી સંજોગો પ્રાપ્ત થતાં આ જન્મમાં ભોગવવાનાં થતાં કર્યો.

- **વેદાંત પ્રમાણે કમી :**

1. **નિષિદ્ધ કર્મ :** શાસ્ત્રના વિધાનને તોડીને કરેલું કર્મ
2. **સુકર્મ :** શાસ્ત્રમાં દર્શાવેલ કર્મ.

3. **અકર્મ :** ફળની અપેક્ષા વગરનું કર્મ.

આમ, અનેક રીતે બંધાયેલો મનુષ્ય કર્મની બાબતમાં સ્વતંત્ર છે, સત્કર્મી દ્વારા તે જીવનના લક્ષ્યને પામી શકે છે.

કર્મયોગી પ્રમાણે સૌથી શ્રેષ્ઠ વ્યક્તિ તેને કહેવાય જે સામે છે, શ્રેષ્ઠ સમય વર્તમાન તથા શ્રેષ્ઠ કાર્ય જે તે કરે છે તે કહેવાય છે.

જ્ઞાન યોગ :

જ્ઞાનયોગ દ્વારા પણ સૃષ્ટિનાં રહસ્યોને જાણી શકાય છે. જ્ઞાનયોગની સાધના માટે સંયમ, ઇશ્વરકૃપા, સત્સંગ, સારા પુસ્તકોનું વાંચન વગેરે જરૂરી છે. આત્માને જાણીને જ્ઞાનયોગ સિદ્ધ થઇ શકે છે. જ્ઞાન દ્વારા ઇશ્વર, આત્મા તથા બ્રહ્માંડને જાણી જ્ઞાનયોગી મોક્ષને પામે છે. મૃત્યુ તથા મૃત્યુ પછીનાં રહસ્યો જ્ઞાનયોગી જાણે છે. જ્ઞાનમાર્ગ ભક્તિ તથા કર્મથી આગળનો માર્ગ છે.

- **જ્ઞાનયોગમાં પ્રગતિ માટેની આવશ્યકતાઓ :**

૧. એકાગ્રતા
૨. શ્રદ્ધા
૩. જિજ્ઞાસા
૪. સદગુરુ
૫. મનુષ્ય અવતાર

- **જ્ઞાન ના પ્રકાર :**

અપરા વિદ્યા : અપરાવિદ્યા અર્થાત્ ભૌતિક પદાર્થીનું જ્ઞાન. આ જ્ઞાન શબ્દોની મર્યાદામાં હોય છે. વિવિધ વિષયના નિષ્ણાંતો પોતાના વિષયમાં ઊંડું જ્ઞાન ધરાવતા હોય છે, તે ભૌતિક જગત પૂરતું મર્યાદિત. આવા જ્ઞાનને 'અપરા વિદ્યા' કહેવામાં આવે છે.

પરા વિદ્યા : પરાવિદ્યાને શબ્દોથી સમજાવી ન શકાય. તેમાં આત્મા અને બ્રહ્મને લગતું જ્ઞાન આવે,તેને આપણી ઇન્દ્રિયોથી સમજ કે જાણી ન શકાય. આત્માનુભૂતિની વિશિષ્ટ ઘટના બને છે.

- **જ્ઞાની નાં લક્ષણો :**

હિંસા અને અદંબ
નિરાભિમાની
સરળ સ્વભાવનો
વિવેકી
દયાવાન
કામ, ક્રોધ તથા લોભરહિત.
આમ, ઇશ્વરના જ્ઞાનનો સાક્ષાત્કાર કરી ઇશ્વરમાં જોડાવવાના માર્ગને જ્ઞાનયોગ કહે છે. ઇશ્વરની રચના સમજવા મન, બુધ્ધિ તથા ઇન્દ્રિયથી ઉપર ઉઠવું પડે, અને જ્ઞાન પ્રાપ્ત થતાં શંકાઓનું સમાધાન થતાં શાંતિ પ્રાપ્ત થાય છે.

ભગવાન શ્રીકૃષ્ણ દ્વારા સ્વમુખેથી કહેલ શ્રીમદ્ ભગવત ગીતાના અઢાર અધ્યાય છે. તેમાં પ્રથમ છ અધ્યાયમાં કર્મયોગ, અન્ય છમાં ભક્તિયોગ તથા છેલ્લા છ અધ્યાયમાં જ્ઞાનયોગની વાતો છે. આ ત્રણેયનો વિવેકપૂર્વક સમન્વયથાય, તો કાર્ય પૂર્ણ થાય અર્થાત્ શુદ્ધ બને અને આત્મસાક્ષાત્કાર થાય.

ત્રણે માર્ગ પર ચાલનાર વ્યક્તિનો ઇશ્વર સાથેનો વ્યવહાર અલગ અલગ હોય છે. કર્મયોગી 'હું મહર્ષિનો છું',ભક્તિમાર્ગી 'મહર્ષિ મારો છે' તથા જ્ઞાનયોગી 'હું અને મહર્ષિ એક છીએ' એમ કહે છે. ઉપર દર્શાવેલ ત્રણેમાર્ગ પર ચાલનાર મનુષ્ય અંતે પરમાત્માને પ્રાપ્ત કરે છે.

યોગના વિવિધ માર્ગોમાંથી પોતાને અનુરૂપ યોગમાર્ગ પર ચાલી શકાય છે, તે દરેકનું લક્ષ્ય એક જ છે. ભક્તિયોગ ભાવનાશીલ વ્યક્તિ માટે તથા જ્ઞાનયોગ બુદ્ધિશાળીઓ માટે છે. વળી, કર્મયોગના સિદ્ધાંતો ખૂબ જ ગહન છે. કોઇપણ માર્ગ પર ચાલીને વ્યક્તિ ઉચ્ચ કક્ષાએ પહોંચી શકે છે.

<u>યોગ ના અન્ય વિવિધ પ્રકારો – 2</u>

કેટલાંક વિદ્વાનોએ પોતે અનુભવ કરી વિવિધ માર્ગો દર્શાવ્યા છે, તેમાંથી તમને અનુકુળ હોય તેવો માર્ગ પસંદ કરી શકાય છે. હઠયોગ તથા સાંખ્યયોગ ખૂબ જ પ્રાચીન છે, અનાસક્તિયોગ ગાંધીજીએ આપ્યો છે. આજકાલ કુંડલીની યોગ પણ ખૂબ જ જાણીતો બન્યો છે.

<u>હઠ યોગ :</u>

સામાન્ય રીતે આપણે હઠ શબ્દનો અર્થ જીદ કે ખોટો આગ્રહ એવો કરીએ છીએ, પરંતુ હઠયોગમાં આ અર્થ નથી. હઠ શબ્દમાં બે અક્ષરો છે - 'હ' અને 'ઠ', નાકના જમણા નસકોરાને '' અથવા સૂર્યનાડી કહે છે, જ્યારે ડાબા નસકોરાને 'ઠ' અર્થાત્ ચંદ્રનાડી કહે છે. એટલે કે 'હ' અને 'ઠ' બંને શબ્દી અનુક્રમે જમણા અને ડાબા નસકોરા માટે વપરાય છે.

હઠયોગમાં 'હ' અર્થાત સૂર્ય અને 'ઠ' અર્થાત્ ચંદ્ર. આ યોગમાં સૂર્ય તથા ચંદ્રનો યોગ - ઐક્ય થવાના લીધે હઠયોગ તરીકે ઓળખાય છે. હઠયોગ એટલે આસન, પ્રાણાયામ તથા મુદ્રઓના પદ્ધતિસરના અભ્યાસપૂર્વક, કુંડલીની જાગરણ દ્વારા સમાધિની અવસ્થા પ્રાપ્ત કરવા માટેની સાધન પદ્ધતિ.

આમ, હઠયોગ એ યોગના વિવિધ યોગમાર્ગોમાંનો એક માર્ગ છે, જેનું લક્ષ્ય સમાધિ છે, અર્થાત્ ઇશ્વરસાક્ષાત્કાર કે મોક્ષ છે.

શું તમે ક્યારેય તમારા શ્વાસને જોયો છે ? ક્યા નસકોરાથી શ્વાસ લેવાય છે અને ક્યાથી છોડાય છે ? શું બન્ને બાજુ શ્વાસ સમાન રીતે ચાલુ હોય છે ? બન્ને નસકોરા સાથે કાર્ય કરે છે ? આ બધા પ્રશ્નોના જવાબ યોગ માં છે. બંને નસકોરા સામાન્ય રીતે સાથે ચાલુ નથી હોતા, કેટલોક સમય ડાબુ તો કેટલોક સમય જમણુ નસકોરુ ચાલે છે. હઠયોગ આ બંને નસકોરાના કાર્યને સમ બનાવવાનો પ્રયત્ન કરે છે, અર્થાત્ બંને નસકોરાથી સમાન રીતે સાથે શ્વાસ લેવાય છે અને છોડાય છે.

- **હઠ યોગ શું નથી.**

  - હઠયોગ, હઠપૂર્વક અર્થાત્ જીદપૂર્વક કરવાનો યોગ નથી.
  - હયોગની ક્રિયાઓ તાંત્રિક ક્રિયાઓ નથી.
  - આરોગ્ય કે લાંબુ જીવન એ તેનું ધ્યેય નથી.
  - હઠયોગ માત્ર શારીરિક સાધના નથી
  - હઠયોગમાં કેટલીક ચમત્કારી શક્તિઓ પ્રાપ્ત થાય છે, પરંતુ તેનું ધ્યેય ચમત્કાર નથી, તે તો માત્ર તેની આડપેદાશ છે.

હઠયોગના જુદા જુદા ગ્રંથોમાં સાધનનાં અંગો તેના કામમાં વિવિધતા જોવા મળે છે. લોકોની સંખ્યા પણ 331, 401, 500 વગેરે જુદી જુદી છે. આપણે અહીં સ્વાત્મારામ રચિત હઠયોગ પ્રદીપિકાને પ્રમાણભૂત ગ્રંથ ગણીને તેનો અભ્યાસ કરીશું.

- <u>**હઠ યોગ નો અભ્યાસ :**</u>

હઠયોગ પ્રદીપિકા, ઘેરેડસહિતા, શિવસંહિતા જેવા હઠયોગના ગ્રંથોમાં મુખ્યત્વે ચાર પગથિયાનું વર્ણન છે.

- **૧. આસન**

- **૨. પ્રાણાયામ**

- ૩. મુદ્રા

- ૪. સમાધિ

આસન અને પ્રાણાયામ દ્વારા શારીરિક તથા માનસિક શુધ્ધિ થાય છે. શરીર, શ્વાસ તથા મનના મળો દૂર થાય છે. મુદ્રા દ્વારા શરીરના અમુક ભાગો પર ખાસ પ્રભાવ પડે છે, જેમ કે ગ્રંથિઓ. મુદ્રામાં આસન અને પ્રાણાયામ બંનેનો સમન્વય સાધવામાં આવે છે, અંતે કુંડલીની જાગરણની પ્રક્રિયાની મદદથી સમાધિની સ્થિતિ સુધી પહોંચાય છે.સમાધિની સ્થિતિનું વર્ણન શક્ય નથી, જેમ પાણીમાં મીઠું એકરસ થઇ જાય તેમ આત્મા અને મન એક થઇ જાય છે. હઠયોગ દ્વારા શારીરિક રીતે કષ્ટ વેઠીને તેનાં ચાર પગથિયાં દ્વારા સમાધિની સ્થિતિએ પહોંચાય છે.

- <u>**હઠયોગ પ્રદીપિકા :**</u>

હઠયોગ પ્રદીપિકા માં કુલ ચાર પ્રકરણો આર્થાત્ સાધના પદ્ધતિ છે, જેને ઉપદેશ એવું નામ આપવામાં આવ્યું છે, ચારેય ઉપદેશોમાં લોકોની સંખ્યા અનુક્રમે 67 + 78 + 130 – 14 = કુલ 38) છે. આ ચારેય ઉપદેશોનો વ્યવ્વાસ્થત અભ્યાસ કરીને હઠયોગમાં સિદ્ધિ મેળવી શકાય છે.

<u>**પ્રથમ ઉપદેશ : આસન વિધિ કથન :**</u>

- પ્રથમ ઉપદેશને આસનવિધિકથન કહેવામાં આવે છે.

- પ્રથમ ઉપદેરાની શરૂઆતના પ્રથમ તથા દ્વિતીય બંને શ્લોક મંગલાચરણના છે. તેમાંથી પ્રથમ શ્લોક 'ઘેરંડસંહિતા' નામના ગ્રંથનો છે. બીજા તથા ત્રીજા શ્લોકમાં સ્વાત્મારામનું નામ આવે છે.

- હઠયોગીની જીવન પદ્ધતિ વિશે આ ઉપદેશમાં જાવાયું છે. યોગ માટે મિતાહાર ઉત્તમ છે. ઘઉં, ચોખા,જવ, દૂધ, ઘી, માત્ર, ભાજિ, લીલા ચણા વગેરે ઉત્તમ ગણાય છે.

- હઠયોગીના ગુણો વિશે જણાવતાં સ્વાત્મારામ કહે છે કે તે ધીરજ, સાહસ, ઉત્સાહ, સંકલ્પ તથા અભ્યાસ અને શ્રદ્ધા ધરાવતો હોવો જોઇએ.

- હઠયોગીના રહેવાના સ્થળ વિશે જણાવાયું છે કે તે ગુરુની જીક એકાંતમાં કુટિરમાં રહેતો હોવો જોઇએ.

- હઠયોગમાં આસન પતંજલિ રચિત અષ્ટાંગયોગની જેમ સ્થિર તથા સુખપૂર્વક કરવામાં આવતા નથી. અહીં આસન એક વિશિષ્ટ શારીરિક સ્થિતિ છે, જેના દ્વારા પ્રાણ નચારનો હેતુ સિદ્ધ કરવામાં આવે છે. આસન અભ્યાસથી કુંડલીની જાગરણની પ્રક્રિયામાં મદદ મળે છે, તેમ પણ કહેવાયું છે.

- સ્વાત્કારામના મતે રાજયોગનું ફળ પ્રાપ્ત કરવા માટે જરુર' એવાં મુખ્ય આસો વસિષ્ઠ વગેરે મુનીઓ તથા મત્સ્યેન્દ્ર વગેરે યોગીઓ વડે કહેવામાં આવ્યાં છે.

જે નીચે મુજબ છે.

- સ્વસ્તિકાસન
- ગોમુખાસન
- વીરાસન
- ધનુરાસન
- મત્સ્યેન્દ્રાસન

- પશ્ચિમોતાનાસન
- ધૂમ્મસન
- કુક્કુટાસન
- ઉત્તાનકુર્મિસન
- મયૂરાસન
- વાસન

<u>દ્વિતીય ઉપદેશ : પ્રાણાયામ કથન:</u>

- આસન બાદ પ્રાણાયામના અભ્યાસ વિશે વાતો આ દ્વિતીય ઉપદેશમાં કરવામાં આવી છે.

- ગુરૂના ઉપદેશ પ્રમાણે જ પ્રાણાયામનો અભ્યાસ કરવો જોઇએ, તેમ સૌ પ્રથમ જણાવવામાં આવ્યું છે.

- પ્રાણાયમ હઠયોગની કેન્દ્રસ્થ સાધના છે. પૂરક-કુંભક-રેચક, એ મુજબ હરરોજ સવારે, બપોરે,સાંજે તથા મધ્યરાત્રિએ ધીરે-ધીરે 80 વખત અભ્યાસ કરવાનું જણાવાયું છે.

ષટ્કર્મ નું મહત્વ સમજાવતાં તેનું નિરૂપણ થયું છે.
<u>ષટ્કમી નીચે પ્રમાણે છે.</u>

- ૦૧. નેતિ
- ૦૨. ધ્રોતિ
- ૦૩. બસ્તિ
- ૦૪. નોલી
- ૦૫.ત્રાટક
- ૦૬.કપાલભાતી

<u>ષટ્કમીના વર્ણન બાદ આઠ પ્રકારના કુંભકો (પ્રાણાયામ)નું વર્ણન છે.</u>

- ૦૧.સૂર્ય ભેદન પ્રાણાયામ
- ૦૨. ઉજ્જાયી પ્રાણાયામ
- ૦૩. સીત્કારી પ્રાણાયામ
- ૦૪. શીતલી પ્રાણાયામ
- ૦૫. ભસ્ત્રિકા પ્રાણાયામ
- ૦૬. ભ્રામરી પ્રાણાયામ
- ૦૭. મૂ. પ્રાણાયામ
- ૦૮. પ્લાવીની પ્રાણાયામ

- પ્રાણાયામમાં કુંભક, રેચક તથા પૂર્વકનો સમાવેશ થાય છે, જેમાં કુંભક મુખ્ય છે. કુંભના બે પ્રકાર પડે છે.

- પ્રાણાયામનું મહત્ત્વ તથા ઉપયોગિતા દર્શાવી, અહીં દ્વિતીય (દેશ પૂર્ણ કરવામાં આવ્યો છે.

- હઠયોગ પ્રદીપિકામાં કહેવામાં આવ્યું છે કે ઘણે વાતે ઘણે ચિત નિશ્ચે નિશ્ચનં મવેત ।" હઠયોગ પ્રદીપિકા મુજબ પ્રાણાયામની વ્યાખ્યા નીચે મુજબ છે : "પવનો વધ્યતં ચેન મનસ્નેનૈવ વધ્યતે ।" એટલે કે જેણે શ્વાસને બાંધ્યો છે તેણે મનને પણ બાંધ્યું છે.

<u>તૃતીય ઉપદેશ : મુદ્રા કથન</u>

આસન અને પ્રાણાયામની જેમ બંધ, મુદ્રા પણ કુંડલીની જાગરણ માટેની સાધના છે. મુદ્રામાં આસન અને પ્રાણાયામ એ બંનેનો સમન્વય સાધવામાં આવે છે, તેથી આ અભ્યાસ વધુ અસકારક અને જોખમી છે. આસન-પ્રાણાયામનો અભ્યાસ લાંબા સમય સુધી કર્યા હોય અને શરીર પ્રાણને તૈયાર કર્યા બાદ આનો અભ્યાસ કરવો.

- બંધ એટલે કે શરીરના સ્નાયુઓને વિશિષ્ટ સ્થિતિમાં બાંધીને રાખવા, એથી શરીરમાં ઊર્જાને વિશિષ્ટ જગ્યાએ બાંધી રાખવી પડે છે. શરીરમાં મુદ્રા દ્વારા મન સ્થિર થાય છે અને એવી મનોશારીરિક સ્થિર સ્થિતિ થાય છે, જે આપણા મનને વિશિષ્ટ સ્થિતિમાં બાંધી રાખે છે.

- કુંડલીની **બંધ** કરાવનારી દસ મુદ્રાઓનું વર્ણન નીચે મુજબ છે, જેનો મહર્ષિ પતંજલિ રચિત યોગસૂત્ર માં ઉલ્લેખ નથી.

  ૦૧. મહામુદ્રા
  ૦૨. ખેચરી
  ૦૩. મહાવેધ
  ૦૪. વજ્રોલી
  ૦૫. શક્તિચાલન
  ૦૬. ઉડ્ડીયાનબંધ
  ૦૭. જાલંધર બંધ
  ૦૮. મૂલબંધ
  ૦૯. વિપરીતકરણી
  ૧૦ મહાબંધ

- ઘેરંડસંહિતામાં આ સિવા'ય પણ ઘણી મુદ્રાઓનું વર્ણન છે. તેમાં અશ્વિનીમુદ્રા, ભુજંગીમુદ્રા, માંડુકીમુદ્રા વગેરે નોંધનીય છે.

- ઉપરોક્ત મુદ્રાઓ શ્રીગુરુ આદિનાથ શંકરે કહેલી છે, તેથી તેનો ઉપદેશ કરનાર પણ સ્વાત્મારામના મતે સાક્ષાત્ ઇશ્વર જ છે. આ મુદ્રાઓના અભ્યાસથી વ્યક્તિ અમર થઇ જાય છે અટલે કે મૃત્યુનો ડર નથી રહેતો. આ અભ્યાસ દેવતાઓ માટે પણ દુર્લભ છે, તેથી રત્નના પિટારાની જેમ છુપાયેલો રાખવો જોઇએ. આ મુદ્રાઓ અણિમા,મહિમા વગેરે આઠ સિટિઓ આપનારી છે.

ચોથો ઉપદેશ : સમાધિ લક્ષણ

- સુષુમ્નાનો માર્ગ ખુલતાં કુંડલીની જાગૃત થવા માંડે છે અને ઉપર ઉઠવા માંડે છે. એક-એક ચક્ર ભેદ કરીને શરીરમાં નાદ પેદા કરશે. આ નાદને અનુસંધાન કરીને પકડવું એ જ નાદાનુસંધાન, અવાજ બે કે તેથી વસ્તુના કંપનથી તથા નાદ આઘાત કે ઘર્ષણથી પેદા થાય છે એ ખાસ ધ્યાન રાખવું. સતત અને નિરંતર ભક્તિ દ્વારા જ આ પ્રાપ્ત કરી શકાય છે. મન પ્રાણનો પારસ્પરિક સંબંધ છે. મન ઇન્દ્રસ્વામિ છે, મનનો સ્વામિ પ્રાણ છે પ્રાણનો નાથ લય છે અને લયનો સ્વામિ નાદ છે.

- જેમ પાણીમાં મીઠું એકરસ થઇ જાય તેમ આત્મા અને મન એક થઇ જાય તેને સમાધિ કહે છે. પ્રાણ મંદ થઇ ચિત્તમાં લીન થઇ જાય ત્યારે બંનેની એકરૂપતા થવાના લીઘે સમષિ મળે છે. આ એકરૂપતા અને સમતાં થવાથી ઇચ્છાનો અભાવ થાય છે, અર્થાત્ ચિત્તવૃત્તિનો નિરોધ થઇ જાય છે જેને સમાધિ કહેવાય છે. સમાધિની અવસ્થા શૂન્ય પણ છે.

- અને પૂર્ણ પણ છે. ખુલ્લા આકાશમાં મૂકેલ ઘડાની જેમ પણ છે. સાગરમાં ડૂબાડી રાખેલા ઘડાની જેમ પૂર્ણ પણ છે.

- ત્યારબાદ, અંતે રાજયોગપદ પર આરૂઢ થઈ ગયેલા યોગીનું લક્ષણ આપી ગ્રંથનો ઉપસંહાર કરવામાં આવ્યો છે.

- સમાધિ એ યોગની ખૂબ જ ઉચ્ચસ્તરની પ્રક્રિયા છે, તેના અર્થ વિશે આપણે રઢગળ સમજીશું. સામાન્ય ભાષામાં કહીએ તો ; જેમ પાણીમાં મીઠું એકરસ થઇ જાય તેમ આત્મા અને મન એક થઇ જાય તેને સમાધિ, મોર્થ, આત્મસાક્ષાત્કાર વગેરે કહી શકાય.

- સમાધિની અવસ્થા પ્રાપ્ત કરવા માટેની પદ્ધતિ, તેનો અર્થ, મહત્ત્વ વગેરે વિશે વાતો કરવામાં આવી છે.

- ત્યારબાદ, અંતે રાજયોગ પદ પર આગળ વધેલ યોગીનાં લક્ષણો દર્શાવી આ ગ્રંથનો ઉપસંહાર કરવામાં આવ્યો છે.

- <u>હઠયોગની અન્ય બાબતો :</u>

- કેટલાક સ્થળે હઠયોગપ્રદીપિકામાં પાંચમો ઉપદેશ જોવા મળે છે, પણ તેમાં ખોટી રીતે થયેલી સાધનાથી ઉદ્ભવતા દોષોને કાબૂમાં લાવવાની રીતો આપવામાં આવી છે, જેને હઠયોગ સાથે સંબંધ નથી. પાંચમા ઉપદેશની રચના પણ નબળી છે. ચોથા ઉપદેશમાં ફળશ્રુતિ આપી ઉપસંહાર પણ કરવામાં આવ્યો છે. ખોટી રીતે સાધના કરવામાં આવતાં જે દોષો ઉદ્ભવે છે તે બધાને કાબૂમાં લેવા, ચિકિત્સાર્થ આ ઉપદેશ છે, એમ માનવામાં આવે છે.

- એ વાત સાચી છે કે, 'હઠયોગપ્રદીપિકા', 'ગોરક્ષશતક', 'ઘેરંડસંહિતા' વગેરે હઠયોગના ગ્રંથોમાં યમ નિયમનો યોગાંગો તરીકે વિચાર થયેલો ખાસ જોવા મળતો નથી, પરંતુ એનો અર્થ એ નથી કે હઠયોગના સાધકને તેની આવશ્યક્તા નથી. સમગ્ર ભારતીય સાધનામાં યમ-નિયમ પાયારૂપ અને સર્વસામાન્ય સાધના હોવાથી તેની અનિવાર્યતા અને આવશ્યકતા કહ્યા વગર સમજી લેનાની હોય. સિદ્ધ-સિદ્ધાંત પદ્ધતિ' તથા 'વશિષ્ઠ સંહિતા'માં યમ-નિયમનું વિશદ વર્ઝન જોવા મળે છે.

- સાધકની જીવન પદ્ધતિ વિશે પણ પ્રથમ ઉપદેશમાં જણાવવામાં આવ્યું છે. હઠયોગી માટે મિતાહાર ઉત્તમ છે.ઘઉં, ચોખા, જવ, દૂધ, ઘી, માખણ, ભાજી, લીલા ચણા, સૂર્ય, મધા નક્ષત્રમાં હોય ત્યારે એકઠું કરેલું પાણી ઉત્તમ ગણાય છે. તેનું કુટિર એકાંતમાં, ગુરુની નજીક હોવું જોઇએ. તેને ધીરજ, સાહસ, ઉત્સાહ, સંકલ્પ, લોકસંગનો પરિત્યાગ, અભ્યાસ અને શ્રદ્ધા, આ જરૂરી છે,

- યોગીની કુટિર એકાંતમાં તથા ગુરુની નજીક હોવી જોઇએ,

- હઠયોગીમાં ધીરજ, સાહસ, ઉત્સાહ, સંલ્પ, શ્રદ્ધા, અભ્યાસ તથા લોકસંગનો ત્યાગ આ બધા ગુણોહોવા જોઇએ.

- હઠયોગ દ્વારા 'અષ્ટસિદ્ધિ પ્રાપ્ત થાય છે, અર્થાત્ હઠયોગમાં આઠ પ્રકારની સિદ્ધિનું વર્ણન છે. જેમ કે,અણિયા(નાના થવાની શક્તિ), લધિમા (વજન ઘટાડવાની શક્તિ), પ્રાપ્તિ (ગમે ત્યાં પહોંચવાનીશક્તિ) વગેરે.

- હઠયોગમાં ગુરુનું ખૂબ જ મહત્ત્વ છે, એકાંતસ્થળે ગુરુના સાન્નધ્યમાં સાધના કરાય છે. હઠયોગીનું શરીરપાતળું, મુખ પર પ્રસન્નતા, મધુર અવાજ તથા આંખો નિર્મળ હોય છે.

આમ, હઠયોગની સાધના દ્વારા તમે ઇશ્વરપ્રાપ્તિ કરી શકો છો. હઠયોગનાં વિવિધ પુસ્તકોમાં તેની સાધન પધ્ધતિમાં થોડી ઘણી વિવિધતા હોવા છતાં, સમજપૂર્વક ગુરુના માર્ગદર્શન હેઠળ સાધના કરવાથી યોગસિધ્ધિ શકાય છે.

<u>કુંડલીની યોગ :</u>

આપણે આપણું સમગ્ર જીવન સુખ મેળવવાની આશામાં વિતાવીએ છીએ. સુખ અંદર જ છે અને તેને પ્રાપ્ત કરવા માટે આપણે અંતર્મુખ થવું જોઇએ.

દરેક મનુષ્યમાં એક દિવ્યશક્તિ વસેલી છે, જેનું નામ કુંડલિની છે. આ શક્તિનાં બે રૂપ છે. એકને કારણે આ બાહ્ય જગતનું નિર્માણ થાય છે, અને બીજાને કારણે પરમ સત્યનું જ્ઞાન થાય છે. આ શક્તિનું બાહ્ય અંગ બરાબર કાર્ય કરે છે, પરંતુ અંતર અંગ સુષુપ્ત છે, જ્યારે આંતરિક કુંડલીની શક્તિ જાગૃત થાય છે, ત્યારે આપણા શરીરની અંદર જુદી જુદી યૌગિક પ્રક્રિયાઓ થવા માંડે છે, અને તે આપણને "આત્મ' તરફ દોરી જાય છે.

કુંડલીનીનો ઉલ્લેખ લગભગ બધી જ પ્રણાલિકાઓમાં એક અથવા બીજા રૂપે કરવામાં આવ્યો છે. આ કુંડલીની એ પરાશક્તિ છે, જેને ભારતના ઋષિજનો વિશ્વજનની તરીકે પૂજે છે. શક્તિ એ શિવની પત્ની છે, તે નિર્ગુણ નિરાકાર બ્રહ્મનું સક્રિય રૂપ છે. આનંદના ઉપાસકો તેને 'આનંદ' કહે છે, જ્યારે યોગીઓ તેને લક્ષ્ય માને છે. જ્યારે તે આપણી અંદર જાગૃત થાય છે, ત્યારે આપણે તેને અંતરમાં પૂર્ણ પ્રકાશરૂપે ઝળહળતી જોઇ શકીએ છીએ.

આ દૈવી શક્તિ એ આપણા આત્માની શક્તિ છે. વિશ્વની મધ્યમાં રહીને તે તેનું નિયંત્રણ કરીને પાલનપોષણ કરે છે, તેવી રીતે તે શરીરના મધ્યભાગમાં કરોડરજ્જુની નીચે મૂલાધાર ચક્રમાં રહીને 72,000 નાડીઓ દ્વારા આપણા શરીરનું સંચાલન અને નિયંત્રણ કરે છે.

- ### કુંડલીની જાગૃતિ ની પ્રક્રિયા :

માનવશરીરમાં કુંડલીની શરીરની મધ્યમાં કરોડરજ્જુને છેડે આવેલા મૂલાધાર ચક્રમાં છે, મૂળ જેનો આધાર છે તેને મૂલાધાર કહેવાય છે. તેમાં શક્તિ સાડા ત્રણ આંટાનું ગૂંચળું વાળીને સૂક્ષ્મ રીતે નિવાસ કરે છે, તેથી તેને કુંડલીની, ગૂંચળું વાળેલી કુંડળ આકારની કહેવામાં આવે છે. સુષુમ્ના નાડી કે જે શરીરની 72,000 નાડીઓનું નિયંત્રણ કરે છે, તે જ્યાં કુંડલીની ગૂંચળું વાળીને રહેલી છે ત્યાંથી શરૂ થઈને મસ્તકના મધ્યમાં પરમશિવનું ધામ છે ત્યાં સુધી વિસ્તરેલી છે. તેમાં ચિત્રિણી નામની સૂક્ષ્મ નાડી છે, જેની મદદથી કુંડલી ની ઉપર નીચે આવ-જા કરે

આ કુંડલીની શક્તિ અનેક પ્રકારે જગાડી શકાય છે. આ સુષુપ્ત કુંડલીની ઇશ્વરની અનન્ય ભક્તિથી, પ્રાણાયામ,મુદ્રા, જપ, ધ્યાન આદિ સાધનાથી જાગૃત કેરી શકાય છે, ઉપરાંત ગુરુ પાસેથી શક્તિ દ્વારા પણ જાગૃત કરી શકાય છે.

જ્ઞાન, ભક્તિ કે અષ્ટાંગ યોગ ના પથિકનું ધ્યાન કુંડલીની જાગરણ તરફ નથી હોતું. તે તો તેમને માટે માર્ગ પર આવતી એક ઘટના છે. માત્ર હઠયોગમાં આના માટે પાસ સાધના પ્રયોજવામાં આવી છે. માર્ગ ગયે તે હોય પણ અધ્યાત્મપથ પર ચાલનાર અને આગળ વધનાર સાધકના જીવનમાં કુંડલીની જાગરણની ઘટના કોઇ ને કોઇ સ્વરૂપે બને છે.

- ### કુંડલિની અને ચક્રો :

મનુષ્યએ આ અંતિમને પામવાનું છે, જેને માટે મનુષ્યના મગજ અને કરોડરજ્જુમાં સૂક્ષ્મ વ્યવસ્થા સ્થાપવામાં આવી છે. આ જીવંત વ્યવસ્થા મનુષ્ય શરીરમાં પેરાસિમ્પ્થેટીક અને સિમ્પથેટીક નર્વસસિસ્ટમ દ્વારા કાર્યાન્વિત થાય છે. આપણે ઉત્ક્રાંતિમાં જે પણ પામીએ છીએ એ સેન્ટ્રલ નર્વસ સિસ્ટમ દ્વારા મનથી વ્યક્ત થાય છે.

કુંડલિની : મનુષ્યની કરોડરજ્જુની નીચે ત્રિકોણાકાર અસ્થિ (sacrum bone) માં કુંડલિની શક્તિ સાડા ત્રણ કુંડળમાં સ્થિત હોય છે. આ સૂક્ષ્મ અને જીવંત શક્તિ છે જે પ્રવિત્ર ઇચ્છનું જ સ્વરૂપ છે. જ્યારે આ શક્તિ જાગૃત થાય ત્યારે જ મનુષ્યનો પરમચૈતન્ય સાથે યોગ શક્ય બને છે.

- ### ત્રણ નાડીઓ :

મનુષ્યના શરીરની ડાબી બાજુએ સ્થિત નાડી 'ઇડા' નાડી તરીકે ઓળખાય છે. આ નાડી ડાબી બાજુની સિમ્પથેટીક નર્વસ સિસ્ટમને નિયંત્રિત કરે છે. આ નાડી આપણી ભાવાત્મક અવસ્થા અને ભુતકાળ સાથે સંકળાયેલી છે.

મનુષ્યના શરીરની જમણી બાજુએ સ્થિત નાડી 'પિંગલા' નાડી તરીકે ઓળખાય છે. આ નાડી જમણી બાજુની સિમ્પથેટીક નર્વસ સિસ્ટમને નિયંત્રિત કરે છે. આ નાડી આપણી કાર્યશીલતા અને ભવિષ્ય સાથે સંકળાયેલી છે.

મનુષ્ય શરીરની મધ્યમાં સ્થિત નાડી 'સુષુમ્ના' કહેવાય છે. કુંડલિની શક્તિ આ નાડીમાંથી ઉત્થાન પામતી બ્રહ્મરંધ્રને છેદી પરમ ચૈતન્ય સાથે યોગ પામી શકે છે. આ નાડી વર્તમાન સાથે સંકળાયેલી છે.
આપણો સ્વ કે આત્મા હદયમાં સ્થિત હોય છે જે સાક્ષીભાવની સ્થિતિમાં હોય છે. આ આત્મા એ પરમ ચૈતન્યનું જ સ્વરૂપ છે જ્યારે કુંડલિની એ પરમ ચૈતન્ય ની શક્તિનું સ્વરૂપ છે. કુંડલિની જાગૃત થઇ સહસ્રાર પહોંચે ત્યારે આત્મસાક્ષાત્કારની ઘટના ઘટે છે.

- ### ચક્રો-વિષે વધુ વર્ણન

આ સાત-ચક્રો સૂક્ષ્મ-શરીરમાં (કલ્પવામાં) આવેલા છે.તેથી તે ઇન્દ્રિયથી જાણી શકાતા નથી,પણ અનુભવથી જ જાણી શકાય !! (પતંજલિએ યોગદર્શનમાં આનો ઉલ્લેખ કર્યો નથી પણ પાછળથી હઠયોગમાં આનું વિવરણ છે) વેદ-મુજબ,બ્રહ્માંડમાં ચેતનાના સાત

સ્તરો (સાત લોક કે સાત વ્યાતિ) છે.(ભૂ.ભુવઃ સ્વઃ મહ જન,તપ,સત્ય) 'પિંડે-સો-બ્રહ્માંડે' (જે પિંડ (શરીર)માં છે તે જ બ્રહ્માંડમાં છે) મુજબ,પિંડ (માનવ-શરીર)માં પણ ચેતનાના સાત સ્તરો છે ને તે બ્રહ્માંડના સાત સ્તરો સાથે જોડાયેલ છે. આવા ચેતનાના જોડાણ(એકતા) -જેવા પિંડ (શરીર)માં જે સાત-કેન્દ્રો છે-તેને ચક્ર (કે કમળ) કહેવામાં આવે છે.

આ સાતે ચક્રો-એ વિકસિત થતી જતી ચેતનાના કેન્દ્રો છે.સામાન્ય રીતે સામાન્ય વ્યક્તિને આ ચક્રો,પિંડસ્થ ચેતના અને બ્રહ્માંડસ્થ ચેતનાના સ્તરોની એકતા વિષેનું ભાન હોતું નથી,પણ જયારે કુંડલિની શક્તિનું જાગરણ થાય અને ચક્રોને ભેદી આ શક્તિ જેમ જેમ ઉર્ધ્વગામી થતી જાય છે.તેમ તેમ સાધકમાં આ ચક્રો (ચેતનાના સ્તરો) વિશેની સભાનતા વિકસતી જાય છે.

અહીં એક વાત યાદ રાખવી અત્યંત આવશ્યક છે કે આ ચક્રો.સ્થાન મુજબ મેરુદંડની અંદર (કલ્પાયેલા)છે. જુદાજુદા ગ્રંથો મુજબ થોડા ફેરફાર સાથે આ ચક્રોનું વર્ણન છે.પણ અહીં હઠયોગ મુજબ તેનું વર્ણન કરીશું.મૂલાધાર-મણિપુર અને સહસ્ત્રાર -આ ત્રણ ચક્ર વધુ મહત્વના છે.

- **૧ મૂલાધાર ચક્ર :**

  ચક્રસ્થાન - ગુદાથી બે આંગળ ઉપર અને ઉપસ્થ મૂલથી બે આંગળ યોની સ્થાનમાં
  આકૃતિ : લાલ રંગના પ્રકાશથી ઉજ્જ્વળ થયેલ ૪ પાંખડી વાળુ કમળ સમાન
  ચક્ર પર ધ્યાનનું ફળ :આરોગ્ય, ચિત્તની સુખદ અવસ્થા, કાવ્ય પ્રબંધદાતા નિર્ભય

આ પહેલું ચક્ર છે જેને ચાર પાંખડીઓ હોય છે. આ ચક્ર ત્રિકોણાકાર અસ્થિની નીચે સ્થિત હોય છે, શારીરિક સ્તરે એ પેલ્વિક પ્લેકસસનું નિયંત્રણ કરે છે, અને મળોત્સર્ગ અને પ્રજનન જેવી ક્રિયાઓનું નિયંત્રણ કરે છે. આ ચક્રનો ગુણ અબોધિતા છે.

(બ્રહ્માંડની ચેતનાનું ભૂઃ સ્તર કે ભૂલોક) આ ચક્ર અતિ મહત્વનું છે.ગુદાથી બે આંગળ ઉપર અને જનનેન્દ્રિયના મૂલથી બે આંગળ નીચે,યોનિ-સ્થાન(પોલી જગા) છે,તેમાં (કે તેની ઉપર)આ ચક્રનું સ્થાન કહેલું છે.આ ચક્રની નીચે ત્રિકોણ-આકારનું સૂક્ષ્મ યોનિ-મંડલ(મુક્ત-ત્રિવેણી) છે,કે જેના મધ્ય(ઉપરના) કોણ એંગલ) માંથી સુષુમ્ણા,ડાબા કોણમાંથી ઇડા અને જમણા કોણમાંથી પિંગલા નીકળે છે. ત્રિકોણની મધ્યમાં તેજોમય લાલ (લોહી જેવા) રંગનો કંદર્પ નામનો સ્થિર-વાયુ છે-કે જેના મધ્યમાં (બ્રહ્મનાડીના મુખમાં)સ્વયંભૂ લિંગ છે.આ લિંગમાં કુંડલિની શક્તિ,સાડાત્રણ આવર્તન મારીને (લપટાઈને) સુષુપ્ત અવસ્થામાં રહે છે.આમ, આ ચક્ર-એ મૂલ-શક્તિ-કુંડલિનીનો આધાર હોવાથી,તેને મૂલાધાર ચક્ર કહે છે.

- **૨. સ્વાધિષ્ઠાન ચક્ર :**

  ચક્રસ્થાન - મૂલાધાર ચક્રથી બે આંગળ ઉપર તરીકે
  આકૃતિ :સિંદૂરીયા રંગથી પ્રકાશિત ૬ પાંખડીવાળાકમળ સમાન
  ચક્ર પર ધ્યાનનું ફળ : સર્જન અને પાલનમાં સમર્થપણું અને જિહ્વા પર સરસ્વતીનો વાસ

મૂલાધાર ચક્રથી બે આંગળ ઉપર આ ચક્રનું સ્થાન છે.'સ્વ' નો અર્થ અહીં "પ્રાણ" તરીકે કહેલો છે એટલે આ ચક્ર પ્રાણનું અધિષ્ઠાન (આધાર) હોવાથી-તેને સ્વાધિષ્ઠાન-ચક્ર કહે છે.

આ બીજું ચક્ર છે જેની ૬ પાંખડીઓ હોય છે અને શારીરિક સ્તરે એઓટીક પ્લેકસસનું નિયંત્રણ કરે છે જે ચરબીના કોષોને મગજના કોષોમાં પરીવર્તિત કરે છે. આ ચક્રનો ગુણ સર્જનાત્મકતા અને શુદ્ધ જ્ઞાન છે.

- **૩. મણિપુર ચક્ર :**

  ચક્રસ્થાન - નાભિ
  આકૃતિ :વાદળી રંગથી પ્રકાશિત દસ પાંખડી ધરાવતું કમળ સમાન

ચક્ર પર ધ્યાનનું ફળ :કાવ્યબુનું જ્ઞાન, શક્તિ સાથે જોડાયેલું

આ ચક્ર અતિ મહત્વનું છે.નાભિ-એ આ ચક્રનું સ્થાન છે.(કોઇ ગ્રંથોમાં સૂર્યચક્ર પણ આ ચક્રની જોડે હોવાનું કહે છે)(નોંધ-ગર્ભમાં રહેલું બાળક -નાભિ દ્વારા માતાના શરીર સાથે જોડાયેલ હોય છે!!) યોગ-માર્ગના સમજુ પ્રવાસી માટે આ ચક્રનું વિશેષ મહત્વ છે,કારણકે,બધી નાડીઓનું ઉદગમ-સ્થાન,એવા અંડાકાર કંદનું સ્થાન પણ આ નાભિની નીચે જ છે.(એટલે આ વિષે વિશેષ વિચાર કરવો પણ ખૂબ મહત્વનો બને છે)

આ ત્રીજું ચક્ર છે જેની 10 પાંખડીઓ હોય છે. એ નાભિની પાછળના ભાગમાં કરોડરજ્જુ પર સ્થિત હોય છે. શારીરિક સ્તરે એ સોલર પ્લેકસસના કાર્યોને નિયંત્રિત કરે છે. આ ચક્રનો ગુણ સંતોષ છે.

- **૪. અનાહત ચક્ર :**

ચક્રસ્થાન - હૃદય
આકૃતિ :સિંદૂરિયા રંગના પ્રકાશથી પ્રકાશિત ૧૨ પાંખડીઓ
ચક્ર પર ધ્યાનનું ફળ :છતા પણું નકારાત્મક લાગણીને જય કરે,

હૃદય-એ આ ચક્રનું સ્થાન છે.અંતઃકરણ (ચિત્ત કે મન-બુદ્ધિ-અહંકાર)નું આ ચક્ર-એ મુખ્ય સ્થાન છે. અનાહત-ધ્વનિ (શબ્દ-બ્રહ્મ) આ ચક્રમાંથી ઉત્પન્ન થાય છે (કે જે પરબ્રહ્મ સુધી દોરી જાય છે) તેથી તેને અનાહત ચક્ર કહે છે.'ભાવ' (પ્રેમ)નું આ ચક્ર અધિષ્ઠાન (આધાર-રૂપ) છે.(એટલે ભાવ (પ્રેમ) કે ભક્તિમાર્ગના સાધકો માટે આ ચક્ર મહત્વનું છે)

આ ચોથા ચક્રની 12 પાંખડીઓ હોય છે જે છાતીના ભાગમાં હૃદયની પાસે કરોડરજ્જુ પર સ્થિત હોય છે. આ ચક્ર બાર વર્ષની ઉમર સુધી એન્ટી બોડી ઉત્પન્ન કરે છે. આ ચક્રનો ગુણ પ્રેમ અને નિર્ભયતા છે.

- **૫. વિશુદ્ધ ચક્ર :**

ચક્રસ્થાન - કંઠ
આકૃતિ :ધૂંધળા પ્રકાશથી પ્રકાશિત ૧૬ પાંખડીઓવાળા કમળ જેવી આકૃતિ
ચક્ર પર ધ્યાનનું ફળ :શાંતચિત્ત, શોકમુક્ત,દીર્ઘવી, કવિ,હાસ્તાનીથવાય, સ્થૂળ રૂપમાં અંતઃસ્રાવ સાથે. મન, શરીર,અહંકાર સાથે જોડાયેલુ.

કંઠ-એ આ ચક્રનું સ્થાન છે.ચેતનાની ગતિ આ સ્થાન પર આવતાં ચિત્ત આકાશ જેવું વિશુદ્ધ બને છેતેથી તેને વિશુદ્ધ ચક્ર કહે છે.

આ પાંચમું ચક્ર છે જેની 16 પાંખડીઓ હોય છે ને એ ગર્દન પાસે સ્થિત હોય છે. આ ચક્ર કાન, નાક, ગળું, ગર્દન, જીભ, દાંત વગેરેના કાર્યો નિયંત્રિત કરે છે. આ ચક્રને વાચા કે વાણીને પ્રભાવિત કરે છે. શારીરિક સ્તરે આ ચક્ર સર્વાંઇકલ પ્લેકસસને નિયંત્રિત કરે છે. આ ચક્રનો ગુણ સાક્ષીભાવ છે.

- **૬.આજ્ઞાચક્ર :**

ચક્રસ્થાન - બંને ભમરોની વચ્ચે કપાળમાં
આકૃતિ :શ્વેત પ્રકાશથી પ્રકાશિત ૨ પાંખડીઓ
ચક્ર પર ધ્યાનનું ફળ :ભિન્ન-ભિન્ન ચક્રોમાં ધ્યાનથી જે ફળ મૂળે છે તે બધુ ફળ સાચા વિવેકની જાગૃતિ

કપાળમાં બંને ભમરોની વચ્ચે આ ચક્રનું સ્થાન છે.આ સ્થાનમાં ચિત્ત અને પ્રાણ સ્થિર થવાથી સંપ્રજ્ઞાત-સમાધિની પ્રાપ્તિ થાય છે.(મુક્ત-ત્રિવેણી) મૂલાધારથી છૂટી પાડીને નીકળેલી ઇડા (ગંગા) પિંગલા (યમુના) અને સુષુમણા (સરસ્વતી) આ સ્થાનમાં આવીને મળે છે એટલે આ સ્થાનને 'યુક્ત-ત્રિવેણી' (પ્રયાગરાજ કે તીર્થરાજ) પણ કહેવામાં આવે છે.આજ્ઞા ચક્રને શિવ-નેત્ર કે દિવ્ય-દૃષ્ટિનું સ્થાન પણ કહે છે.

આ છઠ્ઠું ચક્ર છે જેની 2 પાંખડીઓ હોય છે જે કપાળના ભાગમાં સ્થિત હોય છે. શારીરિક સ્તરે આ ચક્ર પીચ્યુટર અને પીનીઅલ ગ્રંથીઓને

નિયંત્રિત કરે છે. અહીં બે અત્યંત મહત્વની સંસ્થાઓ - અહંકાર (ego) અને પ્રતિઅહંકાર (Superego) થી પ્રભાવિત હોય છે. આ ચક્રનો ગુણ ક્ષમાશીલતા છે.

- **૭. સહસ્રાર ચક્ર:**

ચક્રસ્થાન - મસ્તકમાં તાલુની ઉપર
આકૃતિ :વિવિધ રંગના પ્રકાશથી પુક્ત સહ પાંખડીઓ વાળા કમળ જેવી આકૃતિ
ચક્ર પર ધ્યાનનું ફળ :અમરત્વ મુક્તિ

મસ્તકમાં તાલુની ઉપર આ ચક્રનું સ્થાન છે.આ સ્થાનમાં ચિત્ત અને પ્રાણ સ્થિર થવાથી સર્વ વૃત્તિઓના નિરોધ-રૂપ-અસંપ્રજ્ઞાત સમાધિની પ્રાપ્તિ થાય છે.

આ સાતમું અને સૌથી મહત્વનું ચક્ર છે જેની હજાર પાંખડીઓ હોય છે. કુંડલિની શક્તિ આ ચક્રને ભેદે એ ક્ષણે યોગની ક્રિયા ઘડાય છે, યોગનો અનુભવ ઘટે છે. આ ચક્રનો ગુણ પરમાનંદ છે.

શરીરમાં સ્થાનતાબુ ભાગ જેને લિમબીક વિસ્તાર પણ કહેવાય પાંખડિઓ ૧૦૦૦ નિયંત્રણ ભેજંગ્ગુણો આનંદ, નિર્વિચારિતા, પરમાત્મા સાથે એકાકારિતા, સામુહિક ચેતના

ઉપનિષદો મુજબ-આ બધા ચક્રોમાં આત્માનું સ્થાન :

જાગ્રત અવસ્થામાં આત્મા નું સ્થાન આંખો છે.સ્વપ્નાવસ્થામાં આત્માનું સ્થાન કંઠ છે.તો સપ્તિ અવસ્થામાં આત્માનું સ્થાન હૃદય છે-એમ કહેવામાં આવ્યું છે.સંપ્રજ્ઞાત સમાધિમાં આત્માનું સ્થાન આજ્ઞા ચક્ર છે તો અસંપ્રજ્ઞાત સમાધિમાં આત્માનું સ્થાન બ્રહ્મ-રંધ્ર (સહસ્રાર) કહે છે.

- **અતિ મહત્વની નોંધ :**

ઉપર મુજબ ચક્રોનું વર્ણન કરતી વખતે તેમનું સ્થાન નાભિ-હૃદય-કંઠ-વગેરે બતાવવામાં આવેલ છે, પણ હકીકતમાં આ ચક્રો મેરુદંડમાં સુષુમ્હાના પથ (રસ્તા) પર આવેલા છે.મહદ અંશે (લોકોને) વિરોધાભાસ જેવી લાગતી આ હકીક્તથી ઘણા લોકોમાં ગેરસમજ પ્રવર્તે છે.પણ આ ચક્રનું સ્થાન દર્શાવવા માટે તે ચક્રની સમાંતર (કે નજીક?)ના નાભિ-આદિ સ્થાન કહેવામાં આવેલ છે.હકીકતમાં આ ચક્રો-એ સ્થૂલ શરીરનો ભાગ નથી પણ સૂક્ષ્મ શરીરનો ભાગ હોવાથી માત્ર તેને અનુભવી શકાય છે એટલે આપણા ઋષિઓએ તેનો અનુભવ કરીને તેની કલ્પના કરીને તેના સ્થાનો દર્શાવ્યા જોકે પાછળથી સંશોધન કર્તાઓએ આ ચક્રોની સમાંતર રચનાઓ વિષે સંશોધન કર્યું છે.(જે વધુ સંશોધન માગી લે છે)

- **થોડાક નવા સંશોધન મુજબ :**

મેરુદંડ માં (જ્ઞાનતંતુઓની) ગ્રંથિઓ (plexus OR nerves plexus) છે

1. મૂલાધાર ચક્ર (સ્થૂળ ચેતનાનું કેન્દ્ર)-sacral plexus-coccygeal plexus-pelvic plexus
2. સ્વાધિષ્ઠાન ચક્ર (કામ-આદિ વાસનાનું કેન્દ્ર) prostatic OR Hypogastric plexus
3. મણિપુર ચક્ર (પ્રાણમય ચેતનાનું કેન્દ્ર) solar OR Epigastric plexus
4. અનાહત ચક્ર (ઉર્ધ્વ પ્રાણ કે ભાવ-પ્રેમનું કેન્દ્ર)-Cardiac plexus
5. વિશુદ્ધ ચક્ર (વિશુદ્ધ મનનું કેન્દ્ર)-Laryngeal plexus OR Carotid plexus
6. આજ્ઞા ચક્ર (આંતર પ્રેરણાત્મક મનનું કેન્દ્ર) Cavemous plexus OR Medula plexus
7. સહસ્રાર ચક્ર (મનથી અતીત ચેતનાનું કેન્દ્ર) Pineal gland OR Cerelral plexus

જો કે યૌગિક ગ્રંથોમાં આ ચક્રો વિશેનું વિગતથી વર્ણન થયેલું છે-જેમાં તે વિવિધ ચક્રોના પ્રતિકો, રંગ,તત્વ, બીજ મંત્ર,યંત્ર,દેવતા-આદિનું વર્ણન છે.ઋષિઓએ ચેતનાના સ્તરો પર જેવું અનુભવ્યું તેનું વર્ણન કર્યું છે જે માત્ર બુદ્ધિથી સમજી શકાય તેમ નથી.

પણ મહાત્માઓ કહે છે કે-ધ્યાનાવસ્થામાં તેમનો અનુભવ માત્ર થાય છે-જેમની અંદરની દૃષ્ટિ ખુલે તે જ તે જોઈ શકે છે,પ્રતિકોની રચના ગુહ્ય રીતે કહી છે,કે જેની પાછળ જે સૂક્ષ્મ-જગતનું કંઈક ગુહ્ય સત્ય (રહસ્ય) પણ રહેલ છે. તે જ્યારે દિવ્ય-દૃષ્ટિ ખુલે ત્યારે જ સાધકની સામે પ્રગટ થાય છે.કે દેખાય છે.(સ્થૂળ દૃષ્ટિથી દેખી શકાય નહિ)

આ ચક્રોને-જો ત્રણ ગુણોની ભાષામાં, કહેવામાં આવે તો મૂલાધાર અને સ્વાધિષ્ઠાન-એ બંને ચક્ર તમોગુણના સ્થાન છે. મણિપુર અને અનાહત -એ બંને રજોગુણના સ્થાન છે. વિશુદ્ધ અને આજ્ઞાચક્ર -એ બંને સત્વગુણ ના સ્થાન છે.તો સહસ્રાર ચક્ર-એ ગુણાતીત છે.

આ ચક્રો અને મુખ્ય ત્રણ નાડીઓ-ઈડા-પિંગલા-સુષુમ્ના પણ પરસ્પર જોડાયેલા છે. (મધ્યમાં રહેલી સુષુમ્મા દરેક ચક્રને મધ્યમાંથી ભેદીને સીધી ઉપરની તરફ જાય છે. (સુષુમ્બ્રાની ડાબે-જમણે રહેલી)ઇંડા અને પિંગલા -સીધે સીધી ઉપર ન જતાં દરેક ચક્રની એક પરિક્મા કરીને અને એકબીજાને ક્રોસ કરીને (ઓળંગી કે અતિક્મીને) ઉપરની તરફ આગળ વધે છે. મૂલાધારથી સહસ્રાર-સુધી રહેલા ચક્રો ચેતનાની ભૂમિકાએ ચડતા-ક્મે વધુ ને વધુ વિકસિત અવસ્થાના સ્થાનો છે.

- **કુંડલિની અને તેનું જાગરણ (ને તેથી સમાધિ અવસ્થા) :**

(આગળ કહું તેમ) આ મૂલાધાર-ચક્રની નીચે ત્રિકોણ-આકારનું સૂક્ષ્મ યોનિ-સ્થાન (યોનિ=પોલી જગ્યા) છે. કે જેની મધ્યમાં તેજોમય લાલ (લોહી જેવા) રંગનો કંદર્પ નામનો સ્થિર-વાયુ છે કે જેના મધ્યમાં (બ્રહ્મનાડીના મુખમાં)સ્વયંભૂ લિગ છે.આ લિંગમાં કુંડલિની શક્તિ,સાડાત્રણ આવર્તન મારીને (લપટાઈન) સુષુપ્ત અવસ્થામાં રહે છે.પોતાની પૂંછડી મુખમાં રાખીને ગૂંચળું વળીને આ કુંડલિની પડી રહે છે.કે જે સુષુપ્ત પ્રાણ-શક્તિ છે.

જેમ બ્રહ્માંડમાં શિવ-શક્તિની લીલા છે,તેમ,પિંડ (શરીર)માં પણ શિવ-શક્તિની લીલા છે. પિંડમાં શિવનું સ્થાન મસ્તકમાં બ્રહ્મરંધ્રમાં છે અને મહા-શક્તિ કુંડલિનીનું સ્થાન છે મૂલાધાર ચક્ર. આ શક્તિ જાગ્રત થઇને ચક્રોનું ભેદન કરતાં કરતાં બ્રહ્મરંધ (શિવજી)સાથે મિલન કરે છે. આ મિલનથી સાધક કૈવલ્યાવસ્થા પામે છે ને તેનું જીવન કૃતાર્થ (મુક્ત)બને છે.

શાસ્ત્રોમાં એક પ્રતીક-રૂપે પૃથ્વીને શેષ-નાગના મસ્તક પર ટકેલી કલ્પવામાં આવી છે. આ શેષ(બાકી રહેલ)નાગને પૃથ્વીના સર્જન પછી બાકી રહેલ શક્તિ તરીકે પણ ગણવામાં આવે છે કે જેના આધારે આ સર્જન (પૃથ્વી-રૂપ) ટકી રહ્યું છે.જેમ બ્રહ્માંડમાં શેષ-શક્તિ છે તેમ પિંડ (શરીર)માં આ કુંડલિની શક્તિ પણ પ્રતીક-રૂપે ગણાય છે.બંને શક્તિમાં સમાનતા છે તેથી બ્રહ્માંડમાં રહેલી શક્તિ સર્પ અને પિંડમાં રહેલી શક્તિને સર્પિણી કહે છે.

હઠયોગ મુજબ પ્રાણાયામ-મુદ્રા-ના અભ્યાસથી (અને ભગવદ-કૃપાથી) કુંડલિની જાગ્રત થાય છે સામાન્ય રીતે બંધ રહેતું સુષુમણાનું દ્વાર ખોલીને સુષુમણાના માર્ગે માર્ગમાં આવતાં ચક્રોને ભેદીને આ શક્તિ ઉર્ધ્વરોહણ કરે છે. કે જેથી સાધકની ચેતનાનું પણ ઉદીકરણ થાય છે જ્યારે આ શક્તિ સહસ્રાર-ચક્ર સુધી પહોંચે છે ત્યારે બ્રહ્મરંધ્રમાં રહેલ શિવ સાથે તેનું મિલન થાય છે અને જેથી સાધક સમાધિ-અવસ્થાને પામે છે. કે જે સમાધિના વિશેષ અભ્યાસથી સાધક -પરમ-ધ્યેય કૈવલ્ય-અવસ્થાને પામે છે.

- **કુંડલિની વિષે-થોડી નોંધનીય બાબતો :**

હઠયોગ કહે છે કે-મણિપુર-ચક્ર સુધીની કુંડલિનીની ઉર્ધ્વ-યાત્રા,પ્રમાણમાં સરળ છે,પણ ત્યાંથી આગળના ત્રણ ચક્રોના ભેદનનું કાર્ય પ્રમાણમાં મુશ્કેલ છે.

તેથી તે ત્રણ ચક્રોને ગ્રંથિ તરીકે પણ કહેવાય છે ગ્રંથિઓ-ત્રણ છે.
    (૧) બ્રહ્મ-ગ્રંથિ-અનાહત ચક્ર
    (૨) વિષ્ણુ-ગ્રંથિ-વિશુદ્ધ ચક્ર

(3) રુદ્ર-ગ્રંથિ-આજ્ઞાચક્ર

વળી ત્રણ મંડલો નું સ્થાન પણ હઠયોગ માં કહ્યું છે-મંડલો પણ ત્રણ છે.
   (૧) યોનિમંડલ(નાભિના નીચે)
   (૨) વર્ણિન-મંડલ (હૃદય)
   (૩) સોમ-મંડલ (મસ્તક)

જ્યાં મસ્તક અને મેરુદંડ મળે છે-ત્યાંથી સુષુમણાના બે માર્ગ કરેલા છે. એક માર્ગે તે સીધી જ વિશુદ્ધચક્રથી આજ્ઞાચક્ર થઈને સહસ્રારચક્ર પહોંચે છે-જે પૂર્વ-માર્ગ તરીકે ઓળખાય છે. બીજો માર્ગ સીધો જ સહસ્રારમાં જાય છે-તેને પશ્ચિમ-માર્ગ કહે છે. જ્ઞાનેશ્વર મહારાજના મતે આ માર્ગમાં પણ બીજાં પાંચ (ત્રિકૂટ-શ્રીહાટ-ગોલ્હાટ-ઔપીઠ-ભ્રમરગુફા) ચક્રો છે !!! પૂર્વમાર્ગ કરતાં આ પશ્ચિમમાર્ગ કઠિન પણ ચડિયાતો ગણાય છે.

કુંડલિની જાગરણની પ્રક્રિયા દરમિયાન સાધકને અનેકવિધ અલગ અલગ અનુભવો થઇ શકે છે.અનેક જાતના વિવિધ (દેવ-દેવીઓ-આદિ) દર્શનો,(ઓમકાર-આદિ) નાદ-શ્રવણ,સ્પર્શ,સ્વાદ અને ગંધ સંવેદનાઓ આદિના અનુભવો સાધકને થાય છે કે કોઈ અદભૂત શક્તિ વિકસે-એવું પણ બની શકે. આવા અનુભવો-એ માર્ગ પર ના 'સીમા-ચિહ્નો' જ છે પણ તે સાધકનું લક્ષ્ય ન બને તે જોવું જરૂરી છે. એટલે અનુભવની આશાઓ રાખવી નહિ અને અનુભવ થાય તો તેમાં રમમાણ થઇ રહેવું નહિ પણ તેને ભગવદ-કૃપા સમજી,ભગવાનનો પ્રસાદ સમજીને નમ્ર અને તટસ્થ થઇને રહેવું જોઈએ-એમ મહાત્માઓ કહે છે.

કોઈ વાર કોઈ સાધક આવા મનો-કલ્પિત અનુભવો કરે-તો તેને અનુભવોની સચ્ચાઈ વિષે શંકા રહ્યા કરે છે.પણ સાચા અનુભવોથી સાધકની ચેતનાનું રુપાંતર થાય છે ને કોઈ શંકા રહેતી નથી.

_અનાસક્તિ યોગ :_

મહાભારતના એક લાખ શ્લોકો માંથી ભીષ્મપર્વના 700 શ્લોકના મહાકાવ્યને શ્રીમદ્ ભગવદ્ ગીતા કહે છે, જેના વ્યાસમુનિ રચયિતા છે. તેની રચના ઉત્તમ લેટિની છે, જે સમગ્ર માનવજાતિ માટે ઉપયોગી છે.

આ ગીતા પર અનેક મહાપુરુષોએ પોતાની ટીકાઓ કરી છે, જેમ કે,

- લોકમાન્ય તિલક મહારાજ : ભગવત ગીતા રહસ્ય, કર્મયોગશાસ
- અરવિંદ : પૂર્ણયોગ
- કાકાસાહેબ કાલેલકર : ગીતાગ્રંથ
- કિશોરલાલ મશરુમવાલા : ગીતા મંથન
- આચાર્ય વિનોબાજી : ગીતા પ્રવચનો, સામ્યયોગ
- ગાંધીજી : અનાસક્તિયોગ

'અનાસક્તિ' એટલે કર્મફળ ત્યાગનો સિદ્ધાંત, ફળાસક્તિ છોડો અને કર્મ કરો. અનાગક્તિમાં અહિંસા આવી જ જાય છે. સત્ પ્રવૃત્તિમાં જીવન ગાળવું અને એના ફળમાં આસક્તિ ન રાખવી એટલે 'નાસક્તિયોગ' 'મમતા તુ ગઇ મેરે મન સે' એ ભાવ રાખવો. અનાસક્તિયોગ એટલે જે અભ્યાસ દ્વારા તમારી અનાસક્તિ વધે, અને તેને તમે પ્રયોગ કરીને ઇશ્વર સુધી પહોંચો.

અનાસક્તિનું ઉત્તમ ઉદાહરણ તુલસીકૃત રામાયણમાં છે. મહર્ષિ શ્રીરામ રાજા બનવાના હતા, ત્યારે તથા બીજા દિવસે વનવાસ જવાનું સાંભળે છે ત્યારે, બંને સમયે તેમના મુખારવિદમાં કંઈ જ ફરક પડતો નથી. આનુ નામ છે અનાસક્તિ.,

- **ગાંધીજી ના મતે અનાસક્તિ યોગ :**

સ્ત્રીઓ, વૈશ્ય તથા શૂદ્ર જવા, જેમને અક્ષરજ્ઞાન થોડું જ છે. જેમને મૂળ સંસ્કૃતમાં ગીતા સમજવાનો સમય નથી, ઇચ્છા નથી, પણ જેમને ગીતારૂપી ટેકાની આવશ્યકતા છે તેમના માટે ગાંધીજીએ આ અનુવાદ કર્યો છે.

પ્રાચીન ભારતીય પરંપરામાં જે મુખ્ય યોગનું વર્ણન છે, તે આ અનાસક્તિ યોગ, મહાત્મા ગાંધી એ પ્રથમ વખત આ શબ્દ આપ્યો. એમણે એમના જીવનનું બધુ કાર્ય અનાસક્તિ દ્વારા કરી જીવનને યોગમય બનાવ્યું. જે અનાસક્તિનો અભ્યાસ સતત કરે છે, તેમના જીવનની બધી ક્રિયા યોગાભ્યાસ બરાબર છે. ગાંધીજીએ પોતાનાં બધાં કાર્યોને ઇશ્વરને સમર્પિત કરી, પોતાને એક ટ્રસ્ટી ગણાવ્યા. એમનો અનાસક્તિ યોગ ખરેખર સુપ્રસિદ્ધ ગીતાના કર્મયોગ પર જ આધારિત છે. તેની બધી ક્રિયા સંપૂર્ણ અનાસક્તિ દ્વારા જ કેવલ પોતાનું કર્તવ્ય નિભાવવા કરવામાં આવે છે. મહાત્મા ગાંધીએ નવું કંઈ નથી કર્યું, જીવનમાં કરીને બતાવ્યું છે એ જ આની ખૂબી છે. ગાંધીજી રચિત અનાસક્તિ યોગ તથા કુંડલી ની યોગ દરેક દ્વારા અપનાવવા થી અંતે મોક્ષ મળે છે.

સાંખ્યદર્શન :

મહર્ષિ કપિલ પ્રણીત દર્શન એ સાંખ્યદર્શનના નામે પ્રસિદ્ધ છે. સાંખ્યદર્શન એ ષટ્દર્શનોમાંનું એક છે, જે ભારતીય પરંપરામાં ઉત્તમ ગ્રંથ છે, જેમાં નાસ્તિક કે જેઓ પર વિશ્વાસી નથી તેઓ પણ વિશ્વાસ કરે છે.

- **'સાંખ્યદર્શન' શબ્દ નો અર્થ :**

'દર્શન અર્થાત્ જોવું, એ દર્શનનો સામાન્ય અર્થ છે. આપણે તેને અધ્યાત્મજ્ઞાનના આધારે જોઇએ તો દર્શન એટલે અંતઃદર્શન, જેમાં ઇન્દ્રિયો થી જોવું શક્ય નથી.

'સંખ્યા' શબ્દમાંથી 'સાંખ્ય' શબ્દની નિષ્પત્તિ છે. આ 'સંખ્યા' શબ્દના અર્થ મુખ્યપણે બે છે અને એ બેય શબ્દ એ સાંખ્યદર્શનની વિશેષતા છે. પ્રથમ અર્થ સંખ્યા એટલે એક, બે, ત્રણ વગેરે બીજો અર્થ સંખ્યા એટલે સમ્પૂર્વક, તેનો અર્થ સમ્યગ્જ્ઞાન થાય. સાંખ્ય મતે પ્રકૃતિ-પુરુષ વિવેક એ સમ્યગ્જ્ઞાન છે.

- **સાંખ્યદર્શનની પ્રાચીનતા અને વ્યાપ :**

સાંખ્યદર્શન અત્યંત પ્રાચીન દર્શન છે. ગીતામાં પણ આ શબ્દ વારંવાર પ્રયોજાયેલી મળે છે. આ ઉપરાંત સાંખ્યનું વર્ણન ઉપનિષદો, મહાભારત, ભાગવત, આયુર્વેદ, પાતંજલયોગ, શૈવતન્ત્ર તથા ચરકસંહિતામાં મળે છે.

સાંખ્યદર્શન પ્રમાણે આ સમગ્ર બ્રહ્માંડ મુખ્યત્વે બે તત્ત્વનું બનેલું છે. ચેતન અર્થાત્ પુરુષ અને અચેતન અર્થાત્ પ્રકૃતિ, સાંખ્યદર્શન પ્રમાણે આપણે પુરુષ છીએ. પુરુષ અને પ્રકૃતિમાં અત્યંત ગહેરો સંબંધ છે, આથી આપણે પ્રકૃતિ હોઇએ તેવું લાગે છે. આ બંનેના સંયોગથી જે માયાનું નિર્માણ થાય છે, તેનું વિચ્છેદ કરવું એ જ યોગ છે.

- **નાસ્તિ સાંખ્યસમ' જ્ઞાનં નાસ્તિ યોગસમં બલમ્ ।**
- **સૂત્રાર્થ :** સાંખ્ય જેવું બીજું કોઈ જ્ઞાન નથી અને યોગ જેવું બીજું કોઈ બળ નથી. યોગથી, ચિત્તવૃત્તિ નિરોધથી ચેતનતત્ત્વ સાથે અનુસંધાન સાધી શકાય છે. બીજો રસ્તો છે સાંખ્ય એટલે કે સમ્ફ જ્ઞાનનો. આ સાંખ્યનો જ્ઞાનયોગ થોડોક અધરો છે. જ્યારે યોગ તેનાથી કાંઈક સરળ છે.

- **પુરુષ:**

પુરુષ એટલે ચેતન તત્ત્વ. સાંખ્યના મત પ્રમાણે પુરુષનું અસ્તિત્વ સ્વયંસિદ્ધ છે, અને તેની સત્તાનો કોઈ પણ રીતે નિષેધ કરી શકાતો નથી. પુરુષ સંતૃપ્ત છે, અર્થાત્ તેને કંઈ જોઇતુ નથી, તે કંઈ કરતા નથી અને કોઇ ભોગ પણ કરતા નથી. ના તો તે કોઇને પેદા કરે છે, ના કોઇએ એને પેદા કર્યો છે, અર્થાત્ તે સત્ય છે. કાળ દ્વારા તેનું છેદન થતું નથી, તથા ભૂત, ભવિષ્યમાં તેને બાંધી ન શકાય. તે ત્રિગુણાતીત છે.

- **પ્રકૃતિ:**

પ્રકૃતિ એ અચેતન છે, જડ છે, તેમાં ચેતન તત્ત્વ ન હોવાને કારણે આપમેળે કંઇ કરી શકતો નથી. પ્રકૃતિ એ અનાદિ છે. કોઇએ પ્રકૃતિને પેદા કર્યી નથી, પરંતુ આ પેદા કરે છે.

- <u>**સાંખ્યદર્શનના સિદ્ધાંતો :**</u>

આ રીતે સાંખ્યદર્શનના સિદ્ધાંતો સમજાવી શકાય છે.

- શૂન્યમાંથી કંઇ પણ બનાવવું અશક્ય છે. કંઇ હોય જ નહિ, તો એમાંથી કોઇ સર્જન શક્ય જ નથી. માટીનું માટલું બનાવવું હોય, તો એના માટે માટી જરૂરી છે, પરંતુ કંઇ હોય જ નહિ તો માટલાનું સર્જન શક્ય જ નથી.

- કારણ અને કાર્ય વચ્ચે અત્યંત ધનિષ્ઠ સંબંધ છે, જેમ કે માટી અને માટલા વચ્ચેનો ધનિષ્ટ સંબંધ.

- કોઇપણ કાર્ય કરવા માટે એને અનુરૂપ જ કારણ હોવું જોઇએ. માટીનું માટલું બનાવવા માટે માટીની જરૂર પડે છે, સોનાની મદદથી તે ન જ બનાવી શકાય. કપડુ બનાવવા માટે રૂનં જ જરૂર પડે. આમ, દરેક કાર્ય માટે ચોક્કસ કારણ હોય,

- સ્થૂળરૂપમાં પ્રકાશિત થતા પહેલાં ફળ એ સૂક્ષ્મરૂપમાં કારણની અંદર છુપાયેલું હોય છે. કપડા તૈયાર થતા પહેલા સૂક્ષ્મરૂપમાં રૂમાં રહેલું હોય છે, સરસવનું તેલ મેળવવું હોય તો લોખંડને પીસવાથી ન મળે.

- કારણ અને કાર્ય ત્યારે જ એકબીજા સાથે એકરૂપ થઇ જાય છે, જ્યારે કારણ નું ફરીથી સૂક્ષ્મકરણ થઇ શકે. માટીનું માટલું બનાવવામાં આવે, તો તેના અંતમાં તે ફરીથી માટીમાં ફેરવાઇ જશે. તે જ પ્રમાણે સૃષ્ટિના વિનાશ પછી તે પાછી મૂળ કારણમાં ફેરવાઇ જશે.

- <u>**સાંખ્યદર્શન ની સાધના પદ્ધતિ :**</u>

સાંખ્યદર્શન ઇશ્વરના અસ્તિત્વ બાબતે ઉદાસીન છે. સૃષ્ટિનું નિર્માણ ઇશ્વરે નહિ, પરંતુ પ્રકૃતિમાંથી થયું છે એમ માને છે. પ્રકૃતિમાંથી નીચે પ્રમાણે તત્ત્વો ઉત્પન્ન થયાં છે, તે દરેક પર અકુંશ રાખવાથી જીવ મુક્ત થાય છે.

આમ, સાંખ્યના સિદ્ધાંતો નો વ્યવહારિક જીવનમાં પ્રયોગ એ જ યોગ છે. યોગ ઇશ્વરને સ્વીકારે છે. જ્યારે સાંખ્યમાં ઇશ્વરના અસ્તિત્વનો સ્વીકાર નથી. જેઓ નાસ્તિક છે, જેમને ઇશ્વરમાં શ્રદ્ધા નથી તેઓ સાંખ્યયોગ દ્વારા સૃષ્ટિને સમજીને પરમપદ પ્રાપ્ત કરી શકે છે.

- <u>**પાંચ કોશ**</u>

આ પાંચ આવરણ એટલે કે કોષને સમજતા પહેલા ત્રણ શરીરને સમજવા પડે એટલે તેની ટૂંકમાં સમજ નીચે આપેલ છે.અનંત, અવિકારી, આત્માના સાક્ષાત્કાર વિના કે આત્માની સાચી ઓળખાણ વગર માણસ પોતાના સ્થુલ, સૂક્ષ્મ અને કારણ શરીરને જ આત્મા માની લે છે.

- <u>**સ્થુલ શરીર :-**</u>

ભૌતીક શારીરિક મરણાધીન શરીર જે ખાયાછે,શ્વાસ લે છે અને હલન-ચલન કરે છે તેને સ્થુલ શરીર કહે છે. તે દ્રવ્યમાંથી બનેલ છે. સ્થુલ શરીર જીવ માટે અનુભવનું સાધન છે તેના દ્વારા જીવ દુનિયવી વસ્તુંને અનુભવ કરે છે.

તે પાંચ મુળભુત તત્વો

- (૧) આકાશ
- (૨) વાયુ
- (૩) અગ્નિ
- (૪) જળ
- (૫) પૃથ્વિ થી બનેલ છે.

અને તે છ અવસ્થામાંથી પસાર થાય છે જન્મ, નિર્વાહ, વિકાશ, પરિપક્વતા, દૂબળું કે કંગાળ થઈ જવું અને મૃત્યુ. મૃત્યુ પછી સ્થુલ શરીર નાશ પામે છે.

- **<u>સુક્ષ્મ શરીર:-</u>**

સુક્ષ્મ શરીર મન અને મહત્વપૂર્ણ ઊર્જા જે ભૌતિક શરીર જીવંત રાખે છે તેનું બનેલ છે.
સુક્ષ્મ શરીરમાં એટલે
(૧) **પાંચ જ્ઞાનેન્દ્રીય** :- આંખ, કાન, ત્વચા જીભ,અને નાક
(૨) **પાંચ કર્મેન્દ્રિય** :- મુખ, હાથ,પગ, ગુદા, પ્રજોત્પત્તિ સંબંધી અંગો.
(૩) **પાંચ પ્રાણ** :પ્રાણ,(શ્વાસોચ્છ્વાસ) અપાન, (શરીરમાંથી કચરોનું વિરેચન) વ્યાન, (રક્ત પરિભ્રમણ),ઉદાન,(છીંક રડવું,ઉલટી જેવી ક્રિયાઓ) સમાન(પાચનશક્તિ)
૧.પ્રાણ:આપણા શરીરમાં આ પ્રાણની સ્થિતિ ગળાથી હૃદય સુધી માનવામાં આવે છે. તેની ગતિ અંદરની અને નીચેની તરફ હોય છે. આ પ્રાણ હૃદય અને ફેફસાંની ક્રિયાશીલતા જાળવી રાખે છે. આ પ્રાણના અસંતુલનને કારણે શરીર નબળું પડી જાય છે, થાક લાગે છે, ચિંતા, તનાવ, ક્રોધ વગેરે વિકાર ઉત્પન્ન થવા લાગે છે.
૨.અપાન: આપણા શરીરમાં આ વાયુનું સ્થાન નાભિથી પગ સુધી હોય છે. આ વાયુની ગતિ નીચેની તરફ હોય છે. પ્રજનન તંત્ર અને વિસર્જન તંત્રની ક્રિયાઓ, જેમ કે મળ-મૂત્રનું વિસર્જન, રજ્જ-વીર્યનું ઉત્સર્જન વગેરે આ વાયુ દ્વારા નિયંત્રિત થાય છે. પગની ગતિ પણ આ વાયુ દ્વારા સંભવ બને છે. આ વાયુનું મુખ્ય તત્વ પૃથ્વી છે.
૩.સમાન: આ વાયુ નાભિની ચારેબાજુ હોર છે. તેની ગતિ અંદરની તરફ હોય છે. ભોજનતંત્રની ક્રિયાઓ આ જ વાયુ દ્વારા નિયંત્રિત થાય છે. સમાન વાયુ સપ્તધાતુઓના નિર્માણમાં પણ મદદ કરે છે. આ વાયુનું મુખ્ય તત્વ અગ્નિ છે. ઉપવાસ, ઉડ્ડિયાન બંધ અને કપાલભાતિ ક્રિયા દ્વારા સમાન વાયુને પુષ્ટ કરી શકાય છે.
૪.વ્યાન:આ વાયુ સંપૂર્ણ શરીરમાં હાજર હોય છે. આ વાયુની ગતિ બહારની તરફ હોય છે. સંપૂર્ણ શરીરમાં લોહીનું પરિભ્રમણ આ જ વાયુની મદદથી થાય છે. આ વાયુનું મુખ્ય તત્વ જળ છે.
૫.ઉદાન:આ વાયુનું સ્થાન માનવશરીરમાં કંઠથી માંડીને કપાલ સુધી હોય છે. આ વાયુની ગતિ ઉપરની તરફ હોય છે. આ વાયુનું પુષ્ટ થવું એ અન્ય તમામ પ્રકારના વાયુનું સંતુલિત હોવાનું પ્રમાણ છે. આ વાયુની મદદથી જ શબ્દ " ઉચ્ચારણ, ઊભા રહેવું, વૃદ્ધિ વગેરે જેવી ક્રિયાઓ શક્ય બને છે. આ વાયુનું મુખ્ય તત્વ આકાશ છે. જાલંધર બંધ અને મંત્ર જાપ દ્વારા આ વાયુને પુષ્ટ કરી શકાય છે.

- **(૪) ચાર અંત:કરણ :-** (અ) મન (બ) બુધ્ધિ (ક) ચિત (ડ) અહંકાર

(અ) મન :- માનસ સામાન્ય રીતે વિચારસરણી વિધાવિભાગ સૂચવે છે. માનસિક પ્રવૃત્તિ છે કે જે રીતે પોતાની જાતની સંકલ્પશક્તિ પ્રગટ કરે છે. જો ઇચ્છાશક્તિ હોય તો શરીર,વિચાર, બોલવાનું કાર્ય થાય છે.
(બ) બુધ્ધિ:- બુદ્ધિ વૈદિક સંસ્કૃત શબ્દ જેનો અર્થ બૌદ્ધિક વિધાવિભાગ છે અને રચના અને વિભાવનાઓની જાળવી, કારણ, પારખી લેવું, નિર્ણાયક, સંપૂર્ણપણે સમજવું, કેવી રીતે કરવું તે આકલન કરવાની શક્તિ એટલે બુધ્ધિ.
(ક) ચિત :- મુખ્યત્વે તે વ્યક્તિના માનસિક અવસ્થા રજૂ કરે છે, સમગ્ર માનસિક પ્રકિયાઓની ગુણવત્તા માટે ચિત કહેવામાં આવે છે અથવા વાપરવામાં આવે છે. ચિત સભાન હોવાનો આધાર છે. તે પ્રીતિ, દ્વેષ, અને ભ્રમ થી અશુધ્ધ થાય છે.
(ડ) અહંકાર :- આ સંસ્કૃત શબ્દ છે. તેનો અર્થ થાય છે અહમ :- સ્વયં અથવા "હું" અને કારા :- "કોઇ પણ વસ્તુ બનાવવામાં " અથવા "કરવું" ના ખ્યાલ ઉલ્લેખ કરે છે.
સુક્ષ્મ શરીર નાશ પામતું નથી પણ કારણ શરીર સાથે રહે છે.

- **<u>કારણ શરીર :-</u>**

કારણ શરીર એ શુક્ષ્મ શરીર અને સ્થુલ શરીર નું બીજ છે. તે ભેદભાવ વગરનું રૂપ છે. તે આત્માની વાસ્તવિક ઓળખના અજ્ઞાનને લીધે ઉદભવે છે. ગયા જન્મના સંસ્કાર તથા વિધા, જ્ઞાન આ શરીરમાં સગ્રહ થાય છે. માયા સાથે નું અટ્ટુટ બંધન તથા વાસના આ શરીર સાથે જાય છે પણ કારણ શરીર આત્મા નથી.

- **<u>પાંચ કોશ શરીર :-</u>**

આપણો આત્મા પાંચ કોષ એટલે કે પાંચ આવરણમાં છુપાયેલ છે. આ પાંચ કોષ તૈતરીય ઉપનીષદના બ્રહ્માવલીમાં બતાવેલ છે. આ પાંચ કોષ એટલે

(૧) અન્નમયકોષ :- સ્થુલ શરીર

(૨ પ્રાણમયકોષ

(૩) મનોમયકોષ સુક્ષ્મ શરીર

(૪) વિજ્ઞાનમય કોષ

(૫) આનંદમય કોષ.:- કારણ શરીર

- **(૧) અન્નમયકોષ :-**

અન્ન એટલે પદાર્થ પણ અન્ન નો શાબ્દિક અર્થ થાય છે ખોરાક.તૈતરીય ઉપનીસદમાં ખોરાકને બધા માટે ઔષધ કહેલ છે. સ્થુલ શરીર જે પદાર્થ (આહાર) માંથી બનેલછે, પદાર્થ (આહાર) વડે ટકે છે અને ક્ષણીક અને ગ્રહણશક્તિનો વિષય છે એટલે કે ગ્રહણશક્તિ દ્વારા સમજી શકાય છે તેને અન્નમયકોષા કહે છે. તેનો ઉદભવ માતાપિતા દ્વારા ખાવામાં આવેલ ખોરાક (અન્ન) છે. અન્નમયકોષ જોઈ શકાય છે અધારીત છે અને અશુધ્ધ છે.

અન્નમયકોષ આત્મા નથી કારણકે ઉદ્ભવ પહેલા તેનું અસ્તિત્વ નહોતું અને તેના નાશ પછી તેનું અસ્તિત્વ રહેતું નથી. તે દરેક ક્ષણે તેનો ઉદ્ભવ થાય છે અને દરેક ક્ષણે તેનો નાશ થાય છે. તે અનંત પણ નથી. તે વિવિધ અવસ્થામાંથી પસાર થાય છે અને તેનો નાશ અવસ્ય થાય છે.

અન્નમય કોષ અન્નમાંથી બનેલું રજ-જ- વીર્યથી ઉત્પન્ન થાય છે અને એનાથી જ વૃદ્ધિ કરે છે. આ અન્નમય કોષને જ સ્થૂળ શરીર કહેવામાં આવે છે. આ કોષનો મુખ્ય તત્ત્વ પૃથ્વી છે. આસન, મુદ્રાઓ વગેરે દ્વારા આ કોષને પુષ્ટ કરવામાં આવે છે. ઉપવાસ અને સંતુલિત આહાર પણ આ કોષને મજબૂત બનાવે છે.

- **(૨) પ્રાણમયકોષ :-**

પાંચ પ્રાણ અને પાંચ કર્મેન્દ્રિય મળીને પ્રાણમયકોષ બને છે. પ્રાણમયકોષ એ પ્રાણમૂલક (અત્યાવશ્યક) પાંચ પ્રાણ અને જ અન્નમયકોષમાં સંપુર્ણ બંધાયેલ અને અન્નમયકોષ તેના દ્વારા પુરા ભરાયેલ છે.તે સુક્ષ્મ શરીરનો ભાગ છે. પ્રાણ જ્યારે અન્નમય કોષમાં દાખલ થાય છે અને તેના તમામ કાર્ય શરુ કરે છે ત્યારે અન્નમયકોષને જીવન પ્રાપ્ત થાય છે. શરીરની શક્તિ અને ઊર્જાનો સ્ત્રોત પ્રાણમય કોષ જ છે. પંચપ્રાણ (અપાન, વ્યાન, સમાન, પ્રાણ, ઉદાન) આ કોષના ઘટકો છે. આપણા શરીરનાં બધાં જ તંત્રો, જેવાં કે પાચનતંત્ર, શ્વસનતંત્ર, રુધિરાભિસરણ તંત્ર, તંત્રિકાતંત્ર વગેરે પણ આ જ ઊર્જામય કોષ દ્વારા સંચાલિત થાય છે. પ્રાણમય કોષમાં ક્રિયાશક્તિ હાજર હોય છે. પ્રાણાયામ દ્વારા આ કોષની પુષ્ટિ કરવામાં આવે છે. આ કોષ સ્થૂળ અને સૂક્ષ્મશરીરની વચ્ચે પુલનું કામ કરે છે. પ્રાણ અસ્તિત્વોની જિંદગી અને સવૈનું જીવન છે તે નાશ પામતો નથી.

- **(૩) મનોમયકોષ:-**

પંચકર્મેન્દ્રિયો અને મન આ કોષથી સંબંધિત છે. મસ્તિસ્ક અને તંત્રિકાતંત્રની કાર્યપ્રણાલીનો સંબંધ મનોમય કોષ સાથે છે. આ કોષમાં ઇચ્છાશક્તિ હાજર હોય છે. આ કોષ ધારણા, ધ્યાન વગેરે દ્વારા મજબૂત બને છે. એમાં, સંયમથી કર્મેન્દ્રિયોની ક્ષમતાઓ અને શક્તિઓનો અનુભવ થાય છે. આ કોષ અન્નમય અને પ્રાણમય કોષ સાથે સમન્વય તરીકે કાર્ય કરે છે. એ બાહ્ય જગતના પ્રભાવોને ગ્રહણ કરે છે.

તે સુક્ષ્મ શરીરનો ભાગ છે. તેથી તે નાશવંત નથી તે "સ્વ" છે અને પ્રાણમયકોષ તેનું શરીર છે. પાંચ જ્ઞાનેન્દ્રિય અને મન મળીને આ કોષ બને છે. મનોમયકોષ "હું" અને "મારુ" નું ભાન કે સંવેદના નું કારણ છે. કારણ કે મન નો સ્વભાવ જ નિર્ણય અને શંકાનો હોવાથી અને પાંચ જ્ઞાનેન્દ્રિય મન આધારીત અને નિર્ધારિત છે તેથી આ કોષ નામ,રૂપ વગેરેમાં તફાવત ઉભો કરે છે

મનોમય કોષ સૌથી શક્તિશાળી છે કારણ કે બંધન અને મુક્તિ મન પર આધારીત છે. મન જ્યારે કોઈ દુનિયવી વસ્તુંમાં આસક્તિ પેદા કરે છે ત્યારે માણસ બંધાઈ જાય છે અને મન જ્યારે અભાવ પેદા કરે છે ત્યારે મુક્તિનો માર્ગ મળે છે. મનોમયકોષ પ્રાણમયકોષમાં વ્યાપ્ત છે.

જ્યારે મન વાસના રૂપી અર્થ વસ્તુઓને જ્ઞાન રૂપી યજ્ઞમાં જ્ઞાનેન્દ્રીય રૂપી ગુરૂ દ્વારા હોમવામાં આવે છે ત્યારે બ્રાહ્મન હોવાની સ્થિતિ પ્રાપ્ત થાય છે.

- **(૪) વિજ્ઞાનમય કોષ:-**

પંચજ્ઞાનેન્દ્રિયો, બુદ્ધિ અને ચિત્તવાળો આ કોષ વિજ્ઞાનમય કોષ છે. નિર્ણયશક્તિ આ કોષથી જ સંબંધિત છે, જે વ્યક્તિને સારા અને ખરાબમાં તફાવત કરવામાં મદદ કરે છે. આ કોષનું મુખ્ય તત્વ આકાશ છે. તેના સંયમ દ્વારા વ્યક્તિ વાણીદોષો અને ઇન્દ્રિયોની અશક્તિને દૂર કરી શકે છે. ધ્યાનમાં અભ્યાસ દ્વારા આ કોષને પુષ્ટ કરી શકાય છે. પ્રાણમય કોષ, મનોમય કોષ અને વિજ્ઞાનમય કોષ આ ત્રણેય મળીને સૂક્ષ્મ શરીર કહેવાય છે.

તે સૂક્ષ્મ શરીરનો ભાગ છે. વિજ્ઞાનમય મનોમયકોષમાં વ્યાપ્ત છે જે પ્રાણમયકોષમાં વ્યાપ્ત છે જે અન્નમયકોષમાં વ્યાપ્ત છે.બુધ્ધિ સાથે જ્ઞાનેન્દ્રીય અને તેના લાક્ષણીક કાર્યો વિજ્ઞાનમયકોષ બને છે જે સંસારનું કારણ છે વિજ્ઞાનમય કોષમાં ચૈતન્ય પ્રતિબિંબ પાડવાની શક્તિ છે જે પ્રકૃતિ (અજ્ઞાન) માં ફેરફાર સાથે આવે છે જેથી જ્ઞાન અને કાર્યની લાક્ષણિકતા સાથે શરીર અને કાર્ય સાથે ઓળખાય છે. આ કોષને જ્ઞાનનું કુદરતી શક્તિ-સામર્થ્ય પ્રદાન હોવાથી,જાગ્રત અને સ્વપ્ન અવસ્થામાં સમાવેશ થાય છે અને આનંદ અને દુ:ખનો અનુભવ કરી શકાય છે. તે તેજસ્વી હોવાથી અને પરમ ચેતનાની નજીક હોવાથી ઉપાધી દ્વારા છેતરવાથી તે સંસાર (ભ્રમણ) આધીન છે.

- **(૫) આનંદમય કોષ :-**

પાંચમો અને અંતિમ કોષ આનંદમય કોષ છે. આ કોષને હિરણ્યમય કોષ અને કારણ શરીર પણ કહેવામાં આવે છે. આ કોષ આનંદ અને પ્રસન્નતાથી પૂર્ણ હોય છે. આનંદમય કોષએ અવિદ્યા (અજ્ઞાન)નો સુધારો જ છે. આત્મા, સઘન થયેલ નિરપેક્ષ આનંદ ના એક પ્રતિબિંબ તરીકે દેખાય છે જે, ઇચ્છિત પદાર્થ જોવાથી અને મળવાથી આનંદની અનુભૂતી કારણ રૂપે દેખાય છે. આનંદમય કોષની સંપૂર્ણપણે સ્વપ્ન વિનાની ઉંઘ માં સ્પષ્ટ અભિવ્યક્તિ છે. આનંદમય કોષ આત્મા નથી કારણ કે તે ઉપાધિઓ સાથે જોડાયેલ છે અને સારા કાર્યો ની અસર તરીકે પ્રકૃતિમાં ફેરફાર તરીકે છે.

- **મહત્વ:-**

આત્મા(આંતરિક સ્વ) ને ફક્ત તો જ ઓળખી શકાય જો આપણે આત્મા શિવાય(ANATMAN) કાંઈ છે તેવું માનવાનો ઈનકાર કરીએ. પંચકોષને પણ ધીરે ધીરે દૂર કરવા જોઈએ પાંચકોષને દૂર કરવાથી જે ખાલીપણો આવે તેનેપણ દૂર કરવાથી જે રહે તે જ આત્મા.

યોગ એટલે આધ્યાત્મવિદ્યા :

- **અયં તુ પરમો ધર્મઃ યદ્ યોગને આત્મદર્શનમ્ ।**
- **સુત્રાર્થ :** "યોગ સાધના દ્વારા આત્મદર્શન સિદ્ધ કરવું –આ પરમ ધર્મ છે."

આ પરમ ધર્મ સૌને લાધો, સૌને સિદ્ધ થાઓ. અધ્યાત્મ = અધિ + આત્મા. અધિ એટલે તરફ. આત્મા તરફ વળવું તે જ અધ્યાત્મ છે. અધ્યાત્મવિદ્યા સ્વરૂપતઃ અનુભવગમ્ય વિદ્યા છે.પરમની પ્રાપ્તિ સાધ્ય છે. તે સાધ્યને સિદ્ધ કરવા માટે સાધક જે કોઈ ઉપાય, માર્ગ કે પદ્ધતિનું અનુસરણ કરે તે સાધના છે. સાધનાના અર્થાત્ અધ્યાત્મપથના અનેકવિધ સ્વરૂપો છે. આમ હોવાનાં મુખ્યત્વે ત્રણ કારણો છે

ભાવપ્રધાન-હ્રદયપ્રધાન વ્યક્તિ પ્રેમપંથનો સાધક છે. તે ભક્તિમાર્ગે આગળ વધતાં પરમતત્વના કોઈ સગુણ સાકાર કે સગુણ નિરાકાર સ્વરૂપને પામે છે.

બુદ્ધિપ્રધાન વ્યક્તિ જ્ઞાનપંથનો સાધક છે અને જ્ઞાનમાર્ગે – સ્વરૂપચિંતનના માર્ગે સત્ - અસત્ના વિવેક દ્વારા પરમ તત્ત્વના નિર્ગુણ

નિરાકાર સ્વરૂપને પામે છે.

પ્રાણપ્રધાન વ્યક્તિ યોગપંથનો સાધક છે અને કુંડલિની જાગરણ કે ચિત્તવૃત્તિનિરોધ દ્વારા સમાધિમાં પહોંચે છે, અને આત્મસાક્ષાત્કાર કે કૈવલ્યપદને પામે છે.

સાધકના વ્યક્તિત્વનું સ્વરૂપ કાયમ માટે એક જ રહે છે અને તેના સાધનમાર્ગનું સ્વરૂપ પણ કાયમ માટે એક જ રહે છે, તેવું પણ નથી. જ્ઞાનમાર્ગના સાધકો મહાનભક્તો બન્યા હોય તેવાં દૃષ્ટાંતો પણ છે અને તેનાથી ઊલટું પણ બની શકે છે.

આ ત્રણ સાધનમાર્ગનાં પણ અનેકવિધ સ્વરૂપો છે અને વિવિધમાર્ગ ના સમન્વયની પ્રક્રિયા પણ સતત ચાલતી રહે છે. ખરેખર તો જેટલા સાધકો તેટલી સાધન પદ્ધતિઓ છે. પ્રત્યેક વ્યક્તિ પરમાત્માનું વિશિષ્ટ સર્જન છે અને તેની જીવનપદ્ધતિ અને સાધનમાર્ગ પણ વિશિષ્ટ હોવાના જ. એટલું જ નહિ, પરંતુ સાધનપદ્ધતિ પણ સતત વિકસતી પ્રક્રિયા છે. જેમ જેમ સાધક વિકસતો જાય છે, તેમ તેમ તેની સાધન પદ્ધતિ પણ વિકસતી જાય છે. સાધકમાં થતું રૂપાંતર તેની સાધનપદ્ધતિના સ્વરૂપમાં પણ રૂપાંતર કરે જ છે.

માંડુક્ય ઉપનિષદ. ૧.૫ માં જેને પરાવિદ્યા કહેલ છે, તે જ આ આધ્યાત્મવિદ્યા છે અને તે જ બ્રહ્મવિદ્યા છે. અધ્યાત્મવિદ્યા શું છે, તે સમજવા માટે તે શું નથી, તે પણ સમજી લેવું જોઈએ.

- અધ્યાત્મવિદ્યા તત્ત્વજ્ઞાન નથી;
- અધ્યાત્મવિદ્યા ધર્મશાસ્ત્ર નથી;
- અધ્યાત્મવિદ્યાનીતિશાસ્ત્ર નથી;
- અધ્યાત્મવિદ્યા ક્રિયાકાંડ નથી;
- અધ્યાત્મવિદ્યા ગુહવિદ્યા નથી;
- અધ્યાત્મવિદ્યા પરિવેશ કે પાંડિત્ય નથી.

આ બધાં સાથે અધ્યાત્મવિદ્યાને કોઈ ને કોઈસ્વરૂપનો સંબંધ છે, પણ તેમાંનું કશું સાક્ષાત્ અધ્યાત્મ નથી, તેટલું સ્પષ્ટ સમજી લેવુંઆવશ્યક છે. તેમાંના કોઈ પણને અધ્યાત્મ સમજીને તેમાં રમણ રહેવામાં આવે તો યથાર્થ અધ્યાત્મની પ્રાપ્તિ થઈ શકે નહિ.

- જે મહર્ષિ સુધી પહોંચાડે તે અધ્યાત્મ;
- જે આત્મદર્શન કરાવે તે અધ્યાત્મ;
- જે બ્રાહ્મી સ્થિતિમાં સ્થિર કરે તે અધ્યાત્મ;
- જેને જાણવાથી કશું જાણવાનું બાકી ન રહે તેવું જ્ઞાન જે આપે તે અધ્યાત્મ;
- જેને પામ્યા પછી કશું પામવાનું બાકી ન રહે તે આધ્યાત્મિકપ્રાપ્તિ છે;
- જ્યાં પહોંચ્યા પછી ક્યાંય પહોંચવાનું બાકી ન રહે તે અધ્યાત્મનું લક્ષ્ય છે.

અસ્તિત્વનું કેન્દ્ર ચૈતન્ય છે, તેથી ચૈતન્યનું જ્ઞાન અસ્તિત્વના સર્વજ્ઞાનનું કેન્દ્રસ્થજ્ઞાન હોય તે સ્વાભાવિક છે. અધ્યાત્મજ્ઞાન સર્વજ્ઞાનનું કેન્દ્રસ્થ જ્ઞાન છે; અધ્યાત્મજ્ઞાન સર્વમાં રહેલાં એકનું જ્ઞાન છે,
તેથી જ શ્રીકૃષ્ણ પોતાની વિભૂતિઓ ગણાવતાં અર્જુનને કહે છે -

- **અધ્યાત્મવિદ્યા વિધિનામ્।** - શ્રીમદ ભગવદ ગીતા ૧૦-૩૨
- **સુત્રાર્થ :** ''સર્વ વિદ્યાઓ માં હું અધ્યાત્મ વિદ્યા છું.'

આ સવીંચ્ય વિદ્યા અધ્યાત્મવિદ્યાનાં અનેક સ્વરૂપો છે. તેમાંનું એક સ્વરૂપ છે.
યોગના સ્વરૂપ અંગે ઉપર્યુક્ત હકીકતોને ખ્યાલમાં રાખીને આપણે યોગની એક વ્યાપક વ્યાખ્યા આ પ્રમાણે આપી શકીએ -'યોગ એટલે સત્યની પ્રાપ્તિ માટેની સાધન પદ્ધતિ' અથવા 'યોગ એટલે અધ્યાત્મનું દર્શન, વિજ્ઞાન અને કલા'

<u>યોગ નું સાચું સ્વરૂપ :</u>

યોગ એ ખૂબ જ વિશાળ વિષય છે., તેની કોઈ એક ચોક્કસ કે સચોટ વ્યાખ્યા કરી ન શકાય. તેને એક વ્યાખ્યામાં બાંધી દઈને તેને મર્યાદિત ન બનાવી શકાય. તેનું સ્વરૂપ ખૂબ જ વિશાળ છે તેની અનેક વ્યાખ્યાઓ થયેલી છે. જુદી જુદી વ્યાખ્યાઓ જુદા-જુદા દૃષ્ટિબિંદુથી થયેલી હોય છે. યોગની અનેક સંકલ્પનાઓ છે. અધ્યાત્મવિદ્યાના ભારતીય ગ્રંથોમાં યોગની અનેક વ્યાખ્યાઓ જોવા મળે છે. આમાંની કેટલીક આપણે અહીં જોઈએ. આ યોગ વિશે હવે આપણે ઊડાણપૂર્વક વાત કરીશું.

ભગવતગીતા અનુસાર યોગની જે વ્યાખ્યા છે તે પ્રથમ જાણીશું. શ્રીમદ ભગવદ ગીતામાં શ્રીકૃષ્ણ યોગની મુખ્યત્વે બે સંકલ્પનાઓ જણાવે છે. શ્રીમદ ભગવદગીતા અનુસાર યોગ

- **(૧) યોગ: કર્મસુ કૌશલમ્ ।** - શ્રીમદ ભગવદ ગીતા ૨-૫૦
- **સૂત્રાર્થ :** "કર્મમાં કુશળતા જ યોગ છે.

  અહીં 'કુશળતા'નો અર્થ 'બાહ્ય કૌશલ' (skill) નથી. અહીં 'કુશળતા'નો અર્થ છે નિષ્કામ-ભાવ.

શ્રીમદ ભગવત ગીતામાં યોગની આ વ્યાખ્યામાં 'કર્મ' અને 'કુશળતા' એ બે શબ્દો સમજવા જરૂરી છે. યોગની આ વ્યાખ્યા સમજી શકાશે,

આખી જિંદગી પ્રામાણિકતાપૂર્વક બધાં કાર્યો કરવાં તેને કર્મ કહી શકાય ? ધન, સત્તા તથા ભૌતિક સુખસગવડો મેળવવા કરેલાં કાર્યો કર્મ ગણાય ? કર્મને સાદી ભાષામાં કાર્ય કહી શકાય પરન્તુ કયું કાર્ય ? કાર્ય કઈ રીતે કરવું ? મૃત્યુનો સમય જ્યારે નજીક આવે છે, ત્યારે જીવનનાં તમામ ભૌતિક સુખો નિરર્થક લાગે છે. મરનારનું કલ્યાણ કરવા સૌ ધાર્મિક પુસ્તકોનું વાંચન, દાન વગેરે કરે છે. ભાવતા ભોજનની જગ્યાએ ગંગાજળ તથા તુલસીપત્ર અપાય છે. આવાં કાર્યો આપણે કરીએ છીએ છતાં સૂક્ષ્મ રીતે સમજતા નથી. અર્થાત માનવજીવનનું ધ્યેય જાણો તથા તે પ્રાપ્ત કરવા માટે કાર્ય કરો. યોગશાસ્ત્ર અનુસાર જીવનમાં કરેલ કાર્યો અંતે તો નિરર્થક જ બની જાય છે. કારણ કે જીવનના અંતિમ લક્ષ્ય પ્રતિ આપણી જાગૃતિ નથી, આત્મસાક્ષાત્કાર અથવા તો સાચા સુખની પ્રાપ્તિ આપણા જીવનનું અંતિમ ધ્યેય છે. અને જે કાર્ય આપણને અમુક ધ્યેય સુધી પહોંચાડવામાં મદદ કરે અથવા પહોંચાડે છે, તેને જ સાચા અર્થમાં કર્મ કહેવાય છે. એટલે કે જીવનનો જે અંતિમ ધ્યેય વિચાર્યું હોય, તેને પ્રાપ્ત કરવા કરેલાં કાર્યો જ કર્મની અંદર આવે, અન્ય નહિ.

હવે, કુશળતાનો અર્થ સમજીએ આપણે કોઈ પણ કાર્ય કરીએ તો ફળ મળે છે. સારાં કામનાં સારાં અને ખરાબ કામનાં ખરાબ ફળ મળે છે. પરન્તુ આપણે કુશળતા તો આ કાર્યનું જે ફળ મળે છે તેમાં આસક્તિ ન રહે તેમાં પ્રાપ્ત કરવાની છે. આપણે સહજ રીતે ઘણાં કાર્યો કરીએ છીએ જેમ કે શ્વાસ લઈએ તો ફેફસાં પર બોજો નથી પડતો એ જ રીતે આંખો પટપટાવીએ તો આંખો પર બોજો નથી પડતી. આ ક્રિયાઓ આપણે પ્રયત્નપૂર્વક કરતા નથી. આ રીતે કરેલા કાર્યો સારા હોય કે ખરાબ કર્મફળ સર્જાતું નથી. કાર્યો કરવા છતાં તેની માયામાં બંધાય નહિ તે કુશળતા.

કર્મમાં કુશળતા અને કહેવાય જ્યારે એ કર્મ આપણને બંધનમાં નાખતું નથી. ફળની આશા સાથે જ્યારે આપણે કર્મ કરીએ છીએ ત્યારે સુખ કે દુઃખ કોઈ પણ ફળ પ્રદાન થાય છે અને જે સુખ કર્મ દ્વારા મળે છે, તે પણ કેટલાક સમય બાદ દુઃખમાં ફેરવાઈ જાય છે. આથી, કર્મની કુશળતા એને કહેવાય જ્યારે આપણે કર્મના ફળની આશાનો ત્યાગ કરીને માત્ર કર્તવ્ય સમજીને નિઃસ્વાર્થ ભાવથી કર્મ કરીએ. આ રીતે ફળ તો મળે છે.પરન્તુ કર્મફળની ઈચ્છા ન હોવાથી આપણે બંધનમાં નથી આવતા અને ધીમે-ધીમે જીવનના અંતિમ લક્ષ્ય તરફ આગળ વધીએ છીએ.

- **(૨) સમત્વં યોગ ઉચ્યતે ।** - શ્રીમદ ભગવદ ગીતા ૨-૪૮
- **સૂત્રાર્થ :** "યોગ એટલે સમતા" - સમત્વ ને યોગ કહેવામાં આવે છે.

'ચિત્તની સમતા ને અહીં યોગ કહેવામાં આવેલ છે.

શ્રીમદ ભગવતગીતામાં કરેલી યોગની વ્યાખ્યાઓ પૈકીની એક વ્યાખ્યા આ છે. જે સ્થિતિમાં શરીર અને મન ની સમતા છે, તે વિશેષ અવસ્થા એટલે યોગ આ સમતાને બે અર્થમાં લઈ શકાય છે.

૧) વ્યક્તિના આંતરિક વ્યક્તિત્વની સમતા
૨) વ્યક્તિના બહારના વર્તનની સમતા

મનુષ્ય વ્યક્તિત્વ વિશે આપણે આગળ માનસિક સ્વાસ્થ્યમાં સમજીશું, આ વ્યક્તિત્વના મુખ્યત્વે પાંચ વિભાગ છે, શરીર, પ્રાણ, મન, બુધ્ધિ અને ચિત્ આ બધા માં સમતા જ યોગ છે. સામાન્ય રીતે આપણું શરીર જ યોગ છે. સામાન્ય રીતે આપણું શરીર અને મન સાથે નથી હોતું.

શારીરિક કાર્ય કરીએ છીએ તો ઘણી વાર મન સાથે નથી રહેતું, ઘણી વખત માનસિક એવા વિચારો આવતા રહે છે, જેમાં શરીર અને શ્વાસ સાથે નથી હોતા, ન તો બુધ્ધિ સહકાર આપે છે. આ પરથી સમજી શકાય છે કે આપણી અંદર જ કેટલી અસમતા છે. આ અસમતામાંથી આપણે બહાર નીકળી સંપૂર્ણ સમતા પ્રાપ્ત કરવાની છે, જેને યોગ કહેવાય છે. સાથે-સાથે બહારના વર્તનમાં પણ સંપૂર્ણ સમતાની જરુર છે. વિવિધ વિપરીત અવસ્થાઓ જેમ કે, સુખ-દુ:ખ, શીત-ઉષ્ણ, માન-અપમાન, પાપ-પુણ્ય વગેરેમાં મનને સમાન સ્થિતિમાં રાખવું તે જ યોગ છે.સાથે સાથે બહારના વર્તનમાં પણ સંપૂર્ણ સમતાની જરુર છે. વિવિધ વિપરીત અવસ્થાઓ જેમ કે, સુખ દુ:ખ, શીત-ઉષ્ણ, માન અપમાન, પાપ-પુણ્ય વગેરેમાં મનને સમાન સ્થિતિમાં રાખવું તે જ યોગ છે.

આમ, સમતા જ યોગ છે. દરેક પરિસ્થિતિને સમાન ગણવી, અને અંતિમ લક્ષ્યને પ્રાપ્ત કરવા માટે આગળ વધ્યા જવું જોઈએ.

- (3) **तं वद्यिाद् दु:खसंयोगवयिोग 'योगसंज्ञतिम् ।** શ્રીમદ ભગવદ ગીતા ૬-૨૩
- **સુત્રાર્થ** : "દુ:ખ સાથેના સંયોગમાંથી મુક્તિને યોગ કહેવાય છે." દુ:ખ માંથી આત્યંતિક મુક્તિને અહીં યોગ ગણવામાં આવેલ છે.

દુ:ખના સમન્વયથી અલગતા છે, તેને 'યોગ' નામથી જાણવું જોઈએ. (જે યોગ માટે ધ્યાન યોગ એ ધ્યેય છે) થાક્યા વિના નિશ્ચિત મનથી અભ્યાસ કરવો જોઈએ.

યોગની આ સાધ્યલક્ષી વ્યાખ્યા છે.

મહર્ષિ પતંજલિ, જે વૈજ્ઞાનિક યોગના પ્રણેતા માનવામાં આવે છે તેમણે યોગની વ્યાખ્યા નીચે મુજબ કરી છે. મહર્ષિ પતંજલિ અનુસાર યોગ.

- (૪) **योगश्चत्तिवृत्तनिरिोध: ।** પતંજલિ યોગદર્શન સૂત્રો ૧-૨
- **સુત્રાર્થ** : યોગ એટલે ચિત્તની વૃત્તિ મુક્ત અવસ્થા.'

યોગ એટલે ચિત્તની વૃત્તિમુક્ત અવસ્થા અને તે અવસ્થા સુધી પહોંચવાનો સાધનપથ આ બંને અર્થ આ વ્યાખ્યામાં સંમિલિત છે.- આ વ્યાખ્યા જ મહર્ષિ પતંજલિ-પ્રણીત રાજ્યોગ અર્થાત્ અષ્ટાંગ યોગની મૂળભૂત વ્યખ્યા છે.

મહર્ષિ પતંજલિએ તેમના યોગદર્શનના પ્રથમ અધ્યાયના બીજા સૂત્રમાં યોગની વ્યાખ્યા કરતાં જણાવ્યું છે કે 'યોગ એટલે ચિત્તવૃત્તિનો નિરોધ" ચિત્તવૃત્તિને રોકવાથી જીવનનું અંતિમ લક્ષ્ય મેળવી શકાય છે. ચિત્તવૃત્તિ એટલે કે મનના વિચારો પર કાબૂ આવતાં વ્યક્તિને પોતાની શક્તિનું ઉડાણ સમજાય છે. નકામા વિચારોને દૂર રાખીને વ્યક્તિ યોગમાર્ગમાં આગળ વધતો જાય છે. અને અંતે પરમપદને પ્રાપ્ત કરે છે. ચિત્તવૃત્તિને સમજવા માટે એક ઉદાહરણ લઈએ.

એક સરોવરનું પાણી શુધ્ધ અને પારદર્શક હોય છે, જે સ્થિર હોવાના લીધે સરોવરની નીચે બધું સ્પષ્ટ જોઈ શકાય છે. સરોવરમાં કોઈ કારણથી વમળ ઉત્પન્ન થાય, તો નીચે જોઈ શકાતું નથી. અહીં આપણે ચિત્તવૃત્તિને સમજવાનો પ્રયત્ન કરીએ. સરોવરનું તળીયું આત્મા છે અને આપણે બહાર ઉભા છીએ. વચ્ચે ચિત્તના વિચારોના લીધે વમળ ઉત્પન્ન થાય છે અને બહારથી આપણે આત્માને જોઈ શકતા નથી અર્થાત સમજી શકતા નથી એટલે કે જ્યાં સુધી આપણા મનમાં વિચાર છે, ત્યાં સુધી આપણે આપણા સ્વરુપને આત્માને જોઈ શકતા નથી અર્થાત સમજી શકતા નથી.

આ માટે સરોવરના પાણીને શાંત પાડવું પડે, અર્થાત્ મનના વિચારો, તરંગોને શાંત પાડવા જોઈએ. જ્યારે સંપૂર્ણ રીતે વિચારશૂન્ય અવસ્થા પ્રાપ્ત થશે, ત્યારે આપણે, આપણુ વ્યક્તિત્વ સંકલિત થશે. એટલે કે બધાં જ સત્યો સમજાઈ જશે. આપણુ મન ખૂબ જ ચંચળ છે.

એક સેકન્ડમાં હજારો વિચાર કરી નાખે છે. આ વિચારોમાં મોટાભાગના તો બિનજરૂરી અને નકામા હોય છે. તેઓ આપણા કાર્યને નુકશાન પહોંચાડે છે. કોઇ પણ કાર્ય કરવા લાંબો સમય સ્થિર રહેવું પડે, એટલે કે એકાગ્રતા રાખવી પડે આ એકાગ્રતા માટે પ્રયત્ન કરવો એ જ યોગની પ્રક્રિયા

યોગના સ્વરૂપ વિશેની ઉપરોક્ત સર્વ વ્યાખ્યાઓના અર્થને સંમિલિત કરીને આપણે યોગની એક વ્યાપક વ્યાખ્યા આ પ્રમાણે આપી શકીએ - "યોગ એટલે પરમ સત્યની પ્રાપ્તિ માટેની સાધનપદ્ધતિ.' અથવા યોગ એટલે અધ્યાત્મનું દર્શન, વિજ્ઞાન અને કળા."

<u>યોગ ની અન્ય વ્યાખ્યાઓ :</u>

આ ઉપરાંત યોગની અન્ય કેટલીક વ્યાખ્યાઓ આપણે ટૂંકમાં જાણીશું. આ પરથી તમને ખ્યાલ આવશે કે યોગ ખરેખર શું છે. યોગ કોઈ કસરત કે ધર્મ નથી. તે ચમત્કાર કે સૌન્દર્ય પ્રાપ્તિ કરવાનું સાધન નથી. પરન્તુ તે તો જીવન જીવવાની એક વૈજ્ઞાનિક પધ્ધતિ છે. જીવનના લક્ષ્ય સુધી પહોંચવાનો આધ્યાત્મક માર્ગ છે. ઈશ્વરને મેળવવાનો રસ્તો છે. સુખ ભૌતિક પદાર્થીમાં નહિ પરન્તુ આપણી અંદર છે, આ બાબત સમજાવી યોગ સુખ પ્રાપ્તિના સાધન તરીકે કાર્ય કરે છે.

યોગ એટલે જોડાણ. અગાઉ આપણે જાણ્યા તે મુજબ યોગ શબ્દનો અર્થ જોડાણ એવો થાય છે,

- જે 'યુજ' ધાતુ પરથી આવ્યો છે,
- યોગ એટલે આત્મ અને પરમાત્માનું મિલન
- મનની એકાગ્રતા એટલે યોગ
- શરીર, મન, અને ઈન્દ્રિયો પર સંપૂર્ણ કાબૂ મેળવવો તેને યોગ કહે છે.
- યોગ એટલે આત્મસાક્ષાત્કાર

૦૮. યોગ નું લક્ષ્ય :

મહર્ષિ પતંજલિ યોગની વ્યાખ્યા તેમના પ્રથમ ગ્રંથના પ્રથમ પ્રકરણ નાં બીજા સૂત્રમાં કરે છે :

- **योगश्चत्तिवृत्तनिरोधः ।** પતંજલિ યોગદર્શન સૂત્રો ૧-૨
- **સુત્રાર્થ :** આપણા ચિત્તમાં જે નિરંકુશ વૃત્તિઓ સતત પેદા થાય છે તેની સમાપ્તિ તે યોગ છે.

આમ, રચનાકાર પણ તેને શારીરિક કરતાં માનસિક માને છે. વાસ્તવમાં યોગ એ મનોવિજ્ઞાન છે. ચિત્તની વૃત્તિઓના નિયંત્રણ દ્વારા નકામા વિચારોને દૂર કરી સ્વયંના વિકાસમાં ઉપયોગી એવા વિચારોને સ્થિર કરવા એ યોગનું લક્ષ્ય છે. યોગનું મુખ્ય ધ્યેય ચિત્તની વૃત્તિઓના નિયંત્રણ દ્વારા નકામા વિચારોને નાબુદ કરી, વ્યક્તિત્વ વિકાસમાં ઉપયોગી બને એવા વિચારોને સ્થિર કરવાનું છે.

યોગના હેતુ વિવિધ પ્રકારના હોય છે. લોકો સ્વાસ્થ્ય સુધારવાથી લઇને મોક્ષ પ્રાપ્ત કરવા માટે યોગ સાધના કરતાં હોય છે.

જૈન સંપ્રદાય અને અદ્વૈત વેદાંત ની અદ્વૈત વિદ્યાશાખાઓ અને શૈવ સંપ્રદાયની અંદર યોગનો હેતુ મોક્ષ પ્રાપ્તિનો હોય છે, જે તમામ લૌકિક આધિ, વ્યાધિ અને ઉપાધિ માંથી અને જન્મ અને મૃત્યુ (સંસાર)ના ચક માંથી મુક્તિ આપે છે અને તે સ્થિતિમાં સર્વોપરી બ્રહ્મ સાથે ઓળખ ની અનુભૂતિ થાય છે.

મહાભારત માં યોગનો હેતુ વિવિધ પ્રકારે વર્ણવવામાં આવ્યો છે, જેમ કે બ્રહ્મના જગતમાં પ્રવેશ, બ્રહ્મન, કે બ્રહ્મ કે આત્મા કે જે સર્વવ્યાપી છે તેનો ઇન્દ્રિયબોધ થવો.

વૈષ્ણવ સંપ્રદાયનીભક્તિ વિદ્યાશાખા માટે યોગ વિદ્યાનો મૂળભૂત હેતુ ભક્તિ કે સ્વયં મહર્ષિ ની સેવા કરવાનો છે, જ્યાં લક્ષ્ય મહર્ષિ વિષ્ણુ સાથે અખંડ સંબંધનો આનંદ માણવાનું છે

૯. યોગ ના લાભાલાભ :

વર્તમાન સમયમાં વૈજ્ઞાનિક શોધ-સંશોધનનો સમાજની સુખ-સગવડતામાં વધારો કર્યો છે. પરંતુ ભૌતિક વસ્તુઓ પાછળ માણસની સમજણ વિનાની દોટને કારણે શારીરિક અને માનસિક બીમારીઓ વધી છે. આ બધી જ વિકારયુક્ત સ્થિતિમાંથી મુક્તિ મેળવવાનો રાજમાર્ગ એટલે યોગ.

યોગ એ શરીર અને મન બંને માટેનું વિજ્ઞાન હોવાથી તેને વિશ્વભરમાં આવકાર અને વૈજ્ઞાનિક સ્વીકૃતિ મળી છે. નિત્ય યોગાભ્યાસથી બુદ્ધિનો સહજ વિકાસ થાય છે. વિદ્યાભ્યાસ ની સાથે સાથે સતત અને સાતત્ય પૂર્ણ રીતે યોગાભ્યાસ કરવાથી શરીરની સ્વચ્છતા અને સ્વસ્થતા સહજ રીતે પ્રાપ્ત થાય છે. જેમ વિજ્ઞાન પ્રયોગથી સમજાય છે તેમ યોગ એ આંતરિક પ્રયોગ એટલે કે અનુભૂતિ નો વિષય છે. યોગ એ વાંચન કે પ્રવચન ને બદલે પ્રત્યક્ષ અનુભવ કરવા નો વિષય છે.

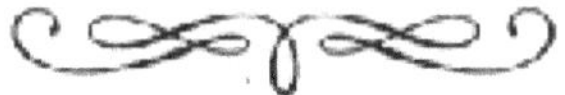

2

પાતંજલ યોગદર્શન - અષ્ટાંગ યોગ

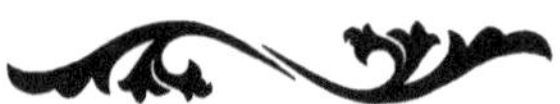

સાંખ્ય અને યોગ જોડિયાં દર્શનો છે. યોગ મહદ્ અંશે સાંખ્યનું તત્ત્વજ્ઞાન સ્વીકારે છે, જો કે તેમાં પોતાની સાધનપદ્ધતિને અનુરૂપ કેટલાક ફેરફારો પણ કરે છે.સાંખ્યની જેમ યોગ દ્વૈતવાદી દર્શન છે. પ્રકૃતિ અને પુરુષ, બે અનાદિ અને અનંત, મૂળભૂત તત્ત્વો છે. પુરુષ ચેતન, ગુણાતીત અને અનેક છે. પ્રકૃતિ ત્રિગુણાત્મિકાઅને જડ છે. જડ પ્રકૃતિમાં ચૈતન્ય પુરુષના સંપર્કથી સર્ગનો પ્રારંભ થાય છે. મૂળ ત્રિગુણાત્મક જડ પ્રકૃતિ પુરુષના સંપર્ક થી વ્યાપારવાન બને છે. મૂળ પ્રકૃતિમાંથી મહત્ અને મહ માંથી અહંકાર ઉત્પન્ન થાય છે. સાત્ત્વિક અહંકારમાંથી પાંચ જ્ઞાનેન્દ્રિયો, પાંચ કર્મેન્દ્રિયો અને મન - એમ એકાદશ ઇન્દ્રિયો અને તેમાંથી પાંચ મહાભૂતોની ઉત્પત્તિ થાય છે. રાજસિક અહંકાર દ્વારા સાત્ત્વિક અને તામસિક અહંકારની પ્રવૃત્તિઓને ધક્કો મળે છે. આમ પ્રકૃતિના ચોવીશ તત્ત્વો બને છે.પુરુષ દૃષ્ટા હોવા છતાં પોતાને ભોક્તા માને છે અને બંધાય છે.

અષ્ટાંગયોગ થી સમાધિ પ્રાપ્ત થતાં અને સમાધિના અભ્યાસથી પુરુષ પોતાને દષ્ટારૂપે અનુભવે છે અને કૈવલ્યને પામે છે.આપણી દર્શન પરંપરામાં સાંખ્ય નિરીશ્વરવાદી દર્શન ગણાય છે, પરંતુ યોગદર્શન ઈશ્વરનો સ્પષ્ટ સ્વીકાર કરે છે અને સાધકને ઈશ્વર-પ્રણિધાન માટે ભલામણ કરે છે.

<u>૦૧. પતંજલિ યોગસૂત્ર :</u>

યોગ એ ભારતીય સંસ્કૃતિનું ખૂબ જ જૂનું તથા સચોટ પાસું છે. યોગનું જ્ઞાન ગુરુ-શીષ્ય પરંપરા અનુસાર ધીરે-ધીરે વિસ્તરતું ગયું. મહર્ષિ પતંજલિએ તેનો ખૂબ જ ઊંડાણપૂર્વક અભ્યાસ કર્યો તથા તે આખા જ્ઞાનને વૈજ્ઞાનિક સ્વરૂપ આપી યોગસૂત્રની રચના કરી.

આ યોગસૂત્રની રચનાઓ ખૂબ જ ઉત્તમકોટિની છે. તેની વિશેષતા એ છે કે સામાન્ય વ્યક્તિ પણ યોગનો અભ્યાસ ખૂબ જ સારી રીતે કરી શકે છે. તેમાં દરેક પ્રકારના માણસો માટે વ્યવસ્થા છે.મહર્ષિ પતંજલિએ આખા યોગસૂત્રને મુખ્યત્વે ચાર ભાગો માં વહેંચી દીધું છે.

૧. સમાધિપાદ

- ચિત્તની વૃત્તિઓ
- ઇશ્વર
- અંતરાયો અને તેનું નિવારણ

૨. સાધનપાદ

- ક્રિયાયોગ
- કલેશ અને તેનું નિવારણ
- અષ્ટાંગયોગનાં પાંચ પગથિયાં

૩. **વિભૂતીપાદ**

- અષ્ટાંગયોગનાં ત્રણ પગથિયા
- અભ્યાસ દ્વારા પ્રાપ્તિ

૪. **કૈવલ્યપાદ**

- ચિત્તનાં સ્વરૂપો
- શંકાઓ અને સમાધાન
- સમાધિનું વર્ણન

૧. સમાધિપાદ :

- સમાધિપાદના પ્રથમ સૂત્રમાં પતંજલિ મુની અનુશાસનની વાત કરે છે. અમે જણાવી આગળ યોગની વ્યાખ્યા કરે છે.
- યોગની વ્યાખ્યા કરતા બીજા સૂત્રમાં યોગ એટલે ચિત્તવૃત્તિ પરનો નિરોધ એમ જણાવવામાં આવ્યું છે.
- વૃત્તિઓ તથા નિરોધની વાત આગળ લંબાવી અભ્યાસ તથા વૈરાગ્યની વાત કરવામાં આવી છે. સતત તથા લાંબો સમય અભ્યાસ કરવાથી તથા વૈરાગ્યથી સમાધિ પ્રાપ્ત કરવાની વાતો છે.
- આથી આગળ ઈશ્વર નું ખૂબ જ વિસ્તૃત વર્ણન કરવા માં આવ્યું છે. ઈશ્વર ની વ્યાખ્યા, ગુણ, સ્વરૂપ, પ્રમાણ, ઈશ્વરપ્રણિધાન વગેરે વિશે તે જણાવે છે.
- સાધનામાં આવતા અંતરાયો તથા ઉપવિઘ્નોની વાત કરી તે નિવારણના ઉપાય પણ બતાવ્યા છે.
- સમાધિની અવસ્થાની વાતો કરી, અંતે પ્રથમ પાદ પૂર્ણ કરવામાં આવ્યો છે.
- આ સમાધિપાદનાં કેટલાંક સૂત્રોનું વિસ્તારથી વર્ણન આપણે આગળ જાણીશું, જેથી આ વિશે
- વધુ સારી રીતે જાણકારી મેળવી યોગમાર્ગમાં સરળતાથી આગળ વધી શકીશું.

૨. સાધનપાદ :

- સાધનપાદમાં સાધનાના નિશ્ચિત સ્તર સુધી માહિતી છે, જેથી સાધક ની ચોક્કસ આધ્યાત્મિક પ્રગતિ થાય છે તથા મહર્ષિ પતંજલિએ યોગના નવા અભ્યાસીની ઉપેક્ષા નથી કરી. તેમના માટે પણ સચોટ માર્ગદર્શન આપ્યું છે.સાધનપાદમાં જણાવવામાં આવ્યું છે કે સાધનાની શરૂઆત કઈ રીતે કરવી, જેથી નિર્વિઘ્નરૂપે આગળ વધી શકાય. આ રીતે એકદમ નવા યોગાભ્યાસીને પ્રેરણા આપી છે.
- ક્રિયાયોગથી શરૂઆત કરતાં મહર્ષિ પતંજલિએ તપ, સ્વાધ્યાય અને ઈશ્વરપ્રણિધાનનું મહત્ત્વ બતાવ્યું છે.
- ત્યારબાદ વિવિધ કલેશોની સમજ આપી તેના નિવારણની વાત વિસ્તારપૂર્વક કરવામાં આવી છે.
- અષ્ટાંગયોગ અર્થાત્ સમાધિ પ્રાપ્ત કરવાના આઠ પગથિયાં છે. જેનું વર્ણન ખૂબ જ વિસ્તારથી તથા તેનું ફળકથન પણ કર્યું છે.
- અષ્ટાંગયોગ : યમ, નિયમ, આસન, પ્રાણાયામ, પ્રત્યાહાર, ધારણા, ધ્યાન તથા અંતે સમાધિ – દરેકની વ્યાખ્યા, પ્રકારો, ફળ વગેરે વાતો કરતા-કરતા, તેનું મહત્ત્વ દર્શાવી સાધનપાદ સંપૂર્ણ કર્યો છે. છતાં અહીં ધ્યાન તથા સમાધિની સ્થિતિનું વર્ણન નથી, જે આગળ વિભૂતીપાદમાં દર્શાવાયું છે.

૩. વિભૂતિપાદ :

- વિભૂતીપાદ એ પતંજલિના યોગસૂત્રમાં ત્રીજું પાદ છે. તેની શરૂઆત યોગની ઉચ્ચતમ સ્થિતિ ધારણા ધ્યાનથી થાય છે. આગળના સાધનપાદના અષ્ટાંગયોગના ત્રણ અંતિમે સૂત્રો અહીં પ્રથમ ચાર સૂત્રો માં સમાવવામાં આવ્યા છે.

- યોગસાધકને યોગાભ્યાસ દ્વારા શું પ્રાપ્ત થશે, જે આ પાદમાં બતાવ્યુ છે. ઐશ્વર્ય કે ખ્યાતિ પ્રાપ્ત થતી હોવાથી તેને વિભૂતીપાદ એવું નામ આપવામાં આવ્યું છે.
- ધારણા, ધ્યાન અને સમાધિ આ ત્રણેય માટે મહર્ષિ પતંજલિએ "સંયમ" એવો શબ્દ વાપરીને સંયમનાં સાધનપાદ વિવિધ ફળ બતાવ્યાં છે. જેને યોગનું મહત્ત્વ કે સિદ્ધિ કે વિભૂતિ કહે છે.
- અંતે સાધકે સિદ્ધિઓ થી આકર્ષાઇ ન જવું જોઇએ, એમ જણાવી સાચા માર્ગદર્શક તરીકે કામ કર્યું છે.

૪. કૈવલ્યપાદ :

- આ ચોથા પાદમાં કેવલ્ય પ્રાપ્ત કરવા યોગ્ય ચિત્તના સ્વરૂપ વિશે વાત કરી છે. સાથે સાથે યોગદર્શનના સિદ્ધાંતમાં જે જે શંકાઓ હોઇ શકે છે, તેનું સમાધાન કર્યું છે.
- અંતે ધર્મમેઘ સમાધિનું વર્ણન કરીને તેના ફળ તથા ગુણો વિશે વાત કરી છે.
- કૈવલ્ય-સ્થિતિ પ્રાપ્ત કરવાનો માર્ગ બતાવી, તે સ્થિતિનું વર્ણન કરી ગ્રંથને પૂર્ણ કર્યો છે.

૦૨. અષ્ટાંગ યોગ :

જ્યારે આપણે માનવ સ્વરૂપે જન્મ્યાં છીએ ત્યારે નથી જાણતા કે માનવ જીવનનો વિશિષ્ટ હેતુ શું છે? આપણા જીવનનું અંતિમ લક્ષ્ય શું છે? સામાન્ય રીતે માનવ જીવનનો હેતુ સંપત્તિ મેળવવી, સંતતિ પ્રાપ્ત કરવી કે યશ-કીર્તિ પ્રાપ્ત કરવી એવું સમજવામાં આવે છે, પરંતુ વિશિષ્ટ લક્ષ્ય નો વિચાર કરીએ તો જન્મ-મરણ ના બંધનમાંથી મુક્તિ, મોક્ષ કે પોતાના ઇષ્ટદેવતા નો સાક્ષાત્કાર કરવો અથવા જીવનમાં સંપૂર્ણ શાશ્વત આનંદ પ્રાપ્ત કરવાનો છે.

ઇશ્વર – ભગવાન ને પામવા ના કે તેને અનુભવવા ના અનેક રસ્તા છે તેમાંના એક યોગ ગુરૂ ઋષિ શ્રી પતંજલીએ સંપાદિત અષ્ટાંગ યોગનો છે. યોગઋષી શ્રીપતંજલી ૨૧૬૫ વર્ષ પહેલા થીરૂ ગોના મલાઈ નામનો દેશના ગણાવામાં આવે છે. યોગસુત્રએ "મહર્ષિના અસ્તિત્વ ને સ્વીકારીને" ચાલનાર માટેના ૬ સંપ્રદાયમાં નો એક હીન્દુ દર્શનશાસ્ત્ર કે તત્વજ્ઞાન નો એક ભાગ છે જેમાં ૧૯૬ સુત્રો સમાવેશ થાય છે.

માનવ જીવન ના નિર્ધારિત ધ્યેયને પ્રાપ્ત કરવા માટે ભારતીય પ્રાચીન શાસ્ત્રો માં ઘણા માર્ગી નું વર્ણન જોવા મળે છે જેમાં નો એક માર્ગ યોગ દર્શન છે. યોગની પરિભાષામાં પણ ઘણા પ્રકારના તેના માર્ગી દર્શાવ્યા છે. જેમકે કર્મયોગ, ભક્તિયોગ, જ્ઞાનયોગ, હઠયોગ, અષ્ટાંગ યોગ વગેરે. દરેક માર્ગની રીત અને દિશા ભલે જુદી જુદી હોય પરંતુ બધાનું અંતિમ લક્ષ્ય એક જ બિંદુ છે.

ભારતીય સંસ્કૃતિ ખૂબ વિશાળ હોવાથી દરેકને પોતાની અનુકૂળતા પ્રમાણે માર્ગ મળી રહે છે. વ્યક્તિ પોતાની વિવિધ રુચિ અને વ્યક્તિગત શક્તિ અનુસાર પોતાને અનુરૂપ માર્ગ પસંદ કરી શકે છે. પ્રાચીન પુસ્તકો જેવા કે હઠયોગ પ્રદીપિકા, ઘેરંડસંહિતા, શિવ સંહિતા અને પાતંજલિ યોગસૂત્ર દ્વારા યોગનું વિવિધ રીતે પરંપરાગત સ્પષ્ટીકરણ કરવામાં આવ્યું છે.

આજના આધુનિક વિજ્ઞાન ના સમન્વય સાથે સચોટ વૈજ્ઞાનિક દૃષ્ટિકોણાથી વિચાર કરવામાં આવે તો મહર્ષિ પતંજલિ એ દર્શાવેલ અષ્ટાંગ યોગ મનુષ્ય માટે ખૂબ જ પ્રભાવી વિદ્યા છે.

યોગ એ જીવન જીવવાની કલા છે. ભારતીય સંસ્કૃતિમાં છ દર્શનોનું ખૂબ જ મહત્ત્વ છે. તેમાં નું એક યોગસૂત્ર છે. યોગ વિદ્યાનો વૈજ્ઞાનિક ઢબે અભ્યાસ કરી મહર્ષિ પતંજલિ એ "પાતંજલિ યોગસૂત્ર" ની રચના કરી ત્યારથી યોગ એ ચિત્તશુદ્ધિનું સચોટ સાધન કહેવાય છે.

મહર્ષિ પતંજલિએ સરળતાથી સમજી શકાય તેવા 'પાતંજિલ યોગસૂત્ર'માં યોગનાં આઠ અંગો દર્શાવ્યા હોવાથી જ યોગ 'અષ્ટાંગ યોગ' તરીકે પ્રચલિત થયેલ છે. તેમાં વિવિધ આઠ અંગોનો સમૂહ હોવાથી અષ્ટાંગ યોગ તરીકે ઓળખવામાં આવે છે. જે સામાન્ય માણસને પણ સમાધી કે સાક્ષાત્કાર તરફ લઈ જાય છે.

અષ્ટાંગ યોગ એટલે શું ?

યોગસૂત્રમાં મહર્ષિ પતંજલિ દ્વારા અપાયેલ 'અષ્ટાંગ યોગ'ને સનાતન પરંપરાથી 'અષ્ટાંગ યોગ' કહેવામાં આવે છે. યોગસૂત્રમાં 'અષ્ટાંગયોગ' શબ્દનો ઉપયોગ એક પણ વાર થયો નથી, પરંતુ પરંપરા થી પતંજલિ પ્રણિત અષ્ટાંગ યોગ માટે 'અષ્ટાંગયોગ' શબ્દનો પ્રયોગ થાય છે. 'રાજ' શબ્દ અહીં પ્રધાન, વિશાળ કે ઉત્તમ (Royal)ના અર્થમાં વપરાયો છે. યોગમાર્ગીમાં જાણે કે 'અષ્ટાંગયોગ' મુખ્ય છે, એમ સૂચિત કરવામાં આવે છે. અથવા રાજમાર્ગ એટલે વિશાળ રસ્તો, તે પ્રમાણે અષ્ટાંગયોગ વિશાળ રાજમાર્ગ જેવો સાધનમાર્ગ છે, જેના પર સૌ કોઈ ચ લી શકે તેમ છે, એવો અર્થ પણ લેવાય છે. આ ઉપરાંત 'રાજ' શબ્દ દ્વારા આ ઉત્તમ સાધનપથ છે, એમ પણ સૂચિત થાય છે.

અષ્ટાંગયોગ અર્થાત્ અષ્ટાંગયોગનો પ્રધાન ગ્રંથ મહર્ષિ પતંજલિ પ્રણિત 'યોગસૂત્ર' છે. યોગસૂત્રના બીજા સૂત્રમાં અષ્ટાંગયોગની સર્વાંગસંપૂર્ણ કહી શકાય તેવી સુંદર, યથાર્થ અને ટૂંકી છતાં સચોટ વ્યાખ્યા આપવામાં આવેલ છે.
મહર્ષિ પતંજલિ અહીં કહે છે -

- **યોગશ્ચત્તિવત્તિનિરોધઃ** । પતંજલિ યોગદર્શન સૂત્રો : ૧ -૨
- **સુત્રાર્થ** : ''યોગ એટલે ચિત્તવૃત્તિઓનો નિરોધ'

03. અષ્ટાંગ યોગ નું સ્વરૂપ :

અષ્ટાંગ યોગ ના યથાર્થ સ્વરૂપને સમજવા માટે આ વ્યાખ્યાને સ્પષ્ટ રીતે સમજિ લેવાનું આવશ્યક અને અનિવાર્ય છે. આ વ્યાખ્યામાં આવતા ચારે શબ્દો અષ્ટાંગયોગ ને સમજવા માટે ચાવીરૂપ શબ્દો છે, તેથી આપણે પ્રથમ આ ચારે શબ્દોનો અર્થ સમજિએ અને પછી આ વ્યાખ્યાને સમગ્રતયા સમજવાનો પ્રયત્ન કરીએ.

(૧) યોગ :

યુજ્યતે અનેન ઇતિ યોગ । 'યોગ' શબ્દ સંસ્કૃત 'યુન્' ધાતુ પરથી બનેલો છે. સંસ્કૃતમાં યુન્ એટલે જોડવું,એવો અર્થ છે. આ અર્થમાં યોગ એટલે જોડાણ. યુધ્યત્તે સૌ યો' એવી વ્યુત્પત્તિ 'યોગ' શબ્દની આપવામાં આવે છે. આ રીતે યોગ શબ્દનો આવો અર્થ સિદ્ધ થાય છે –યોગ એટલે જેના થી જોડાણ સધાય છે તે. આમ શબ્દના વ્યુત્પત્તિમૂલક અર્થની દૃષ્ટિ એ વિચારીએ તો યોગ એટલે જોડાણ અથવા જે સાધનમાર્ગથી જોડાણ સિદ્ધ થાય છે તે સાધનમાર્ગ. હવે પ્રશ્ન એ થાય છે કે અહીં કોનું જોડાણ સિદ્ધ થાય છે. પ્રત્યક્ આત્મા નું પરમાત્મા સાથેનું આ જોડાણ છે.

યોગના આ અર્થની વિરુદ્ધમાં એમ કહેવામાં આવે છે કે અષ્ટાંગયોગના દર્શન સાથે આ અર્થ સુસંગત નથી. કારણ કે સાંખ્ય આધારિત યોગદર્શનમાં વેદાંતની જેમ પ્રત્યક્ આત્મા ના પરમાત્મામાં સંપૂર્ણ વિલીન થવાની વાત માનવામાં આવતી નથી,તેથી 'યોગ' શબ્દનો બીજો અર્થ લેવામાં આવે છે.

'પાતંજલ યોગસૂત્ર' પરના વ્યાસભાષ્યમાં યોગની ' **યોગસમાધ્ધિ** ' (યોગ એટલે સમાધિ) - એવી વ્યાખ્યા આપવામાં આવી છે. આ વ્યાખ્યા દ્વારા એમ સૂચવવામાંઆવે છે કે ઉપરોક્ત 'યોગ એટલે જોડાણ' અર્થ લેવાને બદલે આ 'યોગ એટલે સમાધિ'અર્થ વધુ સાચો અને યોગદર્શન સાથે વધુ સુસંગત છે, સમગ્ર યોગસૂત્રમાં સમાધિ ની વિગતે વિચારણા થઈ છે, પરંતુ તેમાં ક્યાંય પ્રત્યક્ આત્મા ના પરમાત્મા સાથેના જોડાણની વાત જોવામાં આવતી નથી.

આપણે માત્ર બાહ્ય અર્થ લેવાને બદલે બંને વ્યાખ્યાના અંતરંગ અર્થને સમજવાનો પ્રયત્ન કરીએ તો ઉપલક દૃષ્ટિએ તેમની વચ્ચે જે વિરોધ છે તે દૂર થઈ જાય છે. અહીં 'જોડાણ' શબ્દનો અર્થ આપણે ભૌતિક જગતમાં જે જોડાણની વાત કરીએ છીએ તેવો નથી. પરંતુ અહીં પ્રત્યક્ આત્માની પરમાત્મા સાથેની તદાકારતા ના અનુભવની વાત છે. અહીં જોડાણ એક અનુભૂતિ છે. આ પ્રકારની તદાકારતા ની

અનુભૂતિ સમાધિમાં જ થાય છે. આ સમાધિ યોગમાર્ગે થઈ હોય, ભાવમાર્ગે થઈ હોય કે જ્ઞાનમાર્ગે થઈ હોય; આવી તદાકારતા ની અર્થાત્ આધ્યાત્મિક જોડાણની અનુભૂતિ તો થાય જ છે. આમ યોગ એટલે જોડાણ અને યોગ એટલે સમાધિ - આ બંને અર્થી દ્વારા એકજ તથ્ય સૂચિત થાય છે. આમ હોવાથી આ બંને વ્યાખ્યામાં પ્રથમ દૃષ્ટિએ દેખાતાવિરોધનો નિરાસ થાય છે.

(૨) ચિત્ત :

હવે આપણે બીજો શબ્દ 'ચિત્ત' સમજીએ. સામાન્ય વ્યવહારમાં ચિત્ત માટે 'મન' શબ્દનો પ્રયોગ થાય છે. વળી ક્યારેક તે માટે 'અંતઃકરણ' શબ્દનો પ્રયોગ પણથાય છે. આધુનિક મનોવિજ્ઞાનમાં પણ 'મન' શબ્દનો એક ભિન્ન અર્થ છે અને ચિત્તનું અંગ્રેજી ભાષાંતર કરતી વખતે તેના માટે Mind કે 'Mind Stuff' એવો શબ્દ પ્રયોજાય છે.પરંતુ 'ચિત્ત' શબ્દનો પારિભાષિક અર્થ આ અર્થી કરતાં વ્યાપક છે અને આપણે તે સમગ્ર યોગદર્શન ના પરિપ્રેક્ષ્ય માં સમજવો જોઈએ.

વ્યક્તિના વ્યક્તિત્વમાં પુરુષ (પ્રત્યક્ આત્મા) ને બાદ કરતાં ચિત્ત, સૌથીસૂક્ષ્મ, સૌથી ચેતનયુક્ત અને વ્યક્તિના અસ્તિત્વ અને વ્યવહારનું નિયંત્રણ કરનાર સૌથી મહત્ત્વનું તત્ત્વ છે.

ચિત્ એટલે પુરુષ કે આત્મા અને ચિત્ત એટલે આ ચૈતન્યસ્વરૂપ આત્મા દ્વારા ચેતનવંતુ બનેલું પ્રકૃતિનું પ્રથમ તત્ત્વ.વ્યવહારમાં આપણે વ્યક્તિના શરીર કરતાં સૂક્ષ્મ કરણ માટે 'અંતઃકરણ' શબ્દ નો પ્રયોગ કરીએ છીએ. આ અંતઃકરણના પાયામાં જે તત્ત્વ છે અને અંતઃકરણ જે તત્ત્વનું બનેલું છે, તે ચિત્ત છે.

યાદ રહે, વેદાંત ના મનોવિજ્ઞાન માં 'ચિત્ત' શબ્દ નો અર્થ અને યોગ નામ નો વિજ્ઞાનમાં 'ચિત્ત' શબ્દનો અર્થ સમાન નથી.

(3) વૃત્તિ :

હવે વ્યાખ્યામાં આવતા ત્રીજા શબ્દ 'વૃત્તિ'નો અર્થ સમજીએ. સામાન્ય વ્યવહારમાં 'વૃત્તિ' નો અર્થ 'મનની ઈચ્છા' એવો લેવામાં આવે છે. આધુનિકમ નોવિજ્ઞાન પણ લગભગ એવો જ અર્થ લે છે. પરંતુ અહીં આ વ્યાખ્યામાં અને સમગ્ર યૌગિક મનોવિજ્ઞાન માં 'વૃત્તિ' શબ્દ વધુ વ્યાપક અર્થમાં વપરાયેલો છે.

વ્યક્તિનું સમગ્ર વર્તન ચિત્તને આધારે ચાલે છે. વર્તન ના મૂળમાં ચિત્ત છે. ચિત્ત અનેક સ્વરૂપો ધારણ કરે છે, અને તે જ આપણી સર્વ પ્રવૃત્તિઓના મૂળમાં છે. ચિત્ત જેઅનેકવિધ ગતિ કરે છે, સ્વરૂપો ધારણ કરે છે કે વર્તન કરે છે; તેને 'વૃત્તિ' કહેવામાંઆવે છે. વૃત્તિ એટલે વ્યાપાર કે વર્તન અને તેથી ચિત્તવૃત્તિ એટલે ચિત્તનું વર્તન. આમતો ચિત્તની વૃત્તિઓ અસંખ્ય છે, પરંતુ યોગસૂત્રકાર ચિત્તની વૃત્તિઓને પાંચ વિભાગમાંવહેંચે છે - પ્રમાણ, વિપર્યય, વિકલ્પ, નિદ્રા અને સ્મૃતિ,

(૪) નિરોધ :

યોગની વ્યાખ્યામાં આવતો ચોથો શબ્દ 'નિરોધ' છે. ચિત્તની વૃત્તિઓ સતત ઉત્પન્ન થયા કરે છે અને શાંત થયા કરે છે. વૃત્તિઓ ના આ સતત વહેતા પ્રવાહને કારણે આપણે આપણી સ્વરૂપસ્થિતિ, આત્મસ્થિતિમાં રહી શકતા નથી. આપણે સતતવૃત્તિઓ ના પ્રવાહમાં ખેંચાતા રહીએ છીએ. આ સતત ચાલતી વૃત્તિઓના પ્રવાહ બંધ થાય તેને 'નિરોધ' કહે છે. નિરોધ એટલે રોકવું. અહીં નિરોધનો અર્થ છે – ચિત્તની વૃત્તિઓ નું શમન.

આમ **યોગશ્ચત્તિવૃત્તનિરોધઃ ।** નો અર્થ આ પ્રમાણે થશે – **'યોગ એટલે ચિત્તનીવૃત્તિઓનું શાંત થવું - રોકાઈ જવું'.**

'યોગ એટલે ચિત્તની વૃત્તિમુક્ત અવસ્થા' આ યોગની સાધ્યલક્ષી વ્યાખ્યા છે. 'યોગ એટલે ચિત્તની વૃત્તિમુક્ત અવસ્થા સુધી પહોંચાડનાર સાધનમાર્ગ' – આ યોગની સાધનલક્ષી વ્યાખ્યા છે.

જ્યારે ચિત્ત વૃત્તિ મુક્ત બને છે ત્યારે પુરુષ નું પ્રકૃતિ સાથેનું તાદાત્મ્ય તૂટે છે કારણ કે પુરુષ ચિત્તવૃત્તિઓ દ્વારા જ પ્રકૃતિના પથારા સાથે જોડાયેલો રહે છે. તેથી યોગચિત્તવૃત્તિઓના પ્રવાહને શાંત કરવાનો સાધનપથ છે. યોગસાધના દ્વારા જ્યારે ચિત્તનીવૃત્તિઓનો નિરોધ સધાય છે, ત્યારે ચિત્ત ધારણા-ધ્યાન-સમાધિના માર્ગે આગળ વધે છે.એ જ માર્ગે આગળ વધતાં કૈવલ્યની પ્રાપ્તિ થાય છે, જે યોગનું આખરી લક્ષ્ય છે.

હવે આપણી સમક્ષ પ્રશ્ન એ છે કે ચિત્તની વૃત્તિઓનો નિરોધ સાધવો કેવીરીતે ? નિરોધ સાધવા માટેનો સાધનપથ શું છે ? તે માટેનો કોઇ માર્ગ યોગ સૂચવેછે? હા, યોગ પાસે તે ધ્યેય સિદ્ધ કરવા માટે વ્યવસ્થિત સાધનમાર્ગ છે. આ સાધનપથ છે - અષ્ટાંગયોગ..

<u>૦૪. અષ્ટાંગ યોગ નો સાધનપથ:</u>

યોગને પોતાનું તત્ત્વજ્ઞાન છે; યોગને પોતાનું મનોવિજ્ઞાન છે. આ બધું છતાં યોગ મૂલતઃ સાધનમાર્ગ છે, સાધનપદ્ધતિ છે. તત્ત્વજ્ઞાન, તાત્ત્વિક વિવેચન ને અંતે જીવનના હેતુ તરીકે 'કૈવલ્ય' સૂચવે છે.સાધનમાર્ગ કૈવલ્ય સુધી પહોંચવાનો પથ બતાવે છે. હવે આપણે અહીં અષ્ટાંગયોગ નો સાધનપથ સમજવા પ્રયત્ન કરીએ છીએ.

- અષ્ટાંગયોગ ના સાધનપથ ને આઠ અંગો છે, તેથી તેને અષ્ટાંગયોગ કહેવામાં આવે છે.
- **यमनयिमासनप्राणायाम प्रत्याहार धारणाध्यान समाधयोऽष्टावङ्गानि ।** પતંજલિ યોગદર્શન સૂત્રો : ૨-૨૯
- સુત્રાર્થ : "યમ, નિયમ, આસન, પ્રાણાયામ, પ્રત્યાહાર, ધારણા, ધ્યાન, સમાધિ - યોગનાં આ આઠ અંગો છે.'

પ્રત્યેક સાધનમાર્ગ માં, તેના નાં અંગો કે તબક્કાઓ હોય છે.અષ્ટાંગયોગ ની સાધનપદ્ધતિ નાં આ આઠ અંગો છે.

વિવિધ યોગમાર્ગોમાં જે મુદ્દાઓ પર ભાર મુકાયો છે, તે બધાનો સમન્વય કરી ક્રમબધ્ધ ગોઠવણી કરતાં અષ્ટાંગયોગ બને છે. જેમ એક-એક પગથિયું ચઢી લક્ષ્ય સુધી પહોંચાય છે, તેમ યોગના અંતિમ લક્ષ્ય સુધી પહોંચવા મહર્ષિ પતંજલી એ યોગવિજ્ઞાનને વિભાજીત કરીને આઠ ભાગ પાડ્યા છે, અર્થાત્ આઠ પગથિયાં આપ્યાં છે. તેનું વર્ણન મહર્ષિ પતંજલિ રચિત 'યોગદર્શન' માં વિસ્તારપૂર્વક કરેલુ છે. યોગની પરિભાષામાં આ આઠ પગથિયાને 'અંગ' કહે છે, જેથી 'અષ્ટાંગયોગ' અર્થાત્ આઠ અંગ એવું નામ પડ્યું છે. અષ્ટાંગયોગનાં આઠ પગથિયાં

યોગનાં આ આઠ પગથિયાં એક પછી એક સિદ્ધ કરવાનાં છે, એક સિદ્ધ થયા પછી જ બીજા પર જવું જરૂરી નથી.

શરૂઆત ના પગથિયાં જેટલા જલ્દી સિદ્ધ થાય, તેટલા ઝડપી ઉપરનાં પગથિયાં સિદ્ધ કરી શકે એ છીએ. યમ-નિયમના પાલન વગર આસન અભ્યાસ કે અન્ય ઉચ્ચ અભ્યાસ કરીએ તો અભ્યાસમાં પરિપૂર્ણતા નથી આવતી. છતાં કેટલાંક આસન કે ધ્યાનથી યોગાભ્યાસ શરૂ કરી દે છે, પરંતુ યમ-નિયમ જેવા શરૂઆતનાં પગથિયાં જ અભ્યાસમાં દૃઢતા અપાવે છે. પગથિયાં એકબીજાનાં પૂરક છે, એમ સમજીને સાધના શરૂ કરવી જોઇએ.

પતંજલિ નું "અષ્ટાંગ યોગ" એક પદ્ધતિનો આધાર બની ગયું. આ આઠ અંગ સાધનપાદ ના ૨૯ મા સૂત્ર માંથી લેવામાં આવ્યાં છે અને અત્યારે શીખવવામાં આવતા અષ્ટાંગ યોગ ની મુખ્ય લાક્ષણિકતા છે. આ આઠ અંગ નીચે પ્રમાણે છે.

- ૧. **યમ** (પાંચ "નિગ્રહ") - અહિંસા, સત્ય, અસ્તેય, બ્રહ્મચર્ય અને અપરિગ્રહ.

- ૨. **નિયમ** (પાંચ "વ્રત"- શૌચ, સંતોષ, તપ, સ્વાધ્યાય અને ઇશ્વર પ્રણિધાન.

- ૩. **આસન** - તેનો અર્થ "બેસવું" એવો થાય છે અને પતંજલિ ના સૂત્રમાં તેનો અર્થ ધ્યાન માટે બેઠક ધારણ કરવી.

- ૪. **પ્રાણાયામ** ("પ્રાણ પર કાબૂ") - પ્રાણ, શ્વાસનો આયામ એટલે તેને અટકાવવા કે નિયંત્રણમાં લેવો. તેનો એક અર્થ જીવન ના બળ ને નિયંત્રણમાં લેવો એવો પણ થાય છે.

- **૫. પ્રત્યાહાર** ("પાછું ખેંચવું") - વિષયોમાંથી ઇન્દ્રિયોને પાછી ખેંચવી.

- **૬. ધારણા** ("એકાગ્રતા") - એક જ બાબત પર ધ્યાન કેન્દ્રીત કરવું.

- **૭. ધ્યાન** ("ચિંતન") - એકધારું ચિંતન

- **૮. સમાધિ** ("મુક્તિ") - ધ્યાનને ચૈતન્યમાં જોડવું.

અષ્ટાંગ યોગ એ અલગ અલગ આઠ પગથીયાનો માર્ગ નથી પણ આઠ પરિમાણોનો માર્ગ છે, જેમાં આઠેય પરિમાણોનો અભ્યાસ કરવામાં આવે છે. અષ્ટાંગયોગનાં સમ્યક્ અને નિયમિત અનુષ્ઠાન દ્વારા જીવાત્મા પરમાત્માની અનુભૂતિ કરી શકે છે. યોગનાઅનેક પ્રકારો અને નામો છે. એમાંથી ગમે તે પ્રકારના યોગનાસાધક હોય,સાધનાની સિદ્ધિ માટે એણે અષ્ટાંગયોગની પ્રાયોગિક પરીક્ષામાંથી પસાર થવું પડે. અષ્ટાંગયોગમાં બધા યોગ નો સમાવિષ્ટ છે.

અન્ય વિશેષ બાબતો :

- મોટાભાગનાં યોગનાં દરેક પુસ્તક કે ગ્રંથમાં આસનોનું વર્ણન જરૂરી હોય છે, પરંતુ મહર્ષિ પતંજલિના યોગસૂત્રમાં એકપણ આસનનું નામ કે વર્ણન નથી. તેમણે માત્ર આસનની વ્યાખ્યા તથા તેનું મહત્ત્વ અને ફાયદાની વાત કરી છે. આસન સ્થિરતા અને સુખપૂર્વક કરાય છે એમ જણાવી સારું માર્ગદર્શન પુરું પાડે છે. તેમના દરેક શબ્દ તથા સૂત્રને ખૂબ જ ઊંડાણથી સમજવો જરૂરી છે.

- વિવિધ યોગમાર્ગમાંથી પતંજલિ મુનીએ અષ્ટાંગયોગની રચના કરી અને તેના દરેક પાસાનું વિસ્તૃતમાં વર્ણન કર્યું છે. જેઓ યોગમાર્ગના નવા વિદ્યાર્થી છે, જેઓ યોગ વિશે જાણતા નથી, તેમનો પણ પતંજલિ મુનીએ વિચાર કર્યો છે. ખૂબ જ સરળતાથી સમજાય તેવાં આઠ પગથિયાંનું વિસ્તૃતમાં વર્ણન કરી નવા વિદ્યાર્થીઓ માટે એક માર્ગદર્શકનું કામ કર્યું છે.

- મહર્ષિ પતંજલિની રચનાઓ અદ્ભુત છે. વૈજ્ઞાનિકરૂપમાં ખૂબ જ સુંદર સમજ આપી છે. વર્ષો પહેલાં થયેલ આ રચનાઓ એટલી સચોટ અને સુંદર છે કે આજના આધુનિક યુગમાં પણ તે દરેકને ઉપયોગી બની શકે તેમ છે.

૦૫. અષ્ટાંગયોગ ની મહત્તા :

- અષ્ટાંગયોગ પદ્ધતિસર નો સાધનમાર્ગ છે. પાતંજલ યોગસૂત્રમાં સર્વત્ર એક વિશિષ્ટ વૈજ્ઞાનિક અભિગમ જોવા મળે છે. યમથી આરંભીને એક પછી એક અવસ્થામાં વિકસતો વિકસતો સાધક કૈવલ્ય સુધી પહોંચે છે. સાધનપથમાં આવતાં બધાં સોપાનો, વિઘ્નો અને તેમનાં નિવારણના ઉપાયો આદિ સાધના વિષયક બધી જ બાબતો અંગે અષ્ટાંગયોગમાં માર્ગદર્શન આપવામાં આવ્યું છે.

- યોગના તાત્ત્વિક પક્ષનું ખંડન કરનાર આચાર્યોએ પણ યોગના સાધનપક્ષનો સ્વીકાર કર્યો છે. આ ઉપરથી અષ્ટાંગયોગની સાધનપદ્ધતિ કેટલી મૂલ્યવાન, શાસ્ત્રીય અને મહત્ત્વપૂર્ણ છે, તે સૂચિત થાય છે.

- ભારતમાં અને ભારતની બહાર પણ બ્રહ્મવિદ્યાના અનેક માર્ગો નો વિકાસ થયો છે. પદ્ધતિસરતાની દૃષ્ટિએ જોઈએ તો આ સર્વમાં અષ્ટાંગયોગ શિરમોર છે. આથી જ આ સાધનપથને 'અષ્ટાંગયોગ' જેવું ગૌરવપૂર્ણ નામ મળ્યું છે.

- કોઈ પણ સાધનમાર્ગને તેના આધાર સ્વરૂપે પોતાનું તત્ત્વદર્શન હોવું આવશ્યક છે. અષ્ટાંગયોગ માત્ર સાધનપથ જ નથી, સાંખ્ય પર આધારિત એવું તેનું એક વ્યવસ્થિત અને સુંદર તત્ત્વજ્ઞાન પણ છે. અષ્ટાંગયોગ પોતાના દાર્શનિક પક્ષમાં મહદ્ અંશે સાંખ્યને અનુસરે છે. આમ છતાં કેટલાક મુદ્દાઓમાં તે સાંખ્યથી ભિન્ન પણ છે.

- સાધનમાર્ગ અને તત્ત્વજ્ઞાનની જેમ અષ્ટાંગયોગને પોતાનું ઊંડું, વિશદ અને વ્યવસ્થિત મનોવિજ્ઞાન પણ છે. સંભવતઃ મનોવિજ્ઞાનના ક્ષેત્રમાં અષ્ટાંગયોગ કોઈપણ ભારતીય દર્શનને અતિક્રમી જાય છે.અધ્યાત્મપથને અનુલક્ષીને યૌગિક મનોવિજ્ઞાનનું સમગ્ર ભવન ચણાયું છે અને આધ્યાત્મિક દૃષ્ટિએ જોઈએ તો આ મનોવિજ્ઞાન સમગ્ર વિશ્વના મનોવિજ્ઞાનના ક્ષેત્રમાં વિશિષ્ટ ભાત પાડનારું છે.

- યમ-નિયમનું સ્વરૂપ, મહત્તા અને ફલશ્રુતિ, આસન-પ્રાણાયામનું મૂલ્ય, પ્રત્યાહાર, ધારણા, સમાપત્તિ, ધ્યાન, સમાધિનાં સ્વરૂપો, સાધનમાર્ગનાં વિઘ્નો ચિત્તનું સ્વરૂપ, ચિત્તવૃત્તિઓ, ક્લેશો વગેરે અનેકવિધ મુદ્દાઓ અંગે યૌગિક મનોવિજ્ઞાનમાં વિશદ, મૂલગામી અને અંતર્દૃષ્ટિયુક્ત સમજ જોવા મળે છે.

- અષ્ટાંગયોગને પોતાની વિશિષ્ટ એવી ગુહ્યવિદ્યા પણ છે. આ બાબતમાં પણ અષ્ટાંગયોગ નું પ્રદાન ઘણું મહત્ત્વપૂર્ણ છે.પ્રકૃતિના નિયમો અને પરિબળોને જાણવાં, અતિપ્રાકૃતિક સમજવાં તથા તેમનાપર નિયંત્રણ મેળવવું - આ ગુહ્યવિદ્યાનો હેતુ છે. યોગસૂત્રનો વિભૂતિપાદ આવાં રહસ્યોથી ભરપૂર છે.

- પાતંજલ યોગસૂત્રના અભ્યાસ પરથી લાગે છે કે મહર્ષિ પતંજલિનો દૃષ્ટિકોણ સાંપ્રદાયિક નહિ, પરંતુ વ્યાપક અને સમન્વયાત્મક છે. પ્રણવોપાસના, ક્રિયાયોગ,ઈશ્વર પ્રણિધાન, અભ્યાસ, વૈરાગ્ય વગેરે અધ્યાત્મપથમાં સહાયક એવા અનેકવિધસાધનોનો તેમણે યોગસૂત્રમાં સમાવેશ કરી લીધો છે. પરિણામે અષ્ટાંગયોગનોસાધનમાર્ગ વ્યાપક અને સમન્વયાત્મક બની શક્યો છે.

- અષ્ટાંગયોગ માટે પ્રયોજિત 'રાજ' શબ્દ વિશાળ અને શ્રેષ્ઠ - એમ બે અર્થમાં વપરાયછે. આ બંને તત્ત્વ અષ્ટાંગયોગમાં છે. સાધનમાર્ગ તરીકે અષ્ટાંગયોગ એક વિશાળ રાજમાર્ગ જેવો છે, જે બધા માટે ખુલ્લો છે. કોઈ પણ જિજ્ઞાસુ ગુરુના માર્ગદર્શન પ્રમાણે આ પથ પર ચાલી શકે છે. વળી વ્યવસ્થિત સાધનમાર્ગ તરીકે તે શ્રેષ્ઠ સાધનમાર્ગ પણ છે.

- અષ્ટાંગયોગમાં જે કાંઈ તત્ત્વજ્ઞાન, મનોવિજ્ઞાન, સાધનમાર્ગ અને ગુહ્યવિદ્યા છે તે માત્ર નિરીક્ષણ કે બૌદ્ધિક વિચારણાનું જ પરિણામ નથી. વિશેષ દૃષ્ટિ સંપન્નઋષિઓ અને યોગીઓએ આંતર્દૃષ્ટિથી જે જોયું, અનુભવ્યું તેના પરિણામ માંથી એક વ્યવસ્થિત શાસ્ત્ર બન્યું, જે અષ્ટાંગયોગ રૂપે આપણી સમક્ષ આવેલ છે.

૦૬. અષ્ટાંગયોગ ની વિશિષ્ટતા - વૈજ્ઞાનિકતા :

- અષ્ટાંગયોગ સુવ્યવસ્થિત સાધનમાર્ગ છે. પાતંજલ યોગસૂત્ર' માં સર્વત્ર એક વિશિષ્ટ વૈજ્ઞાનિક અભિગમ જોવા મળે છે. યમ થી પ્રારંભ કરીને એક પછી એક અવસ્થામાં વિકસતો-વિકસતો સાધક કૈવલ્ય સુધી પહોંચે છે. સાધનપથમાં આવતાં બધાં સોપાનો, વિઘ્નો, તેમના નિવારણના ઉપાયો આદિ અધ્યાત્મ સાધનને લગતી લગભગ બધી જ બાબતો વિશે અષ્ટાંગયોગમાં સુવ્યવસ્થિત સ્વરૂપે માર્ગદર્શન આપવામાં આવેલ છે.

- અષ્ટાંગયોગની અનેક વિશિષ્ટતાઓમાં સૌથી પ્રધાન વિશિષ્ટતા છે અષ્ટાંગયોગનો વૈજ્ઞાનિક અભિગમ. આધુનિક ભૌતિક-વિજ્ઞાનો જે અર્થમાં વિજ્ઞાન છે તે અર્થમાં યોગને વિજ્ઞાન ગણી શકાય નહિ.

- આમ છતાં સુવ્યવસ્થિત સાધનપદ્ધતિ, તર્કશુદ્ધ દર્શન, સુવિકસિત મનોવિજ્ઞાન અને વ્યાપક દૃષ્ટિકોણ - આ બધાં તત્ત્વોને કારણે અષ્ટાંગયોગ માટે યોગવિજ્ઞાન' શબ્દનો પ્રયોગ થાય છે અને તે ઉચિત છે.

- ભારતીય સાધનાનાં અનેક સ્વરૂપો છે. આ સાધન-સ્વરૂપોમાં 'વિજ્ઞાન' શબ્દનો પ્રયોગ માત્ર યોગ માટે જ થાય છે. વસ્તુતઃ આ પ્રયોગ દ્વારા યોગની શાસ્ત્રીયતા જ અભિવ્યક્ત થાય છે.

- અષ્ટાંગયોગમાં ગુહ્યવિદ્યાનો ઘણો વિકાસ થયો છે. યોગસૂત્ર'માં ત્રીજો પાદ વિભૂતિપાદ છે. આધ્યાત્મિક વિકાસ સિદ્ધ થતાં તેની આડપેદાશરૂપે સિદ્ધિઓ પ્રગટે છે. યોગસૂત્રના વિભૂતિપાદમાં ૪૩ સિદ્ધિઓનું કથન છે. એક વૈજ્ઞાનિકની દૃષ્ટિથી મહર્ષિ પતંજલિ આ સિદ્ધિઓનું વર્ણન કરે છે, એટલું જ નહિ, આ સિદ્ધિઓની પાછળ જે ગહન પ્રક્રિયા છે તે પણ સમજાવે છે, સિદ્ધિઓની મીમાંસા રજૂ કરે છે. પણ આખરે કહે છે.

- **તં સમાધાવુપસર્ગાવ્યુત્થાને સદ્ધિધય: ।** પતંજલિ યોગદર્શન સૂત્રો : ૩-૩૭
- **સુત્રાર્થ :** "આ સિદ્ધિઓ વ્યુત્થાનકાળે સિદ્ધિઓ ગણાય છે, પણ સમાધિ અવસ્થામાં બાધારૂપ છે."

- **તદ્વૈરાગ્યાદપિ દોષબીજક્ષયે કૈવલ્યમ્ ।** પતંજલિ યોગદર્શન સૂત્રો : ૩-૫૦
- **સુત્રાર્થ :** "આ સિદ્ધિ ઓ પ્રત્યે વૈરાગ્યભાવ રાખવા થી કૈવલ્ય ની પ્રાપ્તિ થાય છે.'

યોગસૂત્ર'ના અભ્યાસ પરથી લાગે છે કે મહર્ષિ પતંજલિનો અભિગમ સાંપ્રદાયિક નહિ પરંતુ વ્યાપક અને સમન્વયાત્મક છે. પ્રણવોપાસના, ક્રિયાયોગ, ઈશ્વર-પ્રણિધાન, અભ્યાસ-વૈરાગ્ય આદિ અધ્યાત્મપથમાં સહાયક એવાં અનેક તત્ત્વોનો સમાવેશ યોગસૂત્ર'માં થયો છે. આમ હોવાથી અષ્ટાંગયોગનો સાધનપથ ઘણો વ્યાપક બની શક્યો છે.

'રાજયોગ' શબ્દમાં પ્રયોજિત 'રાજ' પદના બે અર્થ છે - વિશાળ અને શ્રેષ્ઠ. આ બંને તત્ત્વો અષ્ટાંગયોગમાં છે. સાધનપથ તરીકે અષ્ટાંગયોગ એક વિશાળ રાજમાર્ગ જેવો છે, જે બધા માટે ખુલ્લો છે. અહીં ગલીકૂંચી નથી, અહીં રાજપથ છે. આ ઉપરાંત વૈજ્ઞાનિકની દૃષ્ટિથી તૈયાર થયેલો આ એક શાસ્ત્રીય અને વ્યવસ્થિત સાધનમાર્ગ છે, તેથી તેને ઉત્તમ અધ્યાત્મપથના અર્થમાં 'અષ્ટાંગયોગ' કહેવામાં આવેલ છે.

યોગ પોતાના મૂળ સ્વરૂપને જાળવી રાખે તે માટે આવશ્યક છે કે આપણે આપણી દૃષ્ટિ સતત મહર્ષિ પંતજલિ અને મહર્ષિ પતંજલિ-પ્રણીત અષ્ટાંગયોગ અર્થાત્ અષ્ટાંગ યોગ તરફ રાખીએ. આમ બનશે તો જ આ સૂક્તિ સાર્થક થશે - અને ત્યારે જ મહર્ષિ શ્રીકૃષ્ણની આ આજ્ઞાનું યથાર્થ પાલન શક્ય બનશે :

- **તપસ્વભ્યોઽધિકો યોગી જ્ઞાનભ્યોઽપિ મતોઽધિક: । કર્મભ્યશ્ચાધિકો યોગી તસ્માદ્યોગી ભવાર્જુન ॥** શ્રીમદ ભગવદ ગીતા ૬-૭
- **સુત્રાર્થ :** "તપસ્વીથી યોગી અધિક છે. જ્ઞાનીથી પણ યોગી અધિક છે. કર્મયોગીથી પણ યોગી અધિક છે. માટે હે અર્જુન ! તું યોગી બન.'

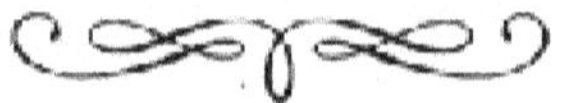

3

બહિરંગયોગ અને અંતરંગયોગ

મહર્ષિ પતંજલિએ અષ્ટાંગયોગ ને 'બહિરંગયોગ' અને 'અંતરંગયોગ' એવા બે તબકકામાં વિભાજિત કર્યો છે. પ્રથમ પાંચ અંગો યમ, નિયમ, આસન, પ્રાણાયામ, પ્રત્યાહાર 'બહિરંગયોગ' માં સમાવિષ્ટ કરાયાં જયારે પછી ના ત્રણ અંગો - ધારણા, ધ્યાન, અને સમાધિ 'અંતરંગો' માં સમાવિષ્ટ કરાયાં છે આજકાલ વ્યવહારમાં એવા ખોટા બ્રહ્મ છે કે,અષ્ટાંગમાંથી કોઇ પણ અંગ નો અભ્યાસ કરવાથી સમાધિ થઇ જાય. એમાં કોઇ કોઇ તો વળી સીધા સમાધિ પ્રાપ્ત કરવા જ મળેછે, પરંતુ પરિણામ શૂન્ય આવે છે. એનું કારણ એ છે. કે, યોગસંપૂર્ણ છે. અને આઠ અંગો છે. આપણે માણસને ઓળખીએ છીએ.એનાં મસ્તક, ધડ, પેટ, હાથ, પગ વગેરે વિવિધ અંગો છે છતાં એઅંગોમાંનાં એકાદને જોઇને આપણે એને માણસની સંજ્ઞા આપતાં નથી. એ બધા અંગોનો સામૂહિક સરવાળો મનુષ્ય છે. એવી રીતે યોગના એકાદ અંગને યોગની સંજ્ઞા ન આપી શકાય. યોગ માત્ર આસન, માત્ર પ્રાણાયામ, માત્ર ધ્યાન થી નહીં પરંતુ એનાં આઠે અંગોના ક્રમિક અભ્યાસ દ્વારા જ પ્રાપ્ત થાય છે.

યોગનાં બહિરંગો શારીરિક – માનસિક શુદ્ધિનાં સાધનો છે.શરીર શુદ્ધ ન થાય ત્યાં સુધી મન પણ શુદ્ધ થતું નથી. જયાં સુધી મન અશુદ્ધ રહે છે ત્યાં સુધી એ અંતર્મુખ બની શકતું નથી.અંતર્મુખ બન્યા સિવાય અંતરંગ સાધના કેવી રીતે શકય બને ? એટલે બહિરંગોની અવગણના કરીને સીધો અંતરંગયોગનોઅભ્યાસ થઇ શકતો નથી.

મહર્ષિ પતંજલિએ સાધનપાદના ૨૯ માં સૂત્ર થી શરૂ કરી વિભૂતિપાદના ત્રીજા સૂત્ર સુધી અષ્ટાંગ યોગનું વર્ણન કરેલ છે. તેમાં પ્રથમ પાંચ અંગોને બહિરંગ યોગ તરીકે ઓળખવામાં આવે છે, જ્યારે બાકીનાં ત્રણ અંગોને અંતરંગ યોગ તરીકે ઓળખવામાં આવે છે.

૦૧.બહિરંગ યોગ :

બહિરંગ યોગમાં બે પાયાના અંગો યમ અને નિયમ છે. કોઇ પણ ઇમારત ચણવી હોય તો પાયો દૃઢ કરવો પડે તો જ એ ટકે. એમ યમ – નિયમનો અભ્યાસ પૂર્ણયોગની પ્રાપ્તિ માટે કરવો જોઇએ. 'યમ' શબ્દનો અર્થ 'આત્મસંયમ' અથવા 'સ્વનિયંત્રણ' છે. કોઇ પણ ક્રિયા વિચારનું પ્રત્યક્ષીકરણ છે. એનો અર્થ એમ થયો કે ક્રિયા માટે પ્રથમ મનમાં વિચાર હોય છે.આપણે ચોવીસ કલાકમાં અગણિત કર્મો કરીએ છીએ. અને એનાં સારાં માઠાં ફલ પણ પ્રાપ્ત થતાં રહે છે. આ બધાં કર્મોનાં પરિણામરુપે સુખ અને દુઃખ બન્ને ને સ્વીકારવાં પડે છે. જો દુઃખને દૂર કરી શકાય તો કેવળ સુખ જ સુખ રહે. આવું સુખ કોને નથી જોઇતું ? સૌને દુઃખ નહીં સુખ જોઇએ છે. જો સુખ જોઇતું હોય તો પ્રથમ વિચારોને શુદ્ધ બનાવવા જોઇએ. મનને શુદ્ધ બનાવવા માટે વિચારો પર નિયંત્રણ સ્થાપી માત્ર સુખ અપાવનાર ઉત્તમ વિચારોને જ આચરણમાં લાવવા જોઇએ અને દુઃખજનક વિચારોનો ત્યાગ કરવો જોઇએ. બસ વાત તો આટલીજ છે પરંતુ અમલમાં મૂકવી અઘરી છે. મન પર નિયંત્રણ પ્રસ્થાપિત કરવા માટે જ મહર્ષિ પતંજલિએ પાંચ યમ આપ્યાછે. એ પાંચ યમોનું આચરણ કરવાથી વિવેક બુદ્ધિ આવે છે અને વિચારો શુદ્ધ બને છે. અને વ્યવહાર શુદ્ધિ માટેના નૈતિક કાયદા કહી શકાય.

યમ સામાજિક વ્યવહારમાં પ્રયોજાય છે. નિયમ વ્યકિતગત આત્મિક ક્રિયાઓમાં શિસ્તબદ્ધતા માટે છે. સાધકે આત્મોન્નતિ નો માર્ગ અનુશરવાનો હોવાથી યોગીક નિયમોનું અનુષ્ઠાન એને માટે અનિવાર્ય બને છે. જો કે યમ નિયમ પરસ્પર થી સંપૂર્ણ પણે ભિન્ન નથી. યમ નૈતિકતા છે. તો નિયમ શિસ્તબદ્ધતા છે. નૈતિકતા થી શિસ્તબદ્ધ આચરણ અને શિસ્તબદ્ધઆચરણ થી જ નૈતિકતા કેળવાય છે. આમ, બન્ને

એકબીજા થી ખૂબ નિકટ અને પરસ્પર આધારિત છે.

બહિરંગ યોગમાં સમાયેલ પાંચ અંગો એટલે કે (૧) યમ (૨) નિયમ (૩) આસન (૪) પ્રાણાયામ (૫) પ્રત્યાહાર. પ્રત્યાહારને ઘણા યોગાચાર્યો અંતરંગ યોગ તરીકે પણ વર્ણવે છે. પ્રથમ ચાર અંગો - યમ, નિયમ, આસન અને પ્રાણાયામ એ શરીરની બહારની ક્રિયા સાથે સંબંધ ધરાવતા હોવાથી તેને બહિરંગ યોગ કરે છે.

યમ-નિયમ યોગની રૂકાવટો, હિંસા વિ. વિતર્કીને નિર્મૂળ કરીને સમાધિને સિધ્ધ કરે છે. બાકીનાં ત્રણ પોત પોતાથી આગળના અંગમાં મદદરૂપ છે. એટલે કે આસન જિતવાથી પ્રાણાયામની સ્થિરતા થાય છે. અને પ્રાણાયામની સ્થિરતાથી પ્રત્યાહાર સિધ્ધ થાય છે.

અહિં એ ખાસ ધ્યાન રાખવાનું છે કે આ આઠ અંગોને એક એક કરીને કે અલગ અલગ સાધવાનાં નથી પરંતુ શરૂઆત થી જ બધા અંગોને એક સાથે સાધવા જોઇએ. કેમ કે જે રીતે નિચલા અંગ ઉપલા અંગોને સાધવામાં મદદ કરે છે. એજ રીતે ઉપલા અંગો નિચલા અંગોને દૃઢ કરવામાં મદદરૂપ સિધ્ધ થાય છે. ધ્યાન અને સમાધિ એ ધારણાની જ ઉંચી અવસ્થા છે. આથી આરંભ માં ફકત ધારણા નો જ પ્રયત્ન થઇ શકે છે.

જ્ઞાન પ્રાપ્ત કરવા માટે આપણામાં શ્રદ્ધા, નમ્રતા, અનુશાસન, સાધના, સેવા, સાદગી, સંકલ્પશક્તિ વગેરે ગુણ જરુરી છે. યોગાભ્યાસ દ્વારા યમ-નિયમનું પાલન કરવાથી સહજ રીતે આપણાંમાં આ ગુણોનો વિકાસ થાય છે. જ્ઞાન પ્રાપ્ત કરવા માટે આપણામાં ઉત્સાહ અને ઇચ્છ સાથે આપણો પ્રાણ બળવાન હોવો જોઈએ. પ્રાણાયામથી પ્રાણ બળવાન થાય છે. માટે રોજ પ્રાણાયામ કરવા જોઈએ.

જ્ઞાનપ્રાપ્તિ માટે ચેતાતંત્ર ખૂબ મહત્ત્વનું માધ્યમ છે. ચેતાતંત્રની કાર્યક્ષમતાનો બધો જ આધાર કરોડની સ્થિતિસ્થાપકતા ઉપર છે. આસનો કરવા થી કરોડ સ્થિતિસ્થાપક બને છે.

૦૨. અંતરંગ યોગ :

જ્યારે છેલ્લાં ત્રણ અંગો - ધારણા, ધ્યાન અને સમાધિ એ અંદરની ક્રિયા અર્થાત અંતઃકરણ સાથે સંબંધ ધરાવે છે. તેથી તેને અંતરંગ યોગ કહે છે. જ્યારે પ્રત્યાહાર એ શરીરની બહાર ની અને અંતઃકરણ ની એમ બંને ક્રિયાઓ સાથે સંબંધ ધરાવતો હોવાથી પ્રત્યાહાર એ શરૂઆતમાં બહિરંગ યોગ છે. પરંતુ અભ્યાસ કરતાં કરતાં તે અંતરંગ યોગમાં પરિણમે છે. ધારણા, ધ્યાન અને સમાધિ આ ત્રણેને 'સંયમ' પણ કહી શકાય.

બહિરંગ યોગથી શરીર, ઇન્દ્રિયો અને મનને સમાયો કરવામાં આવે છે. જ્યારે અંતરંગ યોગથી ચિત્તનું આંતરિક સમાયોજન સધાય છે. બહિરંગ યોગના અભ્યાસ દ્વારા સ્થૂળ શરીર પર નિયંત્રણ સ્થાપી શકાય છે જ્યારે અંતરંગ યોગના અભ્યાસ દ્વારા સૂક્ષ્મ શરીર પર નિયંત્રણ સ્થાપી શકાય છે.

યોગસૂત્ર માં મહર્ષિ પતંજલિએ વિશદ દર્શન આપ્યું છે. યમ-નિયમના યથાર્થ પાલન થી સાધકનું જીવન પરિશુદ્ધ બને છે, અને ચિત્ત ના ક્લેશો નબળા પડે છે. આસન અને પ્રાણાયામ ના અભ્યાસ થી શરીર આગળ ના અભ્યાસ માટે તૈયાર થાય છે અને પ્રાણના પ્રવાહો સમઅવસ્થામાં આવવા લાગે છે તથા પ્રકાશ આડેનાં આવરણો ક્ષીણ થવા લાગે છે. સરળ ભાષામાં કહીએ તો અંદર કશુંક ઉઘડવા માંડે છે. ત્યાર પછી પ્રત્યાહારના અભ્યાસ થી ઇન્દ્રિયજય સિદ્ધ થાય છે. યોગના આ પાંચ અંગોને બહિરંગયોગનાં અંગો ગણવામાં આવે છે.

બહિરંગયોગના અભ્યાસથી સાધક અંતરંગયોગ માટે તૈયાર થાય છે. ત્યારપછી ધારણામાં એક વિષય પર એકાગ્રતા, ધ્યાનમાં પ્રત્યયની એકતાનતા સધાય છે. આના જ પર્યાપ્ત અભ્યાસથી ચિત્તવૃત્તિઓના નિરોધની અવસ્થા સિદ્ધ થાય છે અને એ જ સમાધિ છે.

અષ્ટાંગયોગનાં આઠ અંગોનું સ્વરૂપ યોગમૂર્તિના આઠ અંગો જેવું છે.આગળનાં અંગોમાં પહોંચતાં, પાછળનાં અંગો પગથિયાંની જેમ છોડી દેવાનાં નથી. જેમ કે ધ્યાનનો અભ્યાસ કરનાર સાધક યમ-નિયમ કે આસન - પ્રાણાયામ નો અભ્યાસ છોડી દેશે, એવું નથી. તેમ જ યમ-નિયમનો અભ્યાસ પરિપૂર્ણ થયા પછી જ આસન પ્રાણાયમનો અભ્યાસ થઈ શકે, એવું પણ નથી. આ અંગોમાં એક સ્વરૂપની ક્રમિકતા હોવા છતાં આ ક્રમિકતા પથ્થર નાં પગથિયાં જેવી નથી, પરંતુ સાધક જેમ જેમ વિકાસ પામતો જાય છે, તેમ તેમ આગળનાં અંગો નું ક્રમિક

ઉમેરણ થતું જાય છે. એટલે આ આઠ અંગોને યોગમૂર્તિનાં આઠ અંગો ગણવામાં આવે છે.

એ હકીકત પણ ધ્યાનમાં રાખવી જોઈએ કે યોગસૂત્ર પ્રણિત અષ્ટાંગયોગમાં સમાધિ અવસ્થા ને નહિ, પરંતુ 'કૈવલ્ય' ને અંતિમ અવસ્થા ગણવામાં આવે છે.

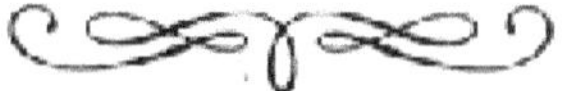

4

યમ

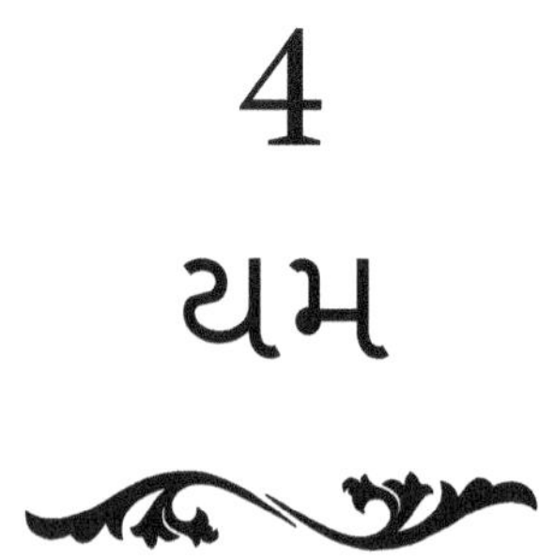

અષ્ટાંગ યોગની પરિભાષામાં મહર્ષિ પતંજલિ એ નીચે પ્રમાણેનું સૂત્ર દર્શાવેલ છે :

- **યમનયિમાસન પ્રાણાયામ પ્રત્યાહારધારણા ધ્યાન સમાધયોઽષ્ટાવાંગાનિ।** પતંજલિ યોગદર્શન સૂત્રો : ૨-૨૯
- **સુત્રાર્થ :** યમ, નિયમ, આસન, પ્રાણાયામ, પ્રત્યાહાર, ધારણા, ધ્યાન, સમાધિ આ આઠ યોગ નાં અંગો છે.

યોગની સાધના મુખ્યત્વે આઠ અંગોની બનેલી છે : યમ, નિયમ, આસન, પ્રાણાયામ,પ્રત્યાહાર, ધારણા, ધ્યાન ને સમાધિ. એ આઠ અંગોને લીધે જ યોગની સાધનાને અષ્ટાંગ યોગ ની સાધના કહે છે.

સામાન્ય પરિભાષામાં વિચાર કરીએ તો યોગ પ્રાચીન ઋષિમુનિઓએ આપેલી જીવન જીવવાની સુવ્યવસ્થિત વૈજ્ઞાનિક પદ્ધતિ છે. અષ્ટાંગ યોગ એ મહર્ષિ પતંજલિએ બન્નેલી વ્યક્તિત્વની આંતરિક શક્તિઓને વિકસાવવાની ગુરુચાવી છે. આ પવિત્ર વૈજ્ઞાનિક પદ્ધતિ દ્વારા વ્યક્તિત્વનો વિકાસ સાધી શકાય અને માનવસુધારણા થઈ શકે. મહર્ષિ પતંજલિએ માનવને સમગ્ર બંધનમાંથી મુક્ત કરી ક્રમબદ્ધ માર્ગે અષ્ટાંગ યોગ દ્વારા અંતિમ સિદ્ધિ અપાવવાનો માર્ગ દર્શાવેલ છે. યોગદર્શનમાં માનવીના શરીર, મન અને આંતરિક ચેતનાના વિકાસ માટે અષ્ટાંગ યોગ દ્વારા શારીરિક સ્થિરતા, માનસિક શાંતિ, બૌદ્ધિક પરિપક્વતા અને આધ્યાત્મિક આનંદની અનુભૂતિ થાય છે. યોગનાં આઠ અંગો પરસ્પર સંકળાયેલાં છે. અષ્ટાંગ યોગના મત અનુસાર આઠે અંગ એક બીજાનાં પૂરક છે. દરેક અંગો વિશે હવે આપણે વિસ્તારપૂર્વક સમજીશું.

યમ" ની મૌખિક અર્થ "લગામ નિયંત્રણ, અથવા ઘોડાની લગામ, શિસ્ત અથવા અંકુશમાં રાખવા" હાલના સંદર્ભમાં, તે "સ્વ નિયંત્રણ, વર્તણુક, અથવા કોઈપણ મહાન નિયમ અથવા ફરજ" અર્થ કરવામાં આવે છે. તે પણ "અભિગમ" અથવા "વર્તણૂક" તરીકે અર્થઘટન કરી શકાય છે. ચોક્કસપણે એક ખાસ વલણને આપણે જેને શિસ્ત કહી શકાય કે જે પછી આપણી વર્તણૂકને., વર્તણૂકના સ્વરૂપના અથવા વ્યક્તિગત અને બહારના વિશ્વ વચ્ચેના સંબંધો પર અસર કરે છે.

બહિર્મુખતા ની સૌથી અંતિમ અવસ્થા મનુષ્યનો અન્ય સૌ પ્રાણીઓ સાથેનો વ્યવહાર છે. આથી સૌ પ્રથમ આ વ્યવહારિક જીવને યમો દ્વારા સાત્વિક અને દિવ્ય બનાવવાનું હોય છે. સકામ કર્મ જે જન્મ, આયુષ્ય અને ભોગોનું કારણ છે, નિવૃત થઇ જાય છે. બાહ્ય વ્યવહારથી સંબંધ રાખવા વાળા રાગ, દ્વેષ અને અભિનિવેશ કલેશો ઓછા થઇ જાય છે.ભારતીય સંસ્કૃતિમાં હંમેશા સત્ય બોલવા અને આચરવા પર ભાર મુકવામાં આવ્યો છે. મન, કર્મ, વચન થી કોઈપણ પ્રકારની હિંસા ન થાય તે અંગે જાગૃત રહેવું, આ ઉપરાંત ચોરી ન કરવી અને ખોટો સંગ્રહ ન કરવો. વ્યક્તિ પોતાની ઇંદ્રિયો પર કાબુ રાખીને બ્રહ્મચર્યનું પાલન કરી શકે છે.

યમો ને બૌદ્ધધર્મમાં પંચશીલ કહેલ છે. ફક્ત અપરિગ્રહને સ્થાને મધ નિષેધ દર્શાવેલ છે. બાકી બધા યમો સમાન દર્શાવેલ છે. અહીં અષ્ટાંગ યોગ ને સ્થાને અષ્ટાંગિક માર્ગ દર્શાવેલ છે. આ રીતે ઘણી સમાનતા છે.

જૈન ધર્મમાં પાંચેય યમોને પાંચ મહાવ્રતનાં નામ આપેલ છે. અને તેને જૈન ધર્મની આધારશિલા માનવા માં આવેલ છે.

ખરેખર તો આ પાંચ યમ વ્યક્તિએ સમાજમાં અન્ય લોકો સાથે કઈ રીતે વર્તવું તેનું માર્ગદર્શન આપે છે. જીવન જીવવા માટે પાળવા પડતા અહિંસા,સત્ય,અસ્તેય,અપરિગ્રહ અને બ્રહ્મચર્ય જેવા પાંચ ચરણમાં યમની સાધના થાય છે

ઈશ્વરને પામવા માટેનો એક માર્ગ છે યોગ. આ માર્ગ દ્વારા ઈશ્વર સુધી પહોંચનારા મહર્ષિ પતંજલિના અષ્ટાંગ યોગ સિદ્ધાંતનું પાલન કરીએ. આ સિદ્ધાંત જણાવે છે કે આપણે યોગની આઠ અવસ્થાઓમાંથી પસાર થઇને જ ઈશ્વર સુધી પહોંચી શકીએ છીએ. તેની પહેલી અવસ્થા છે – યમ., ઇન્દ્રિયો પર સંયમ તથા મન પર કાબૂ મેળવવા માટે મહર્ષિ પતંજલિએ આ પાંચ યમ જણાવેલ છે અષ્ટાંગ યોગ નું પ્રથમ ચરણ યમ છે. યમ એ અંતરંગયોગનું પ્રથમ પગથિયું છે.

યમનો અર્થ શાંતિયમ એટલે કે શાંતિ. યોગ કરનારાઓની ચારેય તરફ એટલે કે અંદર અને બહાર શાંતિનું વાતાવરણ હોવું જોઈએ. આપણા જીવનમાં શાંતિ કેવી રીતે આવે તેના માટે યમનું પાલન જરૂરી છે.

પતંજલીએ કહ્યું છે કે

- **अहिंसासत्यारतेयह्मचर्यापरग्रिहायमाः ।** પતંજલી યોગદર્શન સૂત્રો : ૨-૩૦
- સુત્રાર્થ : અહિંસા, સત્ય, અસ્તેય, બ્રહ્મચર્ય, અપરિગ્રહ જ યમ છે. આ પાંચ વાતોને જીવનમાં ઉતારીને જ આપણે યોગની પહેલી સીડી ચઢીએ છીએ.

   પતંજલી યોગ સુત્રમાં પાંચ પ્રકાર ના યમ છે.

- ૧. અહિંસા,
- ૨. સત્ય,
- ૩. અસ્તેય,
- ૪. અપરિગ્રહ અને
- ૫. બ્રહ્મચર્ય.

   હવે આપણે પાંચ યમ વિશે જરા વિગતવાર જોઇએ.

૦૧. અહિંસા :

અહિંસા અન્ય યમ-નિયમોનું મૂળ છે, શાસ્ત્રમાં **अहिंसा परमो धर्मः ।** એટલે કે અહિંસા ને પરમ ધર્મ માનવામાં આવેલ છે. અહિંસા" એટલે કોઇને શારીરિક ઇજા ન પહોંચાડવી એવી સામાન્ય સમજ છે. અહિંસા એટલી મર્યાદિત નથી. અહિંસાની શાસ્ત્રોકત વ્યાખ્યા છે. કે મન, કર્મ અને વાણી દ્વારા કોઇ ને કોઇ પ્રકારનું કષ્ટ ન આપવું એનું નામ અહિંસા.

યોગી યાજ્ઞવલ્ક યે અહિંસાની વ્યાખ્યા આ પ્રમાણે આપી છે:

- **कर्मणा मनसा वाचा सर्वभूतेषु सर्वदा । अक्लेशजननं प्रोक्तमहिंसित्यने योगभििः ॥**
- સુત્રાર્થ : "મન, વાણી અને કર્મ દ્વારા ક્યારેય કોઇપણ જીવને કષ્ટ નપહોંચાડવું એને અહિંસા કહેવામાં આવે છે." '

   અહિંસા' નો ભાષાકીય અર્થ છે 'હિંસા ન કરવી.' એના વ્યાપક અર્થમાં અહિંસા યોગસાધક માટે આત્મસંયમનો ગુણ નિર્દેશે છે, જેના દ્વારા એણે અઘાતક કે નિરુપદ્રવી બનવાનું છે. યૌગિક તત્ત્વજ્ઞાનનો એવો ઉપદેશ છે કે દરેક પ્રાણી પોતાના અસ્તિત્વને ટકાવી રાખવાની તીવ્ર ઇચ્છા ધરાવે છે. બીજાની એવી ઇચ્છાનુંસન્માન કરીને વનસ્પતિ સહિત તમામ પ્રકારના જીવોનો આદર કરવો જોઇએ. અહિંસા 'જીવો અને જીવવા દો' ના સિદ્ધાંત પર આધારિત યમ છે.

ભય, તિરસ્કાર કે બદલાની ભાવના જ કોઇપણ પ્રાણીને હાનિ પહોંચાડવા નું મૂળ કારણ બને છે. મુખ્યત્વે ભયના કારણે જ પ્રત્યેક જીવસ્વરક્ષાની પ્રતિક્રિયાના રૂપમાં ઘાતકી બને છે. ક્યારેક આ વૃત્તિ તિરસ્કારકે વેરના પ્રદર્શન સ્વરૂપે જન્મે છે. એટલે અહિંસાનો ગુણ વિકસિત કરવામાટે મન માંથી ભય, તિરસ્કાર અને વેરવૃત્તિ દૂર કરવાનો પ્રયત્ન કરવો જોઇએ. સ્વભાવગત અનિચ્છનીય વૃત્તિના રૂપાંતર માટે મહર્ષિ પતંજલિ કહે છે કે "અનિચ્છનીય વૃત્તિના સ્થાને એનાથી વિરુદ્ધ વૃત્તિને વિકસાવવીજોઇએ, જેમ કે ભયના સ્થાને નિર્ભયતા, તિરસ્કારના સ્થાને પ્રેમ, વેરનાસ્થાને મૈત્રી આદિ વૃત્તિઓ વિકસાવવી જોઇએ.

આમ અહિંસા માત્ર એક સદ્ગુણ કે સિદ્ધાંત જ નથી કિંતુ એના દ્વારા અપેક્ષિત વૃત્તિઓ જેવી કે પ્રેમ, દયા, સહાનુભૂતિ, ક્ષમાશીલતા, નિર્ભયતા વગેરે પણ વિકસેછે.

સામાન્ય રીતે 'દુઃખ ન આપવું' તેને અહિંસા કહેવામાં આવે છે, પછી તે શારીરિક હોય કે માનસિક, યોગની પરિભાષામાં હિંસાનો સ્થૂળ અને સૂક્ષ્મ બંને રીતે વિચાર કરવામાં આવ્યો છે. કોઈ પણ જીવ માત્રને શરીર, વાણી અને મનથી કષ્ટ ન આપવું, મન માં કોઈને દુખ પહોંચાડવાનો વિચાર સુધ્ધા ન આવે. એટલે અહિંસા. અહિંસા ત્રણ પ્રકારની છે.

- (1) શરીર ની અહિંસા અર્થાત્ કોઇપણ પ્રાણીનો જીવ લેવો અથવા શારીરિક રીતે કોઇને કષ્ટ ન પહોંચાડવું તે.
- (2) વાણી ની અહિંસા એટલે ક ટુવચન બોલી કોઇને દુઃખ ન પહોંચાડવું તે.
- (3) મન ની અહિંસા એટલે કોઇ ના મનને દુભાવવું, મન થી પણ કોઇ નું ખરાબ ન ઇચ્છવું તે, અંતઃકરણ ને મેલું કરવું એ રાગ, દ્વેષ, કામ, ક્રોધ, મોહ, ભય આદિ તમો ગુણ વૃતિથી મિશ્રિત હોય છે. કોઇ પ્રાણીની કોઇપણ પ્રકાર ની હિંસા કરવાની સાથે હિંસક પોતે પોતાની આત્મિક હિંસા કરે છે. એટલે કે પોતાના અંતઃકરણને હિંસાના કલિષ્ટ સંસ્કારોના મળથી દૂષિત કરે છે.

શરીર, વાણી અથવા મનથી કામ, ક્રોધ, લોભ, મોહ, ભય વિ. ની મનોવૃત્તિઓની સાથે કોઇપણ પ્રાણીને શારીરિક, માનસિક પીડા અથવા નૂકશાન પહોંચાડવું, અથવા અન્ય દ્વારા પહોંચાડવું અથવા એને અનુમોદન કે સંમતિ આપવી અથવા સ્પષ્ટ કે અસ્પષ્ટ રૂપ થી એના કારણરૂપ બનવું હિંસા છે, આનાથી બચવું એ અહિંસા છે.

આવી અહિંસા નું જે પાલન કરે છે તે યોગમાર્ગ માં ઝડપથી આગળ વધી શકે છે.અહિંસાનો સાચો અર્થ છે સર્વને પ્રેમ કરવો. કોઇને દુભવવા નહિ. જે રીતે બધા કલેશોનું મુળ અવિદ્યા છે તે જ રીતે બધા યમોનું મુળ અહિંસા છે.

અહિંસા તથા અન્ય બધા યમોની વિપરીત આચરણ કરવામાં મુખ્ય કારણ પોતાને નાના એવા ભૌતિક શરીરમાં સંકુચિત રૂપમાં જોવું એ છે, એટલા માટે યોગીઓને માટે તો અહિંસાનું ઉચ્ચતમ સ્વરૂપ પ્રાણિમાત્રમાં પોતાના આત્માને વ્યાપકરૂપમાં જોવાનું છે.

જે સાધક બધા પ્રાણીઓને પોતાના આત્મામાં જુએ છે અને બધા પ્રાણીમાં પણ પોતાના આત્માને જ જુએ છે તે આ સર્વાત્મદર્શન ને કારણે જ કોઇથી ધૃણા નથી કરતો. આવી અહિંસાનું પાલન કરવાથી યોગમાર્ગમાં ઝડપથી આગળ વધી શકાય છે અને મહર્ષિ પતંજલિના જણાવ્યા અનુસાર આ પ્રકાર અહિંસાનું પાલન કરનાર વ્યક્તિના સાંનિધ્યમાં આવનારનો વેરભાવ - દ્વેષ દૂર થાય છે.

પોતાના સ્વાર્થ માટે નિદોષ વ્યક્તિને દુઃખ આપવું તે હિંસા છે. સૃષ્ટિના કોઈ પણ જીવને મારવા તે હિંસા છે. જ્યારે ડોક્ટર દર્દીના શરીરને કષ્ટ આપીને સાજો કરે છે તે હિંસા નથી. આમ મન, વચન અને કર્મથી અહિંસાનું પાલન કરવું જરૂરી છે.

મહર્ષિ પતંજલિએ અહિંસાનું ફળ દર્શાવતાં કહ્યુ.છે.

- **अहिंसाप्रतिष्ठायां तत्सन्निधौ वैरत्यागः ।** પતંજલિ યોગદર્શન સૂત્રો : ૨-૩૫
- **સૂત્રાર્થ** : "અહિંસા" માં પ્રતિષ્ઠિત (દૃઢ) થવાથી તે (યોગી) ની હાજરીમાં સૌ કોઇ માંથી વેરભાવ નીકળી જાય છે".

અહિંસામાં સંપૂર્ણપણે પ્રતિષ્ઠિત થવા થી અથવા તો પૂર્ણ અહિંસા ની મૂર્તિ બનવાથી, માણસની પાસે નાં કે આજુબાજુનાં બધાં પ્રાણીપણ વેરભાવનો ત્યાગ કરી દે છે તેવા મહાપુરષ ની અંદર તો કોઈ જાતનો વેરભાવ ટકતો જ નથી. જે યોગી બીજો પ્રત્યે અહિંસા ના આદર્શ માં દ્રઢ થાય તો તેની પાસે હિંસક પ્રાણીઓ પણ શાંત થઇ જાય છે, એવા યોગી ની પાસે વાઘ અને ઘેટું એક સાથે રમશે

ભૌતિક વિજ્ઞાન નો પણ સિદ્ધાંત છે કે આધાત-પ્રત્યાઘાત સરખા અને સામસામી દિશામાં હોય છે. અહિંસાનું ફળ પણ એવી રીતે જ મળે છે. હિંસાભાવ થી મુક્ત થયેલા સાધકના મનમાં વેર ભાવ શમી જાય એટલે એની સામે આવનાર નો એના પ્રત્યેનો વેરભાવ પણ ટકતો નથી. અહિંસક સાધક તમામ જીવોમાં પરમાત્માનું પરમ પ્રેમ સ્વરૂપ જ નિહાળે છે. તેથી એના મન માં દ્વેષની સામે પ્રેમ જ વિકસે છે. એના પ્રભાવમાં હિંસક પ્રાણીઓના સ્વભાવગત હિંસાભાવ પણ છૂટી જાય છે. એટલે જ ઋષિ-મુનિઓના આશ્રમો માં હિંસક અને અહિંસક પ્રાણીઓ એક સાથે બેસી શકતાં હતાં. સાધકે અહિંસા કેળવવા તમામ પ્રાણીઓ પ્રત્યે સદ્ભાવ, ક્ષમા અને દયાભાવ કેળવવા જોઇએ.

જો વ્યક્તિ અહિંસાનું આ પ્રકારે પાલન કરતો રહે, તો તેના વિરોધીઓ પણ તેનો વિરોધ નહીં કરી શકે. અહિંસાનું વ્રત આપણા જીવનમાં પરિવર્તન લાવે છે. સમાજમાં આપણને વિશેષ સમ્માન અપાવે છે. સત્યનો અર્થ છે કે આપણે કપટથી અને છેતરપિંડીની નિયતથી કોઈ વાત ન કરીએ. જે વાત જેવી છે, તેને તેવી રીતે કહેવી જ સત્ય છે. આપણે આત્માને સત્ય માનીએ અને ઈશ્વરની ખોજ કરીએ. જ્યારે આ સત્ય આપણા જીવનમાં ઉતરે છે, તો તેના લાભ મળે જ છે.

અહીંસા માં માત્ર કોઈની હત્યા અથવા કે કોઈને મારવાનો જ સમાવેશ નથી થતો પણ કોઈને માનસીક રીતે દુ:ખી કરવા કે માનસીક ત્રાસ આપવો, કોઈના વિશે ખરાબ વિચારવુ, કોઈની લાગણી દુભાવવી કે ઠેસ પહોચાડવાનો સમાવેશ થાય છે. જે અહિંસા નુ સત્યનિષ્ઠા થી પાલન કરે છે તે પોતાનામાં દુશ્મની કે શત્રુતાની લાગણી ઓ ઘટાડમાં સફળ થાય છે. અહીંસા સમાધિ ની અનુભૂતિ તરફનુ કે ભગવાને પામવાનું કે સમજવાનુ પ્રથમ પગલું છે. જો અહિંસાનુ સત્યનિષ્ઠા થી એક લાંબા સમય માટે પાલન કરવામાં આવે તો તેની આસપાસ નુ વાતાવરણ પવિત્ર બને છે અને જે આ વાતાવરણની અસર માં કે તેના સમ્પર્કમાં આવે છે તેના મનમાંથી ધિક્કારની, તિરસ્કારની, દ્વેષભાવની, નફરતની લાગણીઓ દુર થઈ જાય છે. આમ, અહિંસા ફક્ત શારીરિક, માનસિક, મૌખિક જખમ જ દુર નથી કરતી પણ દુશ્મનીની, ધિક્કારની, તિરસ્કારની, દ્વેષભાવની કે નફરતની લાગણીઓને આપણા મનમાંથી સાફ કરી દે છે. જેથી કરીને આસપાસનુ વાતાવરણ પણ અસરકારક રીતે બદલાય છે.

આમ, પોતાના સ્વાર્થ માટે નિદોષ વ્યક્તિને દુ:ખ આપવું તે હિંસા છે. જીભના સ્વાદ માટે પશુઓને મારવા તે હિંસા છે, પરંતુ ડૉકટર રોગીના શરીરને કષ્ટ આપી તેને સાજો કરે છે તે હિંસા નથી. આમ, મન, વાણી અને શરીરથી અહિંસાનું પાલન કરી યોગમાર્ગમાં આગળ વધવું જોઇએ.

અહિંસાના પાલનથી તેનાથી મોહ, ક્રોધ, લોભ જેવા દૂષણોનો નાશ થાય છે.અહિંસાને સાધન ગણીએ, સત્યને સાધ્ય ગણીએ. સાધન આપણા હાથની વાત છે. તેથી અહિંસા પરમધર્મ થઈ. સત્ય એ પરમેશ્વર થયું... સત્ય છે તે છે જ. તે એક જ પરમેશ્વર." આમ અહિંસા એ સત્યને પામવાનું સાધન છે.

૦૨. સત્ય (સત્યવદિતા અને સત્યનિષ્ઠ) :

સત્ય જીવનનું કેન્દ્રસ્થ સ્વરૂપ છે. અધ્યાત્મ આખરે તો જીવન ના અંતિમ સત્ય ની શોધ છે. અસત્યના માર્ગે સત્યને પામી શકાય નહિ. સત્ય તો સાક્ષાત્ પરમાત્માનું સ્વરૂપ છે. એમના સિવાય સઘળું જગત માયાનો વિસ્તાર હોવા થી અસત્ય છે.

'અસત્ય'એટલે 'મિથ્યા'. મિથ્યા જગતનો સંગ કરવાથી મિથ્યા જ પ્રાપ્તથાય. યોગસાધના મિથ્યા જ પ્રાપ્ત થાય. યોગસાધના મિથ્યા થી ઉપર ઊઠી સચ્ચિદાનંદ સ્વરૂપ પરમાત્માની પ્રાપ્તિ માટેનું સાધન છે. એના દ્વારા પરમાત્મા ની એટલે કે સત્ય ની પ્રાપ્તિ થાય. જ્યાં સુધી સાધકને પરમાત્માની પ્રાપ્તિ ન થાય ત્યાં સુધી એણે સત્યયમ નું અનુષ્ઠાન કરતા રહેવું પડે છે.

યાજ્ઞવલ્ક્ય ઋષિ કહેછે:

• સત્ય ભૂતહિતં પ્રોક્તં ન યથાર્થાભિભાષણમ્ ।

- **સુત્રાર્થ :** "પ્રાણીઓના હિત માટે ઉચિત સત્ય વચનો જ બોલવાં જોઇએ."

શાસ્ત્રમાં એમ પણ કહ્યું છે:

- **સત્યં બ્રૂયાત્ પ્રિયં બ્રૂયાત્ ।**
- **સુત્રાર્થ :** "જે વાણી માં અસત્યનું મિશ્રણ ન હોય અને જેમાં જીવોનું હિત પણ સમાયેલું હોય એને સત્ય કહેવામાં આવે છે."

સત્ય પણ પ્રિય વચન બોલવું જોઇએ. સાંભળનારને દુઃખ થાય એવા કટુ વચનો દ્વારા સત્યની અભિવ્યકિત ન કરાય. અહીં વાણીનો સંયમ દર્શાવ્યો છે. કોઇ ની સાથે કપટ ન કરવું અસત્ય આચરણ દૃષ્ટત્યો અને અપ્રમાણિકતા દ્વારા સાધકની પ્રગતિને રૂંધે છે. કેટલીક વખત અસ્તય બોલવાથી કે સત્ય છુપાવવાથી તાત્કાલિક લાભ જણાય છે. કિન્તુ અંતે તો અસત્ય પોતાના દુષ્પ્રભાવ દ્વારા લક્ષ્ય પ્રાપ્તિમાં નિષ્ફળતા જ અપાવે છે. આપણામાં કહેવત છે કે 'પાપ છાપરે ચઢીને પોકારે' એટલે અસત્યને લાંબો સમય ઢાંકી શકાતું નથી. સત્ય હંમેશાં અંતમાં વિજય અપાવે છે. અસત્ય બોલવાવાળામાં સત્ય સાંભળવાનું સાહસ હોતું નથી. આમ સત્ય બોલવાની અને વાસ્તવિકતાનો અસ્વીકાર કરવાની હિંમત ન હોય તો મિત ભાષણ કે મૌન વધુ ઉપકારક બને છે. સત્ય શુદ્ધ હૃદયનો માપદંડ છે.શુદ્ધ હૃદયપૂર્વક શરણાગતભાવ થી કરેલી પ્રાર્થના જ ઇશ્વર સાંભળે છે. એ સર્વજ્ઞ પરમાત્મા સામે કોઇ કપટ ચાલતું નથી. જો શુદ્ધ હૃદય અને ભાવપૂર્વક સકામ પ્રાર્થના કરીએ તો પણ ઇશ્વરસાંભળે છે. અને ઉત્તમ ફળ પણ આપે છે.

સત્ય યમ યથાર્થ રૂપે સત્યાચરણ માટે બનાવેલો સિદ્ધાંત છે. અન્ય યમોની જેમ સત્યને નકારાત્મક રીતે વિચરીએ તો એનો અર્થ 'અસત્ય ન બોલવું' એવો કરી શકાય. સત્ય નોઅર્થ તો અસત્ય વાણી પરનો સંયમ જ છે. એટલે સાધકે પોતાની તેમજ અન્યની સાથે પણ સત્યપૂર્ણ આચરણ કરવું જોઇએ. તેના વિચાર, વાણીઅને વર્તનમાં સુસંવાદિતા હોવી જોઇએ. તમામ ધર્મી માં મહાપુરુષોએ કહ્યુંછે કે સત્યાચરણથી હૃદયની શુદ્ધતા અને ગૌરવપૂર્ણ વ્યવહાર દ્વારા ચિંતામુક્ત બની નિર્ભયતા, વફાદારી અને પ્રમાણિકતાના ગુણો વિકસાવી શકાય છે.

સત્ય નું ફળ દર્શાવતાં પતંજલિ ઋષિ કહે છે:

- **સત્યપ્રતષ્ઠિાયાં ક્રયિા ફલાશ્રયત્વમ્ ।** પતંજલિ યોગદર્શન સૂત્રો : ૨-૩૬
- **સુત્રાર્થ :** "સત્ય યમ સિદ્ધ થતાં સત્યવાદીના શબ્દ મુજબ જ ક્રિયાનું ફળ મળે છે.'

"સત્ય" માં પ્રતિષ્ઠિત થવાથી યોગી કર્મા કર્યા વિના કર્મી ના ફળ પ્રાપ્ત કરવાની સિદ્ધિ મેળવે છે.સત્યમાં પ્રતિષ્ઠિત થવાથી એટલે કે જીવનને સંપૂર્ણપણે સત્યમય કરી દેવાથી, યોગી કર્તવ્ય પાલનરૂપ બધી ક્રિયાઓના ફળના આશ્રય જેવો બની જાય છે. જે કર્મ કોઇએ ના કર્યું હોય, તેનું ફળ પણ તે આપી શકે છે. તેનું વરદાન, તેનો સંકલ્પ, આશીર્વાદ કે શાપ સદા સત્ય જ ઠરે છે. જ્યારે યોગીમાં "સત્ય" ની શક્તિ દૃઢ થશે,ત્યારે તે સ્વપ્નમાં યે જુઠું નહિ બોલે, અને મન-વચન-કાયા થી પણ સત્ય નું જ આચરણ કરશે અને ત્યારે તે જે કંઇ બોલાશે તે સાચું પડે છે.જેમ કે તે કોઇને આશીર્વાદ આપે કે-"તમારું કલ્યાણ થાઓ કે "તારો રોગ મટી જાઓ" તોતે મનુષ્ય નું જરૂર કલ્યાણ થાય છે કે તેનો રોગ મટી જાય છે. યોગસાધકે મન, વચન અને કર્મથી સત્યનું પાલન કરવું જોઇએ.

વસ્તુનું યથાર્થ જ્ઞાન એ જ સત્ય છે. એને શરીરથી કામમાં લાવવું શરીરનું સત્ય છે. વાણી થી કહેવું વાણીનું સત્ય છે. અને વિચારમાં લાવવું મનનું સત્ય છે. જેવું જે સમયે જેના માટે યથાર્થ રૂપ થી કરવું જોઇએ એજ સત્ય છે. અહિંસા ત્રણેય કાળામાં સત્ય છે. આ કારણે યથાર્થ રૂપ થી, યથાર્થ જ્ઞાનથી, અહિંસા માટે જે કાંઇ કરવામાં આવે, તે સત્ય છે. જેનાથી કોઇ પ્રાણીનો નાશ, પીડા કે નુકશાન ન થાય તે સત્ય છે. સત્ય એ અહિંસાનું જ રૂપાંતરણ છે.

હંમેશા સત્ય બોલવુ, પ્રિય બોલવું, એવું સત્ય ન બોલવું જે અપ્રિય લાગે એટલે કે સત્યને મીઠું લાગે તેમ બોલવુ, કડવું લાગે તેમ નહિં.

યોગીઓ માટે તો સત્ય નું ઉચ્યતમ સ્વરૂપ આત્મ અનાત્મ, ચેતન - જડ, પવિત્ર - અપવિત્ર, નિત્ય અનિત્ય માં, વિવેક - જ્ઞાન એટલે કે આત્માને ત્રિગુણાત્મક અંતઃકરણ, ઇન્દ્રિયો, શરીર, વિષયો તથા ભૌતિક જગતથી હંમેશા જુદું, નિર્વિકાર, નિર્લેપ, નિષ્ક્રિય, અસંગ,

અપરિણામી, કૂટસ્થ, નિત્ય, જ્ઞાનસ્વરૂપ વિવેકપૂર્વક જોવાનું છે.

સત્ય એટલે સાચું બોલવું. જીવનના સાચા મૂલ્યનો સ્વીકાર અને જૂઠું બોલવાનો સંપૂર્ણ ત્યાગ તેને સત્ય કહેવાય છે. આપણે જે વાત જેવી રીતે સાંભળી છે તે જ સ્વરૂપે તેને કહેવી તે સત્યની સામાન્ય પરિભાષા છે. પરંતુ આ સત્યની વ્યાખ્યા અપૂર્ણ છે. સત્યનું વ્યાપક સ્વરૂપ સમજવું જરૂરી છે. જીવનનાં સાચાં મૂલ્યોનો સ્વીકાર અને જૂઠું બોલવાના સંપૂર્ણ ત્યાગને સત્ય કહેવાય. સ્વાર્થી બનીને અસત્ય બોલનાર કે જેનાથી અહિત થાય છે તે મનોવૈજ્ઞાનિક ઉપાયોમાં ઘણી વાર અસત્ય બોલીને દર્દીને સાજો કરવામાં આવે છે તેને અસત્ય કહેવાય નહિ, આમ સત્યને બરાબર સમજીને

સ્વાર્થી બનીને જૂઠું બોલનારને અસંખ્ય વખત અસત્ય બોલવું પડે છે અને મન સતત તેમાં પરોવાયેલું રહે છે. મન શાંતિનો અનુભવ કરતું નથી, આથી જે આપણે બોલીએ તેમાં મન અને વાણી સમાન હોવાં જોઇએ. જેનાથી હિત થાય તે સત્ય અને જેનાથી અહિત થાય તે અસત્ય કહેવાય. આમ, સત્યને બરાબર સમજીને યોગમાર્ગના અભ્યાસીએ સાહસ તથા પ્રામાણિકતા સાથે સત્યવાદી બનવાનો પ્રયત્ન કરવો જોઇએ. અસત્યમાં પરોવાયેલું મન સતત અશાંતિનો અનુભવ કરે છે અને સત્યના આચરણથી મન સદાય પ્રસન્ન રહે છે.

"સત્ય બોલવુ તે સત્ય" વાતની કે બોલની અને મન ની યોગ્ય સમજણ એ જ સત્ય. અહીં, સત્યનો યોગ્ય અર્થ એ છે કે જે જોવામાં આવે છે, કે સાંભળવામાં આવે છે એ જ વસ્તુ આપણી વાતોમાં કે બોલવામાં અને મન દ્વારા પણ આ જ વાતને અનુસરવામાં આવવી જોઈએ છે.જ્યારે આપણે અન્ય લોકોને કોઈ ખુલાસો કરતા હોઈએ ત્યારે કે કોઈ વાત સમજાવાતાં હોઈએ ત્યારે જો વાતચીત શંકા પેદા કરે અથવા જો તે વાતને અન્ય લોકો દ્વારા યોગ્ય રીતે સમજી ન શકે, અથવા તે અન્ય લોકો માટે કોઈ ઉપયોગ ના હોય તો તે વાત સાચી હોવા છતાં પણ તે "સત્ય" નથી. સત્યનુ નિષ્ઠાથી અને સતત પાલન કરવામાં આવે અને સાથે તેને અનુરૂપ વર્તન કરવામાં આવે તો માણસને "વચનસિધ્ધિ" પ્રાપ્ત થાય છે. સત્યનિષ્ઠાથી ચિત્તને આંતરિક શાંતિ પ્રાપ્ત થાય છે.

સત્ય સનાતન છે. સત્ય અનંત છે, વિરાટ છે.મન, વચન અને કર્મથી પોતાને જે સાચું લાગે તે જ બોલવું.અને વર્તન ભિન્ન ન હોય.જેમાં મન, વચન અને કર્મની એકતા હોય તે જ સત્ય. સત્યની વ્યાખ્યા દુષ્કર છે.

વ્યવહારમાં અસત્ય ન બોલવું. અપ્રિય સત્ય ન બોલવું. કોઈકને પ્રિયં લાગે માટે અસત્ય ન બોલવું, એમ મનુ ઋષિ કહે છે. સત્ય હંમેશા પ્રિય લાગે એવું ન પણ બને. માટે એમ કહેવું વધારે ઉચિત છે કે સત્ય પ્રિય પણ નથી અને અપ્રિય પણ નથી, સત્ય એ સત્ય જ છે. સત્યના પાલન માટે સાધકે મૌન પાળવું. અથવા મિતભાષી થવું એ વધારે ઉચિત છે.અસત્ય અશાન્તિ ઊભી કરે છે. પ્રિયજનોને પારકાં બનાવે છે.સાધક માટે એ યોગ્ય નથી. સાધક માટે શાન્તિ અને પ્રેમ આવશ્યક છે.સત્ય પૂરાં પાડે છે.

પરમપદની પ્રાપ્તિ એ જ જીવનનું પરમ સત્ય છે. સાધનાનું તે જ પરમ લક્ષ્ય છે.સત્ય બે પ્રકારે જીવનમાં આવે છે. ૧. નિરપેક્ષ સત્ય, ૨. વ્યવહારુ સત્ય -એટલે કે રોજબરોજના જીવન વ્યવહારમાં સત્યનો આગ્રહ રાખવો. આવા સત્ય દ્વારા સત્યના સાક્ષાત્કાર સુધી પહોંચી શકાય છે.વ્યવહાર શુદ્ધિ તે સાધન. વ્રતપાલનમાં શુદ્ધ સત્ય તે લક્ષ્ય.

સત્ય પરાજિત થતું જ નથી, તેને તો હંમેશાં વિજય જ મળે છે.

03. અસ્તેય (પ્રમાણિકતા) :

સ્તેય એટલે કે ચોરી, અન્યાયપૂર્વક કોઇનું ધન, પદાર્થ કે અધિકાર ઝૂંટવી લેવો તે છે.

રાજા એ પ્રજાના નાગરિક અધિકાર દબાવી દેવા, ઉંચા વર્ણવાળાઓ એ કે ધનવાનો એ નીચા વર્ણવાળા કે નિર્ધની ના સામાજિક તથા ધાર્મિક અધિકારો ઝૂંટવી લેવા તે ચોરી છે. અધિકારીઓ એ લાંચ લેવી, દુકાનદારો એ ચોક્કસ કે વ્યાજબી કિંમતથી વધારે ભાવ લેવો અથવા તોલમાં ઓછું આપવું તથા ચીજોમાં ભેળસેળ કરવી વિગેરે ચોરી છે. આ ઉપરાંત લોભી શાહુકાર ખોટી રીતે ગરીબો પાસેથી વ્યાજ લે છે, લોભી વકીલ પૈસા માટે ખોટા મુકદમા લડે છે, લોભી વૈદ્ય કે ડોકટર દરદીનું ધ્યાન ન રાખતા ફકત પોતાની ફી નો જ ખ્યાલ રાખે છે તે પણ એક પ્રકારની ચોરી જ છે. અને જેને પોતાનું માની લઈ લેવું કે તેના પર અધિકાર પ્રાપ્ત કરવો તેને ચોરી કહે છે.

પિતાની સંપત્તિ પુત્ર ને મળે, પણ તે પણ પિતાની સંમતિ વિના ના લેવાય. કોઈની લાચારી નો લાભ મેળવી લેવો તે પણ ચોરી છે. કર્તવ્યની ચોરી એ પોતાની રીત ની મોટી ગુપ્ત ચોરી છે. લેખકો પણ કોઈની કૃતિને પોતા ને નામે કરે તો તે પણ ચોરી છે. પોતાના આશ્રિતોની ઉપેક્ષા કરી સ્વયં વધારે સુવિધાઓ ભોગવવી તે પણ ગુપ્ત ચોરી છે.લાંચરુશ્વત, ભષ્ટાચાર, 'બ્લેકમની' તો ચોરી છે જ. એ બધા માણસો, જે અન્યાયપૂર્વક કોઇ પણ અનુચિત રીતથી ધન, વસ્તુ કે કોઇપણ બીજો લાભ મેળવે છે તેઓ ચોર છે.

"અસ્તેય" એટલે કોઇપણ જાતની ચોરી ન કરવી તે અસ્તેય છે. જે પોતાનું નથી તેને પોતાનું બનાવવું તે ચોરી છે.બીજાની માલિકીની વસ્તુ માલિકની પરવાનગી વિના ન લેવી. ટૂંકમાં ચોરી ન કરવી. માત્ર ધનને જ નહિ પરંતુ અધિકાર, વિચારો, યશ, માન વગેરેને પણ અસ્તેય લાગુ પડે છે.

અસ્તેયનો અર્થ સ્થૂળરુપ માં ન લેતા સૂક્ષ્મ રૂપમાં વિચારવો જોઇએ. કર્તવ્યની ચોરી એ સૌથી મોટી ગુપ્ત ચોરી છે. સમયની ચોરી પણ ચોરી જ છે, વિચારો ની ચોરી પણ ચોરી જ ગણાય. માગ્યા વિના અન્યની વસ્તુ લઇ લેવી એ પણ ચોરી નો જ એક પ્રકાર છે. આમ, યોગમાર્ગ પર આગળ વધવા ઇચ્છનારે ચોરીથી બચવું જોઇએ.

યાજ્ઞવલ્ક્ય ઋષિ કહે છે:

- **कर्मणा मनसावाचा पर द्रव्येषु न स्पृहा: । अस्तेयमिति संपोक्तमृषभिस्ितत्वदशभि: ।।**
- **સુત્રાર્થ :** "તત્વદર્શી ઋષિઓએ કહ્યું છે. કે મન, કર્મ, અને વચન દ્વારા પરાયા ધનની સ્પૃહા ન કરવી તે અસ્તેય છે.'

જો મનમાં જ અન્યની લાલચ ન હોય તો પ્રત્યય ચોરી થાય જ નહીં. બીજ ન હોય તો છોડ કેવી રીતે વિકસે ? અન્યની ઈર્ષા કરવામાંઅને લોભ-લાલચ માં ચોરીનું મૂળ રહેલું છે. આ બે વૃત્તિઓને કારણે આત્મોન્નતિનો માર્ગ રુંધાય છે. ચોર ને શાંતિ હોતી નથી. પકડાઇ જવાના ડરમાં એનું મન સતત ચિંતિત રહે છે કારણ કે પકડાઇ જવાથી એની સામાજિક પ્રતિષ્ઠાનો ભંગ થાય છે. અન્ય પાસે છે તે મારી પાસે હોવું જોઇએ એવો ઇર્ષાભાવ મનુષ્યને ઇચ્છિત વસ્તું પ્રાપ્ત કરવા માટે લલચાવે છે. આ લાલચનો કદી અંત જ નથી અને એ અવી લોભામણી છે કે મનમાં ક્યારે ચોરીનું બીજ વવાયું તેનું ધ્યાન જ રહેતું નથી. સાધક તોજગતમાં જે કાંઇ છે એ મારું નહીં ઇશ્વરનું છે એવું માની એના માટે ત્યાગભાવના જ કેળવવી જોઇએ.

આપણે બીજાનું ધન હડપવાનો વિચાર પણ ન કરવો જોઇએ. ચોરી, ઠગાઇ, છેતરપિંડી અને અન્ય કોઇપણ ખોટા રસ્તાથી અન્યોનું ધન, વસ્તુ કે અન્ય કોઇ ચીજને હડપવું અપરાધ છે. આપણે આ બુરાઇથી બચવું જોઇએ. અસ્તેયનું પાલન આપણને સદ્ચરિત્ર બનાવે છે.

પરંતુ આ રીતે કોઇપણ વસ્તુને પ્રાપ્ત કરાવ નું મુળ કારણ લોભ અને રાગ છે. આ હેતુથી યોગીનો કોઇ પણ વસ્તુમાં રાગ હોવો સ્તેય (ચોરી) સમજવું તેનો ત્યાગ અસ્તેય છે. અસ્તેયમાં આપણી પાસે એવું કાઇપણ રાખવુ નહીં જે આપણુ નથી નો પણ સમાવેશ થાય છે. કોઇને તેના અધિકારથી વંચિત રાખવા તે પણ "સ્તેય" એટલે કે ચોરી છે. ચોરીનો પલવાર માટે પણ એક વિચાર મન માં આવે તો, તે માનસિક અને ત્યાં શારીરિક આરોગ્ય પર અસર કરી શકે છે. જ્યારે કોઇ અસ્તેયનુ પાલન કરે છે ત્યારે તે માણસને કુદરતી બધા જ ગુણો અને દિવ્ય કુદરતી શક્તિ - સામર્થ્ય પ્રદાન થાય છે.

અસ્તેયનો અર્થ છે ધર્મપૂર્વક, જે વસ્તુ જેટલા પ્રમાણમાં પોતાને મળવી જોઇઅ, તેને તેટલા જ પ્રમાણમાં લાવવી. પૂરી કિંમત ચૂકવીને કોઇ વસ્તુ મેળવવામાં આવે તો ચોરી નથી. પોતે ચોરીથી બચવું જોઇએ અને સાથે-સાથે બીજાને પણ બચાવવા જોઇએ. યોગમાર્ગના સાધકે આ બંને બાબત પર ધ્યાન આપવું જોઇએ અને 'યમ'ના આ અંગ પર પ્રભુત્વ મેળવવું જોઇએ.

અસ્તેયનું ફળ દર્શાવતાંપતંજલિ ઋષિ કહે છે.

- **अस्तेयप्रतष्ठियायांसर्वरत्नोपस्थानम् ।** પતંજલિ યોગદર્શન સૂત્રો : ૨-૩૭.
- **સુત્રાર્થ :** "ચોરવૃત્તિ પર નિયંત્રણ પ્રસ્થાપિત થતાં સાધક સમક્ષ પૃથ્વીનાં તમામ રત્નો પ્રગટ થાય છે."

જો કોઇપણ રત્નઇચ્છા માત્ર થી જ પ્રાપ્ત થઇ જતું હોય તો એને ચોરી શા માટે કરવી પડે. જો કે એવી સિદ્ધિ પ્રાપ્ત થતાં તો સાધક કામનારહિત બની જાય છે. એને ધનની કોઇ સ્પૃહા જ રહેતીનથી. નવનિધિ એનાં ચરણોમાં આળોટે તો પણ જેને મન કંચનઅને કથિર નો ભેદ જ નથી એને એ ખજાનાનું શું કામ ?

04. બ્રહ્મચર્ય :

યોગ અને ભોગ, બંને પરસ્પર વિરોધી બાબતો છે. ભોગમાં રાચતાં-રાચતાં યોગ ન થઇ શકે. બ્રહ્મચર્યની મહિમા મહાન છે. બ્રહ્મચર્યને સૌથી ઉત્તમ તપ કહેલ છે. વિશ્વનાં તમામ પ્રાણીઓમાં જે જીવનકલા જોવામાં આવે છે. તે બ્રહ્મચર્યનો જ પ્રતાપ છે. જીવનકલામા સૌંદર્ય, તેજ, આનંદ, ઉત્સાહ, સામર્થ્ય, આકર્ષણ અને સજીવતા વિગેરે અનેક ઉત્તમ ગુણોનો સમાવેશ બ્રહ્મચર્ય થી જ થાય છે.

બ્રહ્મચર્ય એટલે સામાન્ય રીતે સમજવામાં આવે છે કે સ્ત્રીસંગ ન કરવો. પરંતુ બ્રહ્મચર્યનો અર્થ વિશાળ છે. બ્રહ્મચર્ય એટલે આચાર અને વિચારમાં સર્વ ઇન્દ્રિયોનો સંયમ.બ્રહ્મચર્ય એટલે બ્રહ્માનું આચરણ કરવું અર્થાત્ બ્રહ્માની પ્રાપ્તિ માટે આવશ્યક વર્તન. બ્રહ્મચર્ય એટલે વિચાર અને આચારમાં બધી ન્દ્રિયોનો સંયમ, ઇન્દ્રિય સંયમનો અર્થાત્ વિવેકની સાથે મર્યાદામાં રહીને ઇન્દ્રિયોનો ઉપયોગ કરવો,

બ્રહ્મચર્ય એટલે બ્રહ્મમાં વિચરણ.આ બ્રાહ્મિસ્થિતિ છે. એ સ્થિતિમાં સાધકના મન માંથી જગત અદૃશ્ય બની જાય છે અને બ્રહ્માકાર વૃત્તિથી એ સર્વત્ર બ્રહ્મને નિહાળે છે. ત્યારે એને સમજાયછે કે કેવળ બ્રહ્મ જ સત્ય છે. દૃષ્ટ જગતનો મિથ્યાભાસ છે, આવી સ્થિતિ પ્રાપ્ત કરવા માટે બ્રહ્મચર્યનું અનુષ્ઠાન કરવું પડે.

બ્રહ્મચર્યની વ્યાખ્યા કરતાં યાજ્ઞવલ્ક્યઋષિએ કહ્યું છે:

- **कर्मणामनसावाचासर्वावस्थासुसर्वदा । सर्वत्र मैथुनत्यागो बर्यते ॥**
- **સુત્રાર્થ :** "મન, કર્મ, વચન દ્વારા કોઇપણ અવસ્થામાં બધાં સ્થાનોમાં મૈથુનનો ત્યાગ બ્રહ્મચર્ય કહેવાય છે." આ નૈષ્ઠિકબ્રહ્મચર્ય છે.

બ્રહ્મચર્યનું પાલન મન, વચન અને શરીરથી થવું જોઇએ. શરીર કાબૂમાં રહે, પણ મન વિકારમાં રહે તો તેનો કોઇ અર્થ નથી. તેથી બ્રહ્મચર્યનું પાલન મન, વચન અને કર્મથી થવું જોઈએ.આપણે મન પર નિયંત્રણ લાવવાનું શીખવાનું છે.

બ્રહ્મચર્યને શાસ્ત્રોમાં દર્શાવેલ વીર્ય અર્થાત્ તાકાત કે તેજ ને માત્ર શારીરિક નહિ પરંતુ મનોદૈહિક શક્તિના સ્વરુપમાં પણ જોવું જોઈએ. બ્રહ્મચર્યના પાલનથી આંતરિક ઓજસ તેજશક્તિનો સંચય થાય છે અને ઝડપથી આધ્યાત્મિક પ્રગતિ સાધી શકાય છે.

મૈથુન તથા અન્ય કોઇપણ પ્રકારે વિર્યનો નાશ ન કરતાં જિતેન્દ્રિય રહેવું એટલે કે બીજી બધી ઇન્દ્રિઓના નિરોધથી "ઉપસ્થેન્દ્રિય" ઉપરનો સંયમ એ બ્રહ્મચર્ય છે. પૂર્ણ રીતે બ્રહ્મચર્યનું પાલન એજ કરી શકે છે જે બ્રહ્મચર્યનો નાશ કરનાર પદાર્થીને ખાવાથી, કામોતેજક દ્રષ્યો જોવાથી અને એવી જાતની વાર્તાઓને સાંભળવાથી તથા એવા વિચારોને મનમાં લાવવાથી બચતો રહે.

મનુષ્ય જે ખોરાક લે છે તેનું પાચન થઇને રસ બને છે, એ રસમાંથી પાચન થઇને રકત (લોહી) બને છે. રકતનું પાચન થઇને માંસ બને છે, માંસમાંથી મેદ, મેદમાંથી હાડકાં, હાડકાં માંથી મજજા અને અંતે મજજા માંથી સપ્તસાર પદાર્થ વીર્ય બને છે. આ સંપૂર્ણ ક્રિયા થતાં એક મહિનો લાગે છે. આજ વીર્ય પછી ''ઓજસ'' રુપમાં સમગ્ર શરીરમાં ફેલાઇને ચમકતું રહે. સ્ત્રીઓની આ સપ્તમસાર શુદ્ધ પદાર્થને "રજ" કહે છે.

- **મરણં બદ્દિપુતતે જીવનં બદ્દિ્ધરનમ।**
- **સુત્રાર્થ :** વીર્યનો નાશ મૃત્યુ છે અને વીર્યની રક્ષા કે બ્રહ્મચર્ય એ જીવન છે.

યોગીઓ માટે બ્રહ્મચર્યનું વાસ્તવિક સ્વરુપ પ્રાણો ઉપર પૂરેપૂરો અધિકાર પ્રાપ્ત કરી લેવો છે. અને પ્રાણ આદિ પાંચ વાયુ અંતઃકરણનું સમ્મિલિત કાર્ય છે. આથી અતઃકરણ ઉપર પૂરો અધિકાર કરી લેવો જરુરી છે.

આપણું ભોજન,વિચાર, વ્યવહાર તમામ યુક્તિપૂર્વકનું હોવું જોઈએ. જે સંયમથી નથી રહેતું તે બળહીન થઈ જાય છે. તેનામાં આત્મવિશ્વાસ નથી હોતો. જે બ્રહ્મચર્યનું પાલન કરે છે, તેમને અક્ષુણ્ણ બળ પ્રાપ્ત થાય છે. સ્વસ્થ, નિરોગી અને પ્રસન્ન વ્યક્તિ જ કોઈપણ કાર્યને સફળ કરવા માટે યોગ્ય હોય છે.

અહીં બ્રહ્મચર્યનો અર્થ એવો છે કે એવી કોઈ પણ વસ્તુનો કે સામગ્રીનો વપરાશ કે વાંચન ઇરાદાપૂર્વક ટાળવા જોઈએ કે જે ઇચ્છાઓ અથવા લાગણીઓ ને ઉત્તેજિત કે વધારો કરે. અહીં ધર્મ અને વિજ્ઞાનની મર્યાદાની અંદર રહીને ઇચ્છાઓનો આનંદ માણવો, નિયંત્રિત ઉપભોગને આત્મસંયમ તરીકે ઓળખી શકાય કે આત્મસંયમમાં સમાવેશ કરી શકાય. મૈથુન નાં આઠ અંગો છે. બુદ્ધિમાન સાધકે એને સદા ત્યાગવાં જોઇએ. અને બ્રહ્મચર્ય નું પાલન કરતા રહેવું જોઇએ. મૈથુન ના આઠ અંગો આ પ્રમાણે છે:

- ૧. સ્ત્રી-પુરુષે પ્રેમપૂર્વક પરસ્પરનું સ્મરણ કરવું.
- ૨. પ્રેમપૂર્વક એકાંતમાં મળવું.
- ૩. એકબીજા સાથે મધુર સંભાષણ કરવું.
- ૪. એકબીજા ને આશકિતથી નિહાળવું.
- ૫. શારીરિક ચેષ્ટાઓ દ્વારા પરસ્પર રમત રમવી.
- ૬. રાગપૂર્વક મૈથુનની ઇચ્છા કરવી.
- ૭. મૈથુનનો સંકલ્પ દૃઢ કરવો અને
- ૮. મૈથુન કરવું.

જેમણે યોગસાધના કરવી છે તેમણે મૈથુનનાં આ આઠ અંગોને ટાળવાં જ પડે, યોગ ભોગને ત્યાગવા નો પંથ છે જયારે આ આઠેય અંગો કામભોગ પ્રતિ દોરી જનારા છે. ભોગ માર્ગ યોગ થી તદ્દ ન વિપરીત માર્ગ છે. બ્રહ્મચારી, સાધક, વાનપ્રસ્થી અને સંન્યાસીને માટે સદા-સર્વત્ર મન, વચન અને કર્મ થી મૈથુનનો ત્યાગ અનિવાર્ય છે.

સંસારીક કે કુટુંબ જીવન અનુસરે છે તેના માટે એક તેની પત્ની સિવાય અન્ય સ્ત્રીઓ સાથે નીચેની બાબાતો ટાળવી જોઇએ.

- (૧) મન માં અન્ય સ્ત્રી ના વિચાર કે વિચારસરણી.
- (૨) તેમના વિશે સુનાવણી કે વાર્તા, વાતો કે કથાઓ શાંભળવી કે વાંચવી.
- (૩) એકલી સ્ત્રી સાથે વાતો કરવી અને તેના માટે પ્રેમ બતાવો.
- (૪) એકલી સ્ત્રીને એકીટસે તાકીને કે તેની સામે વારંવાર જોવુ અથવા તેણી સામે કે તેની સાથે હસવુ કે ઠઠા મસ્કરી કરવી.
- (૫) સ્ત્રીનો સ્પર્શ કરવો કે કોશીશ કરવી.

ઋષિ-મુનિઓ એ સંસારી ગૃહસ્થો માટે પણ સામાન્ય બ્રહ્મચર્ય પાળવાનો આદેશ આપ્યો છે. દંપતી એ પવિત્ર દિવસ, વ્રત, ઉપવાસ, પૂજન, પર્વ અને સ્વપત્નીના માસિક રંજો દર્શન ના સમયગાળા માં સંયમી રહી મૈથુન નો ત્યાગ કરવો. આ ગૃહસ્થો નું સામાન્ય બ્રહ્મચર્ય છે. ગૃહસ્થો એ માત્ર સંતાન પ્રાપ્તિ અર્થે જકામ પુરુષાર્થ ભોગવવાનો છે, વાસના તૃપ્તિ માટે નહીં. સંતાન નેઘરે સંતતિ પ્રાપ્ત થયા પછી ગૃહસ્થ દંપતીએ વાનપ્રસ્થાવસ્થા માં સંપૂર્ણ બ્રહ્મચર્યનું નિયમિત પાલન કરવું જોઇએ.

વાનપ્રસ્થીઓ માટે સંપૂર્ણ બ્રહ્મચર્ય પાલન નિર્દિષ્ટ છે છતાં એમનું બ્રહ્મચર્ય 'ઉપકુર્વણ' કહેવાય છે. ઉપકુર્વણ બ્રહ્મચર્ય બ્રહ્મચારી તપસ્વી એ અને સંન્યાસીઓના નૈષ્ઠિક બ્રહ્મચર્ય થી ઊતરતી કક્ષાનું અને ગૃહસ્થા ના સામાન્ય બ્રહ્મચર્ય કરતાં ઊચીકક્ષા નું મનાય છે. ગૃહસ્થાશ્રમ ભોગવ્યા પછી સંપૂર્ણ બ્રહ્મચારી બને છે, તેથી વાનપ્રસ્થીઓનું બ્રહ્મચર્ય નૈષ્ઠિક થી ઉતરતું મનાછે. નૈષ્ઠિક બ્રહ્મચારી એટલે બાલ બ્રહ્મચારી, જેણે કદી પણ મૈથુનનું ચિંતન કર્યું નથી.વીર્યશકિત દૈવી શકિત છે. એની રક્ષા થી જીવન રક્ષા થાય છે. એના સ્ખલનથી જીવન નષ્ટ થઇ જાય છે. એટલે

બ્રહ્મચર્યનું ફળ દર્શાવતાં મહર્ષિ પતંજલિએ કહું છેઃ

- **ब्रह्मचर्यप्रतिष्ठणायां वीर्यलाभः ।** પતંજલિ યોગદર્શન સૂત્રો : ૨-૩૮.
- **સુત્રાર્થ** : "બ્રહ્મચર્ય ની રક્ષા થી વીર્ય રક્ષા થાય છે."

બ્રહ્મચર્યમાં પ્રતિષ્ઠિત થવાથી અથવા બ્રહ્મચર્યનું બરાબર પાલન કરવાથી મન, બુદ્ધિ, ઇન્દ્રિયો ને શરીરમાં અલૌકિક શક્તિનું પ્રાકટ્ય થાય છે. અને અણનમ ઇચ્છા-શક્તિ વિકસે છે. તેવી અસાધારણ શક્તિની બરાબરી બીજા કોઇ સાધારણ માણસથી થઇ શકતી નથી.

બ્રહ્મચર્ય વડે માનવજાતિ પર અદભૂત પ્રભાવ મેળવી શકાય છે. આધ્યાત્મિક આચાર્યો બ્રહ્મચર્ય-પરાયણ હતા. બ્રહ્મચર્ય લાંબું અને નિરામય જીવન જીવવાની અમૂલ્ય જડીબુટ્ટી સમાન છે. બ્રહ્મચર્યના પાલન દ્વારા પ્રથમ તો વીર્યના અધઃપતનને અટકાવવું જોઇએ.

શાસ્ત્રમાં કહું છે કે

- **ब्रह्मचर्येणतपसादेवामृत्युमुपाजत ।**
- **સુત્રાર્થ ::** "બ્રહ્મચર્યરૂપી વ્રત દ્વારા દેવોએ મૃત્યુ પર વિજય મેળવ્યો છે,"

બ્રહ્મચર્ય માટે વિવેક બુદ્ધિપૂર્વક સંયમી રહેવું આવશ્યક છે. વિવેક બુદ્ધિ નિશ્ચયાત્મક હોય છે. એના દ્વારા મન દ્રઢ બનાવી શકાય છે. જો વીર્યના અધઃપતનને ખાળવામાં ન આવે તો ધીમે ધીમે શારીરિક અને માનસિક શક્તિઓનો રકાસ થતો જાય છે. વળી, જાતીય આવેગના અતિરેક થી થતી વીર્ય હાનિ વ્યક્તિનેરોગ અને મૃત્યુ તરફ ખેંચતી રહે છે. વીર્યના અધઃપતનનેઅટકાવવામાં સફળ થનારા યોગસાધક બ્રહ્મચર્યના બીજા તબ્બકામાં વીર્ય શક્તિને ઉર્ધ્વગામી બનાવવા પ્રયત્ન કરે છે. ઉધ્ધીકરણ પામેલી વીર્યશક્તિ સંપૂર્ણ આરોગ્ય, કાયાકલ્પ અને અમરત્વ પ્રતિ દોરી જાય છે.

વ્યક્તિ પોતાની ઇંદ્રિયો પર કાબુ રાખીને બ્રહ્મચર્યનું પાલન કરી શકે છે. બ્રહ્મચારી માટે સંસારમાં કોઇ વાત અસંભવ કે અપ્રાપ્ત નથી. સાધકે એનું નિત્ય દ્રઢતાથી પાલન કરવું જોઇએ.

૦૫. અપરિગ્રહ :

'પરિગ્રહ' એટલે 'સંગ્રહ. કરવો' ધન, સંપતિ, ભોગ સામગ્રી અથવા બીજી વસ્તુઓને પોતાની (શરીર રક્ષા વિ.) જરૂરીયાતો થી વધારે ફકત પોતાના જ ઉપયોગ માટે સ્વાર્થ દ્રષ્ટિથી સંગ્રહ કરવો કે એકઠું કરવું એ પરિગ્રહ છે.

અપરિગ્રહ' એટલે 'સંગ્રહ ન કરવો' નીતિયુક્ત પુરુષાર્થ દ્વારા પ્રારબ્ધવશ જેવું કાંઇ પ્રાપ્ત થાય એનાથી પ્રસન્ન રહેવું અને જીવનવ્રુરિયાતની પ્રાથમિક આવશ્યકતાથી અધિક ચીજવસ્તુ કે ધનનો સંચય ન કરવો એ અપરિગ્રહનાં સામાન્ય લક્ષણ છે.

પરિગ્રહનું મૂળ લોભ - લાલચ છે. લોભ - લાલચમાંથી ભૌતિક સંપત્તિ નો મોહ થાય છે તેથી સંગ્રહવૃત્તિ જન્મે છે. અન્યની દેખાદેખીમાં ચીજવસ્તુઓ ભેગી કરવાનો મોહ, લોભ- લાલચને પુષ્ટ કરે છે. ધન – સંપત્તિ કે ચીજ-વસ્તુની એષણા મૃગજળ જેવી છે. મૃગજળ ભ્રાન્તિ છે એમ એષણા કે લાલચ પણ મનને ભ્રાન્ત કરનારી છે, કદી તુષ્ટ થવાની નથી. જેમ જેમ એષણા મુજબ ચીજ પ્રાપ્ત થતી જશે તેમ તેમ ભોગવૃત્તિ વધુ ભડકવાની અને નવી નવી એષણાઓ જન્માવવાની. એ બધી એષણાઓ નો મરણ સુધી અંત આવતો નથી. છતાં એનો મોહ અંત સુધી છૂટતોનથી. લાલચુ વ્યક્તિ સારાસારનો વિવેક પણ ગુમાવી દે છે અને સારા-ખોટાનો વિચાર કર્યા વિના ઇચ્છા પૂર્તિ માટે ખોટાં કમૌમાં પણપ્રયોજાતો રહે છે. આમ, 'સંગ્રહ' તો પાપ છે જ પણ એને માટે ના ઉપાયો પણ પાપ કરાવે છે અને અંતે નરકમાં કષ્ટો સહેવાં પડે છે. લાલચને વશમાં રાખવાનો અને સુખનો એક જ ઉપાય છે --સાદગી. સાદગીમાં સરળતા અને આનંદ છે. જે મળે એનાથી પ્રસન્ન રહેવાની વૃત્તિ સમત્વ પ્રાપ્ત કરવાનું પ્રથમ ચરણ છે. અવિવેકી બની જરૂરિયાતો વધારવાથી જીવન ગૂંચવાઇ જાય છે અને માનસિક શાંતિ હરાઇ જાય છે. અપરિગ્રહવૃત્તિ સ્થિર થતાં વિષય ભોગોનું આકર્ષણ ઘટે છે અને ધીમે ધીમે સાધકના મનમાં ભોગો પ્રત્યે અપ્રીતિ અને વૈરાગ્યની વૃત્તિનો ઉદય થાય છે.

અપરિગ્રહ: સંગ્રહ ન કરવો. સંશાધનોનો વહેંચીને ઉપયોગમાં લેવા, અપરિગ્રહ એટલે લોભને કારણે થતી સંગ્રહવૃત્તિનો સંપૂર્ણ ત્યાગ. ઓછી જરૂરિયાતો અને ખરેખર આવશ્યક હોય તેટલું જ પોતાની પાસે રાખવું એ સાધક માટે બહુ ઉપયોગી જીવનપદ્ધતિ છે. અપરિગ્રહ એ માત્ર સ્થૂળ સ્તર પર નહિ, પણ સાધકનું મન પણ દૃઢ હોવું જોઈએ. મનમાં લોભ જન્મે તો તે પણ નકામું છે.જરૂરીયાતની વસ્તુ એ ગણાય જેના વિના અભ્યાસ કે ધાર્મિક કાર્ય વિઘ્ન વિના ન ચાલે અથવા જે અધ્યાત્મ ઉન્નતિ કે ધાર્મિક કાર્યોમાં સાધનરૂપથી જરૂરી હોય; પરંતુ આવી વસ્તુઓનો સંગ્રહ પણ કોઇ પ્રકારની આસકિત કે લગાવ વિના થવો જોઇએ નહિંતર એ પણ પરિગ્રહ જ સમજવામાં આવશે. આનાથી બચવું તે અપરિગ્રહ છે.

ધન સંપતિ વિ. સામગ્રીનો જ્યારે વપરાશ એટલે કે કામમાં લેવામાં આવે છે. ત્યારે તેનો અંશ કોઇ ને કોઇ રુપમાં સમગ્ર સમાજ માં વહેંચાઇ જાય છે. પોતાની જરૂરિયાત ઉપરાંત વધારાની કોઈ વસ્તુનો સંગ્રહ ન કરવો.

આપણે જરૂરત વગરની વસ્તુઓનો સંગ્રહ ન કરીએ. જ્યારે આપણે વસ્તુઓ એકઠી કરીએ છીએ, તો તેની વૃદ્ધિ,રક્ષા અને દેખાડામાં આપણું મન લાગેલું રહે છે. ત્યારે આપણે મનને એકાગ્ર કરી શકતા નથી. મનની શાંતિ માટે વસ્તુઓથી આવશ્યક મોહ ન રાખવો, આળસ,સંશય, પ્રમાદનો ત્યાગ કરવો જરૂરી છે.

જે અપરિગ્રહ નુ પાલન કરવા માગતાં હોય તેણે એવી કોઈપણ વસ્તુ કે બાબતોને હસ્તગત કરવા કે મેળવવાનો પ્રયત્ન કે પાછળ ન દોડવુ જોઈએ અપરિગ્રહનુ પાલન માટે જે કંઈ આપણી પાસે છે અને જે જરૂરી છે તેનો પણ એક નિયંત્રિત રીતે આનંદથી અને સંતોષથી ઉપયોગ કરવો જોઈએ.

નાનકડુ ઉદાહરણ આપણે જ્યારે ભૂખ્યા હોય ત્યારે આપણે ભૂખ સંતોષવા માટે ખોરાક હોય છે. ઘણીવાર કે ક્યારેક ભૂખ સંતોષાય પછી પણ માત્ર સ્વાદ કે જીભ સંતોષ માટે કે ભાવતુ હોવાથી આપણે વધુ ખાય છીએ જો આવુ ના કરીએ તો તેને પણ અપરિગ્રહ કહેવાય છે.

પણ યોગી માટે તો સૌથી મોટો પરિગ્રહ અવિદ્યા વિ. કલેશો, શરીર અને ચિત્ત વિ. માં મમતા અને અહંકાર છે, જે બધાં પરિગ્રહનાં મૂળ કારણો છે. આથી આ બધાં કલેશો વિ. ન રાખવા એ જ અપરિગ્રહનું લક્ષણ માનવાનું છે.

મન જો આ બહારના દેખાડાથી હટી જાય તો પછી આપણે મનુષ્ય જન્મની સફળતાના સંદર્ભે વિચારી શકીએ છીએ. શાંતિથી સફળતાયુક્ત પાંચ તત્વોના સંકલ્પથી આપણા જીવનમાં શાંતિનો અનુભવ થાય છે. શાંતિનો મતલબ મૌન નથી.

જ્યારે આપણે અંદરથી આ પ્રકારે શાંત હોઈએ છીએ, તો આપણું વાતાવરણ પણ તે મુજબનું થાય છે. જો આપણે આ પ્રકારે શાંત ચિત્ત થઈને કોઈ કાર્ય કરીએ છીએ, તો તેની સફળતાની સંભાવના વધી જાય છે. શાંતિથી સફળતાયુક્ત પાંચ તત્વોના સંકલ્પ થી આપણા જીવનમાં શાંતિ નો અનુભવ થાય છે. શાંતિ નો મતલબ મૌન નથી. શાંતિનો અર્થ છે કે સુખ-સંતુષ્ટિ, મનમાં કોઈપણ પ્રકારનું દુખ, ક્ષોભ કે તણાવ ન રહેવો. જ્યારે મનમાં અને આસપાસના વાતાવરણમાં શાંતિ હોય, ત્યારે યોગની સાધનાની પહેલી મંજિલ યમ પર પહોંચાય છે.

અપરિગ્રહ નું ફળ દર્શાવતાં પતંજલિ ઋષિ કહે છે.

- **અપરિગ્રહસ્થૈર્યે જન્મકથન્તારામ્બોધ: ।** પતંજલિ યોગદર્શન સૂત્રો : ૨-૩૯.
- **સુત્રાર્થ :** "અપરિગ્રહ માં દૃઢ થવાથી પાછલા જન્મો ની સ્મૃતિ થાય છે"

અપરિગ્રહ માં પ્રતિષ્ઠા થવા થી પૂર્વજન્મ તથા વર્તમાન જન્મનાં રહસ્યો નું જ્ઞાન થઈ જાય છે. પૂર્વજન્મમાં સાધક ક્યાં હતો, શું કરતો હતો, તે વાત જણાઈ જાય છે. તેથી ઉત્સાહ ને આત્મબલ વધે છે તથા યોગસાધના માં પ્રગતિ કરવાની પ્રેરણા મળે છે.

અપરિગ્રહ સિદ્ધ થતાં સાધક ના મનમાં સ્વઆત્માના શરીરાદિ વિષયક માત્રજિજ્ઞાસા ઉત્પન્ન થવાથી અન્ય કોઇ સાધનની મદદ વગર જ, સ્વભાવથી જ સ્વરૂપ વિષયક સાક્ષાત્કાર, રૂપ વગેરેનું જ્ઞાન પ્રાપ્ત થાય છે. મનુષ્યમાં અપરિગ્રહની ભાવના જેટલી મજબૂત થાય છે એટલી સાચા આનંદની વધુ અનુભૂતિ કરી શકે છે.

મન ને નિયંત્રણ કરવું મુશ્કેલ છે છતાં મહર્ષિ પતંજલિ એ મન ના ભાવોને શુદ્ધ કરવા માટે ઉપાય દર્શાવ્યો છે.

- **વતિર્ક બાધને પ્રતપિક્ષ ભાવનમ્।** પતંજલિ યોગદર્શન સૂત્રો : ૨-૩૩.
- **સુત્રાર્થ** : "હિંસા, ચોરી, સંગ્રહખોરી જેવા અનિષ્ટ કે વિપરીત ભાવો થી ક્ષુબ્ધ બનેલા મનને શુદ્ધ બનાવવા માટે પ્રતિપક્ષ એટલે કે વિપરિત વિચારથી વિરોધી ભાવ મન માં લાવવા થી અનિષ્ટ ભાવ દૂર કરી શકાય છે." દા.ત. આપણને કાઇ પર દ્વેષભાવ જન્મે તો એ વ્યકિત ને પોતાનું બધું સમજી એના દોષ પ્રત્યે ક્ષમાભાવ કેળવવાથી દ્વેષભાવનું પ્રશમન થશે.

પતંજલિ ઋષિ કહે છે : :

- **જતદિશકાલસમયાનવચ્છન્નિનાઃ સાર્વભૌમાઃ મહાવ્રતમ્।** પતંજલિ યોગદર્શન સૂત્રો : ૨-૩૧
- **સુત્રાર્થ** : "આ પાંચેય યમોને કોઇ પણ જાતિ, દેશ, કાળ,સ્થળ કે સમયનો બાધ નથી. કોઇ પણ અવસ્થામાં એનું પરિપાલન વિશ્વ ના મનુષ્યો માટે મહાવ્રતરુપ છે." 'સાર્વભૌમ' નો અર્થ 'સમગ્રપૃથ્વી પર' થાય છે એટલે આ યમો તમામ મનુષ્યો માટે આચરણ માટે નાં મહાવ્રતો છે.

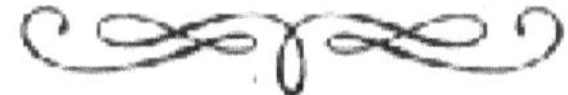

5
નિયમ

મહર્ષિ પતંજલિના અષ્ટાંગ યોગનું બીજું પગથિયું નિયમ છે.પહેલું ચરણ યમ જ્યાં મનને શાંતિ આપે છે, ત્યાં બીજું ચરણ નિયમ આપણને પવિત્ર બનાવે છે. યોગ માર્ગ પર ચાલવા માટે આત્મશાંતિની સાથે મન, કર્મ અને વચનની પવિત્રતા આવશ્યક છે. નિયમના પાલનથી આપણું આચરણ, વિચાર અને વ્યવહાર પવિત્ર બને છે.પાંચ યમની સાથે આ પાંચ નિયમ નું પાલન કરવાથી વ્યક્તિનું જીવન વધુ ઉન્નત, પવિત્ર, ધર્મમય અને સુંદર બને છે. આ એક -એક નિયમના પાલનથી થતા લાભો નું સુંદર વર્ણન યોગસૂત્રમાં કરેલું છે. તેમણે યમની જેમ જ પાંચ નિયમ આપ્યા છે જે નીચે મુજબ છે. જીવનવિકાસ સાધવા ઇચ્છતી વ્યક્તિએ અંગત રીતે પાળવાના તે નિયમો છે.

મહર્ષિ પતંજલિના યોગસૂત્ર માં નિયમ ના પાંચ અંગ દર્શાવાયા છે.

- **शौचसन्तोषतप:स्वाध्यायेश्वरप्रणधिानानर्नियिमाः । પતંજલિ યોગદર્શન સૂત્ર : ૨-૩ ૨**
- **સુત્રાર્થ : "શૌચ, સંતોષ, તપ, સ્વાધ્યાય અને ઇશ્વરપ્રણિધાન આ પાંચ નિયમો છે.**

યૌગિક નિયમ એટલે યોગસાધકની વ્યતિગતશિસ્ત અને નિત્ય સાધના અથવા આત્મિક ક્રિયાઓ.' યમ યોગનુંપ્રથમ અંગ છે. એના પાલન વિના નિયમોનું પાલન થઇ શકતું નથી.

યમ વ્યવહારમાં અને નિયમ દૈનિક સાધનારૂપે સાધકે સ્વીકારવા જ રહ્યાં.
    નિયમો પણ પાંચ પ્રકાર છે:

- ૧.શૌચ, (તન-મનની પવિત્રતા)
- ૨. સંતોષ,
- ૩. તપ, (તપસ)
- ૪.સ્વાધ્યાય (સદ્ગ્રંથોનું શ્રવણ-વાંચન-મનન) અને
- ૫. ઈશ્વરપ્રણિધાન. (મહર્ષિની ઉપાસના).

    નિયમો માં પ્રથમ શૌચ નો વિચાર કરીશું.

<u>૦૧. શૌચ :</u>

શૌચ એટલે પવિત્રતા. યોગમાં આંતર - બાહ્ય, બંને સ્વરૂપ ના શૌચને આવશ્યક ગણ્યા છે. શૌચ એટલે શુદ્ધિ.

શુદ્ધિ બે પ્રકારની કહી છે. શારીરિક અને માનસિક, શારીરિક શુદ્ધિ બાહ્યશુદ્ધિ છે, જયારે માનસિક શુદ્ધિ આંતરશુદ્ધિ છે.

શૌચ સંબંધમાં યાજ્ઞવલ્ક્ય ઋષિએ આ પ્રમાણે વ્યાખ્યા આપી છે:

- **શૌચં તુ દ્વવિધિપ્રોક્તં બાહ્યમાભ્યન્તરં તથા । મજ્જલાભ્યાં સ્મતં બાહ્યં મનઃ શુદ્ધસ્તિથાન્તરમ્ ॥**
- **સુત્રાર્થ :** "શૌચ બે પ્રકારના છે, બાહ્ય અને આભ્યન્તર. માટી, જળ કે સાબુ દ્વારા શારીરિક શુદ્ધિ કરવામાં આવે છે, તેને બાહ્યશુદ્ધિ કહે છે અને મન ની શુદ્ધિ ને આંતર શુદ્ધિ કહેવામાં આવે છે.''

શૌચનો સામાન્ય અર્થ શુદ્ધિ કે પવિત્રતા થાય. આ શૌચ કે શુદ્ધિ બે પ્રકારે અલગ તારવી શકાય :

(૧) બાહ્ય શૌચ (શારીરિક શુદ્ધિ) : -

માટી, પાણી વિ. થી ઠામ વાસણ, કપડાં રહેવાનું સ્થાન વિ. ને પવિત્ર તથા સ્વચ્છ રાખવાં, સ્નાનાદિ ક્રિયા, શુદ્ધ સાત્વિક નિયમીત ખોરાક થી શરીર ને સાત્વિક, નિરોગી અને સ્વસ્થ રાખવું. બસ્તી, ધૌતી, નેતી, વિ. તથા ઔષધિઓથી શરીર શુદ્ધિ કરવી એ બાહ્ય શૌચ છે.

સ્વાસ્થ્ય પવિત્રતા પર આધાર રાખે છે, બિમારીનું કારણ અપવિત્રતા છે. આથી જે ક્ષણે શરીરમાં અસ્વચ્છતા ઉત્પન્ન થાય, ત્યારે જ તેને દૂર કરો, જે સફાઈનું ધ્યાન નથી રાખતા તે યોગના પ્રથમ નિયમ ને તોડે છે.

શારીરિક શુદ્ધિને પણ બે પ્રકારની માનવામાં આવી છે. (૧) બાહ્ય શુદ્ધિ અને (૨) આત્યંતર શુદ્ધિ.

બાહ્યશુદ્ધિમાં દાંતોની સફાઇ, જળ, માટી, સાબુ વગેરેથી સ્નાન, તાજો અને પવિત્ર આહાર તથા સ્વ વસ્ત્ર પરિધાનને સમાવિષ્ટ કરવામાં આવે છે. શૌચ, આરોગ્યશાસ્ત્રની સૂચનાનુસાર શારીરિક દેખભાળ અને રોગ પ્રતિકારક ઉપાયો દર્શાવે છે.

આંતરિક શુદ્ધિમાં મળ વિસર્જન દ્વારા આંતરડાની શુદ્ધિ તથા મૂત્ર, પ્રસ્વેદ દ્વારા શારીરિક ચયાપચયની ક્રિયા દ્વારા ઉત્પન્ન થયેલ વિષદ્રવ્યોના નિષ્કાસનનો સમાવેશ કરવામાં આવ્યો છે. આંતરિક શુદ્ધિમાં માત્ર આંતરડાં જ નહીં અપિતુ સમગ્ર પાચનતંત્રની શુદ્ધિનો સમાવેશ થઇ જાય છે. એને માટે યૌગિક ષટ્કમી ઘણા ઉપયોગી સિદ્ધ થાય છે. સામાન્ય રીતે વ્યક્તિએ મળ, મૂત્રના આવેગને રોકવો જોઇએ નહીં.

(૨) આંતર શૌચ (માનસિક શુદ્ધિ) : -

સામાન્ય રીતે શરીરની જેમ મન પણ ઘણી અશુદ્ધિઓ થી ભરેલું રહે છે. એમ કહેવાય છે કે શારીરિક અશુદ્ધિઓ આ પ્રાપ્ત જન્મમાં જ એકત્ર થાય છે કિન્તુ માનસિક અશુદ્ધિઓ તો અનેક જન્મો થી એકત્રિત થતી રહે છે. આથી માનસિક શુદ્ધિનો પ્રશ્ન શારીરિક શુદ્ધિના પ્રશ્ન થી પણ વધુ કઠિન છે.

શરીરની સાથે મનની શુદ્ધિ એટલે કે અભિમાન, ઈર્ષા, રાગ, દ્વેષ, દુઃખ તમામ દ્રષણોને દૂર કરવા. ઈર્ષા, અભિમાન, ઘૃણા, અસૂયા વિ. મેલોને મિત્રતા કે. થી દૂર કરવાં, ખરાબ વિચારોને સારા વિચારોથી હટાવવા, દુર્વ્યવહારને શુદ્ધ - ચવહારથી હટાવવો માનસિક શૌચ છે. અવિધા (અજ્ઞાન) વિ. કલેશોનાં મેલને વિવેક જ્ઞાન દ્વારા દૂર કરવો તે ચિત્ત નો શૌચ છે. આંતરિક પવિત્રતા કે શુદ્ધિ જ યોગનો પ્રથમ નિયમ છે.

ધર્મ ક્ષેત્રમાં શૌચનો અર્થ તમામ પ્રકારની શુદ્ધતા છે. જેમ શરીરની શુદ્ધતા સ્નાનથી, વ્યવહાર અને આચરણની શદ્ધતા ત્યાગથી, સારી રીતે કમાયેલા ધનથી પ્રાપ્ત સાત્વિક ભોજનથી આહારની શુદ્ધતા રહે છે. તેવી રીતે દુર્ગુણોથી બચીને આપણે મનને શુદ્ધ રાખીએ છીએ. ધમંડ, મમતા, રાગ-દ્વેષ, ઈર્ષા, ભય, કામ-ક્રોધ વગેરે દુર્ગુણો છે. ધર્મચર્યા, આધ્યાત્મિક વાંચન અને અધ્યાત્મિક વિધા અભ્યાસ દ્વારા ચિત્તશુદ્ધિ અર્થાત્ આંતર શુદ્ધિ થાય છે. ધર્મ અને અધ્યાત્મિક વિધા માતા-પિતા, આચાર્ય, ગુરુ વગેરે નિષ્પાપ વ્યકિતઓ દ્વારા પ્રાપ્ત થાય છે. આ

મહાનુભાવો હંમેશાં આપણું કલ્યાણ ઇચ્છનારા છે, તથી તેમનો મન-વચન દ્વારા સદન સત્કારકરવો જોઇએ. તન-મનની શુદ્ધિથી યોગની શરૂઆત થાય છે એટલે સાધકે શૌચના પરિપાલન માટે તત્પર રહેવું જોઇએ.

શૌચ ના પાલન નું ફળ દર્શાવતાં મહર્ષિ પતંજલિ કહે છે.

- **શૌચાત્ સ્વાંગજગુપુસા, પરૈઃ અસંસર્ગઃ ।** પતંજલિ યોગદર્શન સૂત્ર : ૨-૪૦
- **સુત્રાર્થ :** "શૌચ" (બાહ્ય અને આંતરિક શુદ્ધિ) દૃઢ થવા થી પોતાના શરીર પ્રત્યે ઘૃણા ઉપજે છે. અને બીજા સાથે સંસર્ગ નહિ રાખવા ની વૃત્તિ પેદા થાય છે.

શૌચના અભ્યાસ થી સાધકને પોતાના શરીરમાં અપવિત્રતાનું ભાન થવાથી તેમાં વૈરાગ્યબુદ્ધિ ને ઉપરામતા થાય છે, આસક્તિ નથી રહેતી, ને બીજા માણસોનો સંગ કરવાનું મન નથી થતું. શરીરના આકર્ષણ તથા ઉપભોગથી તે પર થઈ જાય છે, આથી સાધક જન સંસર્ગને બદલે અકાંત વધુ પસંદ કરે છે.અથવા મુક્તિ મેળવે છે.

- **સત્ત્વશુદ્ધિસૌમનસ્યૈકાગ્ર્યેન્દ્રયિજયાત્મદર્શનયોગ્યત્વાનિ ચ ।** પતંજલિ યોગદર્શન સૂત્ર ૨-૪૧
- **સુત્રાર્થ :** (તેમજ) શૌચ થી ચિત્ત ની શુદ્ધિ.મન ની પ્રસન્નતા.એકાગ્રતા. ઇન્દ્રિય - જય (ઇન્દ્રિયો પર વિજય) તથા. આત્મ-દર્શન માટે ની યોગ્યતા- વગેરે ગુણો આવે છે.

અંદરની શુદ્ધિ નો પોતાની રુચિ પ્રમાણેના સાધનની સહાયતા લઇને અભ્યાસ કરવાથી રાગ, દ્વેષ ને અહંકાર જેવા મેલ નો નાશ થઇને હૃદય નિર્મળ બને છે. મનની ચંચલતા ને ઉદાસીનતાનો અંત આવતાં મન એક પ્રકારની પવિત્ર પ્રસન્નતાથી ભરાઈ જાય છે. ઇન્દ્રિયોનો સંયમ સ્વાભાવિક થઈ જાય છે, ને આત્માનું દર્શન કરવાની યોગ્યતા પ્રાપ્ત થાય છે.

શરીરની શુદ્ધિ સાથે સાથે મનની શુદ્ધિ પણ જરૂરી છે. અભિમાન, ઇર્ષા, રાગ, દ્વેષ, દુ:ખ વગેરેથી દૂર રહી મનની શુદ્ધિ કરવામાં આવે છે. અંદરની આંતરિક શુદ્ધિ થાય તો જ બાહ્ય શુદ્ધિનો કોઈ અર્થ છે.

રાગ, દ્વેષ, ક્રોધ, લોભ, અભિમાન, નિરાશા, આશા, તૃષ્ણા અને આવેગો માનસિક વિકૃતિ છે. એને દૂર કરવા માટે પ્રકૃતિજન્ય રજોગુણ તથા તમોગુણને ઘટાડી સત્ત્વગુણની વૃદ્ધિ માટે પ્રયત્નશીલ બનવું જોઇએ. શારીરિક તેમજ માનસિક સ્વાસ્થ્ય પરસ્પર નિર્ભર હોવાથી આહાર - વિહાર પર સંયમ કેળવવાથી તન-મનની સ્વસ્થતા પ્રાપ્ત થાય છે. મનને કેળવવા માટે શિષ્ટ સાહિત્ય, સગ્રંથો, શાસ્ત્રોનું વાંચન, મનન તથા સત્સંગ અને ગુરુ મુખે ઉપદેશ શ્રવણાદિ ઉપાયો ઉપકાર નીવડે છે. સ્વસ્થ અને પવિત્ર શરીરમાંજ સ્વસ્થ અને સ્થિર મન રહી શકે છે. એ જ રીતે માનસિક સ્વાસ્થ્યનોપ્રભાવ શારીરિક સ્વાસ્થ્ય પર પણ અવશ્ય પડે છે. તન-મનની સ્વસ્થતા જસાચી શુદ્ધિ કે પવિત્રતા છે.

૦૨. સંતોષ: :

જગતમાં સૌને સવીતમ સુખની જ ખેવના છે પરંતુ ભૌતિકવાદનામોહમાં સાદગી અપનાવવી નથી અને સંતોષ કેળવવો નથી. તોપછી સુખ કયાંથી મળે ? દુ:ખ જ મળે. આશા-તૃષ્ણા જ સર્વ દુ:ખોનુંમૂળ છે. એને જીત્યા વિના સુખની પ્રાપ્તિ અસંભવ છે.ઇચ્છાપૂર્તિથીટી મળનારું સુખ અલ્પાયુ હોય છે, જયારે ઇચ્છાપૂર્તિ નથવાથી દુ:ખ પ્રાપ્ત થાય છે. ઇચ્છાઓ પર નિયંત્રણ પ્રાપ્ત થવાથીજ સુખ મળે છે તે ચડિયાતું અને દીર્ઘકાલીન હોય છે.

સંતોષ એટલે સુખ કે દુ:ખમાં પ્રસન્ન રહેવું. થોડું મળે તોરાજી અને વધુ મળે તોય રાજી રહે તેનું નામ સંતોષી. એ ઓછું મળવાથી દુ:ખી થતો નથી અને વધુ મળવાથી હરખઘેલો પણ નથીબનતો, એનો સૃષ્ટિનો ભાવ કાયમ રહે છે. સંતોષ પ્રાપ્ત સંયોગોમાં સ્વસ્થ અને પ્રસન્ન રહેવું, તે સંતોષનું સ્વરૂપ છે. નવી નવી પ્રાપ્તિ માટે દોડાદોડી કરનાર યોગ ન સાધી શકે.

યાજ્ઞવલ્કય ઋષિ કહે છે:

- **याधीस्तामृषयः प्राहुः सन्तोष सुखलक्षणम् ।**
- **સુત્રાર્થ :** "બુદ્ધિમાન ઋષિઓનું કહેવું છે છે સંતોષ સુખ નું લક્ષણ છે.''

સંતોષ નું ફળ દર્શાવતાં મહર્ષિ પતંજલિ કહે છે.

- **सन्तोषादनुत्तमसुखलाभः ।** પતંજલિ યોગદર્શન સૂત્ર : ૨-૪૨
- **સુત્રાર્થ :** "સંતોષ" થી સવોત્તમ સુખ ની પ્રાપ્તિ થાય છે.''

સંતોષ ના સેવન થી અશાંતિ, પરાવલંબન, તૃષ્ણા ને ભ્રમણા નો અંત આવે છે, ને અનન્ય ઉત્તમ સુખની પ્રાપ્તિ થાય છે.

પતંજલિ ઋષિ ના કહેવા પ્રમાણે સવોત્તમ સુખ તો સંતોષ થી જ પ્રાપ્ત થાય છે. કોઇ પણ પ્રકારની તૃષ્ણાઓ ના ક્ષયને સંતોષ કહે છે. સહજ પ્રાપ્ય હોય એવા ભોગસાધનોની પ્રાપ્તિની ઇચ્છાનો પણ અભાવ એ સંતોષનો સૂચક છે.

ટૂંકમાં, સાધકે જીવનમાં જે કોઇ પ્રાકૃતિકઘટનાઓ બને એનો સહજ સ્વીકાર કરી તૃષ્ટ રહેવાનો ગુણવિકસાવવા પ્રયત્નશીલ રહેવું એ સંતોષ છે.

સામર્થ્ય અનુસાર યોગ્ય પ્રયત્નો પછી જે ફળ મળે અથવા જે સ્થિતીમાં રહેવું પડે તેમાં પ્રસન્નચિત્ત થઇને રહેવું અને બધા પ્રકારની તૃષ્ણાઓ નો ત્યાગ સંતોષ છે.સંતોષ એટલે જે છે અને જેવું છે એમાં જ પ્રસન્નતા અનુભવવી.

શરીરને ટકાવવા જે પદાથી ની જરૂર છે, તે સિવાયના પદાથી મેળવવાની અનિચ્છાને સંતોષ કહેવાય. સંતોષ નો અર્થ છે, તમામ પ્રકારની પરિસ્થિતિમાં પ્રસન્ન રહેવું. દુ:ખ હોય કે સુખ, લાભ હોય કે હાનિ, માન હોય કે અપમાન, કેવી પણ પરિસ્થિતિ હોય, આપણે સમાન રૂપ થી પ્રસન્ન રહેવું જોઈએ જેની જરૂરિયાતો ઓછી તે વધુ સુખી. સુખ નું મૂળ સંતોષ છે, ને દુ:ખ નું મૂળ ઇચ્છા છે. જેને સુખી થવું હોય તેણે સંતોષી બનવું પડે.

સાદું જીવન અને ઉત્તમ વિચાર એ સંતોષનું લક્ષણ છે. સંતોષી હંમેશા પ્રસન્ન રહે છે તથા આનંદમય જીવન જીવે છે. કોઇપણ પરિસ્થિતિમાં તેના મોઢા પર પ્રસન્નતા રહે છે. આમ, યોગાભ્યાસીઓએ સંતોષી રહેવું જોઇએ.

સંતોષ અર્થાત સહજ પ્રાપ્ય હોય તેનાથી તૃપ્ત રહી અધિક લોભ કરવો નહિ સંતોષી નર સદા સુખી તેવી કહેવત આપણા સમાજમાં પ્રચલિત છે, આવો જ અર્થ આ નિયમનો પણ થાય છે.

શરીરને ટકાવવા માટે સંતોષ એ અત્યંત ઉપયોગી અંગ છે. સંતોષ એ સુખનું મૂળ અને ઇચ્છા એ દુ:ખનું મૂળ છે તેથી સંપૂર્ણ સુખી થવું હોય તો મન, વચન અને કર્મથી સંતોષી બનવું જ પડે. સાદું જીવન અને ઉચ્ચ વિચાર એ સતોષનું લક્ષણ છે. સંતોષી હંમેશા પ્રસન્નતા સાથે આનંદમય જીવન જીવે છે. કોઇ પણ પરિસ્થિતિમાં આ પ્રસન્નતાને ટકાવી રાખવી એ યોગનો બીજો નિયમ છે.

સુખ મેળવનાર પરમ સંતોષનો ટેકો લઇ પોતાની જાતને સંયમમાં રાખે, કેમ કે સંતોષને સુખનું મુળ અને તેથી ઉલ્ટું અસંતોષને દુ:ખનું મુળ કહેલ છે.

અહિં એ દર્શાવવું જરૂરી જણાય છે. કે સત્ય ના પ્રકાશમાં ચિત્તની પ્રસન્નતાનું નામ સંતોષ છે, નહિં કે તમસના અંધકારમાં ચિતનું આળસ તથા પ્રમાદરૂપી આવરણ,

કોઇપણ પ્રકારની તૃષ્ણાઓના ક્ષયને 'સંતોષ' કહેવામાં આવેછે. આ લોકનાં સર્વ સુખ તથા સ્વર્ગના અમૃતપાન, અપ્સરાદિ દિવ્ય સુખો ની તૃષ્ણાના અભાવથી જે મહાસુખની પ્રાપ્તિ થાય છે તે જ સાચા અર્થ માં 'સંતોષ' છે. નિકટમાં જ સહજ પ્રાપ્ત હોય એવાં ભોગ સાધનોની અધિક પ્રાપ્તિની ઇચ્છાનો અભાવ પણ સંતોષનો સૂચક છે. શુદ્ધિ ની જેમ સંતોષપણ મનુષ્ય માટે દિવ્ય વરદાનરૂપ સિદ્ધ થાય છે. એનાથી સંપૂર્ણ સંખ ની પ્રાપ્તિ થાય છે. કોઇના પ્રારબ્ધની ઇર્ષા કર્યા વિના પોતાના પ્રારબ્ધને જેવુંહોય એવું સ્વીકારી લેવાનો ગુણ સંતોષમાં રહેલો છે. આથી જીવનમાં જેકાંઇ ઘટનાઓ પ્રાકૃતિક રીતે બને એનો સહજ સ્વીકાર કરી તૃષ્ટ રહેવાનોગુણ વિકસાવવા પ્રયત્ન કરવો જોઇએ.

એક કહેવત છે કે 'સંતોષી નર સદાસુખી' એ વાત ત્યારે જ સિદ્ધ થાય છે કે જ્યારે વ્યક્તિ પોતાની આશા તૃષ્ણાઓને જીતીને જીવનને વ્યવસ્થિત સ્વરૂપે વિકસિત બનાવે છે.આશા-તૃષ્ણા જ સર્વ દુઃખોનું મૂળ છે. એને જીત્યા વિના સુખની પ્રાપ્તિ અસંભવ છે. મહત્ત્વાકાંક્ષા અને એને સિદ્ધ કરવાની દોડાદોડ, શ્રમ અને અસુખને જન્માવે છે. ઇચ્છાપૂર્તિથી મળનારું સુખ અલ્પાયુ હોય છે અને બીજી તરફ ઇચ્છાપૂર્તિના અભાવે દુઃખ પ્રાપ્ત થાય છે. કિન્તુ ઇચ્છાઓ પર નિયંત્રણ પ્રાપ્ત કરવાથી જે સુખ મળે છે તે અભૂતપૂર્વ અને શાશ્વત હોય છે.એટલે જ મહર્ષિ પતંજલિએ કહ્યું છે કે 'સંતોષથી સર્વોત્તમ સુખની પ્રાપ્તિ થાય છે.'

03. તપ :

તપ એટલે તિતિક્ષાયુક્ત, સંયમી અને સાધનપરાયણ જીવનપદ્ધતિ. તપના અનેક સ્વરૂપો છે.

તપ શબ્દ 'તપ' ધાતુ પરથી બનેલ છે જેનો અર્થ 'તપવું' એવો થાય છે, શરીરને સહેજ કષ્ટ આપી તપાવવું, તપસ અર્થાત વિરુદ્ધ વસ્તુ સહન કરતા શીખવું જેમ કે શીત-ઉષ્ણ,સુખ-દુઃખ. ઉદાહરણ તરીકે આપણે જ ઉપવાસ કરીએ છીએ તે તપસનો ભાગ કહી શકાય.

જેમ સોનાને તપાવવાથી તેમાં રહેલ અશુદ્ધિઓ દૂર થાય છે અને સોનુ શુદ્ધ બને છે. યોગસાધકે પોતાની સાધનામાં સફળ થવા માટે આકરું તપ કરવું જોઇએ.આ તપ શારીરિક તથા માનસિક રીતે ફળની આશા વિના કરવું આવશ્યક છે. નિઃસ્વાર્થ રીતે મન, વચન અને કર્મથી કરેલાં તપથી જ સિદ્ધિ પ્રાપ્ત થાય છે.

સામાન્ય રીતે 'તપ' શબ્દનો ભાષાકીય અર્થ 'વૈરાગ્ય', 'દેહદમન', ''પ્રાયશ્ચિત' કે 'સંયમ' કરવામાં આવે છે. પરંતુ આ બધા શબ્દોથી નિશ્ચિત અને વ્યાપક અર્થ સુસ્પષ્ટ થતો નથી. તપ નો સાચો અર્થ 'તાપ' કે 'ઉગ્ર' કરવામાં આવે છે. જેવી રીતે સુવર્ણ તપાવવા થી એમાં રહેલી શુદ્ધ ધાતુ અને અશુદ્ધિ અલગ થાય છે,તેવી જ રીતે યોગી ના શરીર માંથી પ્રાણ નિરોધ દ્વારા ઉત્પન્ન યોગાગ્નિના તાપ થી અશુદ્ધિઓ દૂર થાય છે. એટલા માટે જ પ્રાણાયામ ને તપનું શ્રેષ્ઠ સાધન માનવામાં આવે છે. પ્રાણ નિરોધ સિવાય અન્ય યમ-નિયમ, મિતાહાર, એકટાણું, ઉપવાસ યૌગિકષટ્ ક્રિયાદિને પણ તપનાં ગૌણ સાધન માનવામાં આવે છે.

તપનો એક અર્થ છે, જીવનમાં આપણે નક્કી કરેલાં ઉચ્ચ ધ્યેયોની પ્રાપ્તિ માટે શારીરિક-માનસિક પરિશ્રમ કરવો. તપનો અર્થ છે, લગન. પોતાના લક્ષ્યને પામવા માટે સંયમપૂર્વક જીવન જીવવું.વર્તમાન સમયમાં આ અર્થ વધુ યોગ્ય લાગે છે.

જે રીતે અશ્વ વિદ્યાનો કુશળ સારથિ ચંચલ ઘોડાઓને કાબુમાં રાખે છે, એ રીતે શરીર, પ્રાણ, ઇન્દ્રિયો અને મનને યોગ્ય રીતે અને અભ્યાસ થી વશમાં કરવા ને તપ કહે છે., જેનાથી સદી - ગરમી, ભૂખ - પ્યાસ, સુખ - દુઃખ, હર્ષ - શોક, માન - અપમાન વિ. બધી દ્વંદ અવસ્થાઓમાં વિક્ષેપ વિના યોગમાર્ગમાં પ્રવૃત્ત રહે.

કેટલાક લોકો કપટ દ્વારા અન્યને અ કૃષ્ટ કરવા અને પોતાને મોટા યોગી મનાવવા ખુલ્લા શરીરે ઉનાળામાં નદી ની તપ્તરેતી કે અણીદાર ખીલા પર સુવા જેવાં અસહ્ય કષ્ટો સહે છે. એવાં કષ્ટદાયી આચરણ યોગ થી વિરુધ્ધ છે. શરીરમાં વ્યાધિ તથા પીડા, ઇન્દ્રિયોમાં વિકાર અને ચિતમાં અપ્રસન્નતા ઉત્પન કરવાવાળા તામસી તપ યોગમાર્ગ માં નિંદીત તથા વર્જિત છે.

જે રીતે અગ્નિમાં તપાવવાથી ધાતુનો મેલ બળી જવાથી તેમાં સ્વચ્છતા અને ચમક આવી જાય છે, એજ રીતે તપ ની અગ્નિમાં શરીર, ઇન્દ્રિયો વિ. ના તમો ગુણી આવરણનો નાશ થવા થી એનો સત્વરૂપી પ્રકાશ વધી જાય છે. યોગમાર્ગમાં આસન, પ્રાણાયામ અને સાત્વિક આહાર, વિહાર વિ. શરીરનાં તપ માનવામાં આવેલ છે. પ્રત્યાહાર તથા શમ ઇન્દ્રિયોનાં તપ ગણાય છે. - દમ વિ

જે તપ ચિત્તની પ્રસન્નતા વધારે તથા શરીર ઇન્દ્રિયોને પીડા ન કરે તે જ સેવવા લાયક છે. તેવો મહર્ષિઓનો મત છે. બુદ્ધિમાન સાધકે વિવેકપૂર્વક ચિત્ત ની પ્રસન્નતાને બાધા પહોંચાડયા વિના ઇન્દ્રિય નિગ્રહરૂપ અનુગ્રતપ કરવું જોઇએ.રીતે તન-મનનું તાદાત્મ્ય સાધીને સાધક યોગની ચરમ સીમા સુધી પહોંચી શકે છે. યમ-નિયમોનું સમ્યક પરિપાલન એમાં સહાયક બને છે. એ રીતે તન-મનનું તાદાત્મ્ય સાધીને સાધક આધ્યાત્મિકતાની ચરમસીમા સુધી પહોંચી શકે છે.

તપ નું ફળ દર્શાવતાં મહર્ષિ પતંજલિ કહે છે.

- **કાયેન્દ્રયિસિદ્ધિરશુદ્ધક્ષિયાત્તપસઃ ।** પતંજલિ યોગદર્શન સૂત્ર : ૨-૪૩
- **સુત્રાર્થ :** "તપ" વડે અશુદ્ધિ નો નાશ થવા થી શરીર અને ઇન્દ્રિયો ની સિદ્ધિઓ આવે છે.

આત્મોન્નતિને માટે કરતાં વ્રત, ઉપવાસ તથા તે માટે થતું કષ્ટ સહન તપ કહેવાયછે. તેના પ્રભાવથી તન ને મન નિર્મલ થાય છે, ને વશ પણ થઇ જાય છે. તેથી યોગીને અદ્રશ્ય થવું, મોટા કે નાના બનવું વગેરે શરીર સાથે સંબંધ ધરાવતી સિદ્ધિઓ પ્રાપ્ત થાયછે; તથા દ્રરદર્શન, દ્રરશ્રવણ જેવી ઇન્દ્રિયો સાથે સંબંધ ધરાવતી સિદ્ધિઓ પણ પ્રાપ્ત થાય છે.

<u>04. સ્વાધ્યાય :</u>

સ્વાધ્યાય એટલે સ્વ-અધ્યયન. પોતાના જીવનના અધ્યયનને સ્વાધ્યાય કહેવામાં આવે છે. વ્યક્તિ સ્વાધ્યાયથી પોતાના 'સ્વ' ને ઓળખી શકે છે, સ્વાધ્યાય એટલે શાસ્ત્રોનું વિધિવત્ અધ્યયન આપણે શાસ્ત્રોના અધ્યયનથી જ્ઞાન પ્રાપ્ત કરીએ છીએ. અને વ્યક્તિ માટે આ નિયમ ખુબ જરૂરી છે. સ્વાધ્યાયને સામાન્ય રીતે ત્રણ રીતે સમજી શકાય. :

1. વેદ-શાસ્ત્રોનું વાચન
2. વાંચેલા વિષયનું ચિંતન
3. ઈશ્વર નામ જપ,

એટલું જ નહિ પોતાના સ્વભાવનું ને અંતઃકરણનું નિરીક્ષણ કરવું એ પણ સ્વાધ્યાય જ છે. સ્વાધ્યાયથી મન અંતર્મુખી બને છે. યોગમાં પ્રગતિ માટે સ્વાધ્યાય એ ચોથો નિયમ છે.

સ્વાધ્યાય નું ફળ દર્શાવતાં મહર્ષિ પતંજલિ કહે છે.

- **સ્વાધ્યાયાદષ્ટિદેવતાસમ્પ્રયોગઃ ।** પતંજલિ યોગદર્શન સૂત્ર : ૨-૪૪
- **સુત્રાર્થ :** "સ્વાધ્યાય" (અહીં શાસ્ત્રાભ્યાસ, મંત્ર-જપ, ધ્યાન કે પ્રાર્થના વગેરે) થી ઇષ્ટ-દેવતા કે દેવો નો સાક્ષાત્કાર થાય છે. સાધક જેનું દર્શન કરવા ચાહે, તેનું દર્શન તેને થઇ શકે છે. જેટલા વધુ ઉચ્ચ કોટિના દેવતાના દર્શન ની ઈચ્છા- તેટલી સાધના વધુ કઠણ (દેવ-એ "બ્રહ્મ" નથી)

આ સિવાય સૂક્ષ્મ અર્થમાં પોતાના જીવનમાં અધ્યયનો પણ સ્વાધ્યાય કહેવામાં આવે છે, જેથી પોતાના 'સ્વ'ને ઓળખી શકાય. સ્વાધ્યાયથી મન અંતઃમુખી બને છે, તથા યોગમાં પ્રગતિ માટે તે આવશ્યક છે.

યોગાભ્યાસમાં 'સ્વ' નાઅભ્યાસને અથવા તો પોતાના 'સાચા સ્વભાવના' અભ્યાસનેસ્વાધ્યાય જ સમજવામાં આવે છે. ખરેખરતો સ્વાધ્યાયઆત્મદર્શન કે સાક્ષાત્કાર માટેનો આંતરિક અભ્યાસ છે એટલે એનેઆત્મખોજનું પણ સાધન કહું છે. એના દ્વારા સાધકને અલૌકિકજ્ઞાનની પ્રાપ્તિ થાય છે તથા આંતરિક ચેતનાની અનુભૂતિ થાય છે.

<u>૦૫. ઈશ્વર પ્રણિધાન:</u>

ઈશ્વરપ્રણિધાન ની વ્યાખ્યા કરતા મહર્ષિ પતંજલિ કહે છે

- **ઈશ્વર-પ્રરણધિાનાત્ વા ।** પતંજલિ યોગદર્શન સૂત્ર : ૧-23
- **સુત્રાર્થ :** ઈશ્વરની ભક્તિ કે શરણાગતિ ઈશ્વરપ્રણિધાન કહેવાય છે.

'ઈશ્વરપ્રણિધાન' શબ્દમાં બે શબ્દોનું સંયોજન છે. 'ઇશ્વર' અને પ્રણિધાન ' એટલે 'પ્રાણ સહિત અધીન થવું ' સંપૂર્ણશ્રદ્ધાપૂર્વક ઇશ્વરના અસ્તિત્વનો સ્વીકાર કરી તન-મન, પ્રાણ અનેઇન્દ્રિયો દ્વારા એને સમર્પિત થવું. ટૂંકમાં ઇશ્વરપ્રણિધાન એટલેઇશ્વરની વિશેષ ભકિત અથવા અનન્ય ભકિત.

ઈશ્વરીપ્રણિધાન અર્થાત સાક્ષાત ઈશ્વરનું શરણ લેવું અને સર્વ કર્મ ઈશ્વર ચરણે અર્પણ કરવા. ઈશ્વર પ્રણિધાનનો અર્થ છે, આપણે ઈશ્વરને અનુકૂળ જ કમી કરીએ. અર્થાત્ આપણા પ્રત્યેક કાર્ય ઈશ્વર માટે અને ઈશ્વરને અનુકૂળ હોય. ઈશ્વરની સર્વોપરિતા સ્વીકારવી.ઈશ્વર પ્રણિધાન એટલે ઈશ્વરને ધારણ કરવો કે ઈશ્વરને સ્થાપિત કરવો.

ઈશ્વર પ્રણિધાનના બે અર્થ છે.

- ૧. ઈશ્વર પ્રણિધાન એટલે પૂજા, યજ્ઞ આદિ દ્વારા પરમાત્માનું યજન કરવું તે.
- ૨. ઈશ્વર પ્રણિધાન એટલે ઈશ્વરને સમર્પણ.

બંને અર્થી વચ્ચે કોઈ વિરોધ નથી. પ્રથમ અર્થ ઈશ્વર પ્રણિધાનનું પ્રારંભિક સ્વરુપ છે અને દ્વિતીય અર્થ ઈશ્વર પ્રણિધાનનું આત્યંતિક સ્વરુપ છે, વિકસિત સ્વરૂપ છે.

સ્થૂલ રુપમાં સેવાપૂજા, જપ, પાઠ, યજ્ઞ વગેરે ભાવપૂર્વક કરવું તથા સૂક્ષ્મરુપમાં તન, મન,થા આત્માથી પ્રેમપૂર્વક ઇશ્વરને સમર્પિત થઇ જવું તે ઇશ્વરપ્રણિધાન, ઈશ્વરમાં શ્રદ્ધા રાખવાથી યોગાભ્યાસમાં સરળતા રહે છે તથા તેનાથી મોક્ષની પણ પ્રાપ્તિ થાય છે. આમ, ઈશ્વર પ્રણિધાન એટલે સંપૂર્ણ શરણાગતિ સ્વીકારવી.

મહર્ષિ પતંજલિએ યોગદર્શન માં કહ્યું છે કે 'ઇશ્વરપ્રણિધાન એટલે ફળોનો ત્યાગ કરી તમામ કમી પરમગુરુ પરમાત્માને અર્પણ કરવાં'. મહર્ષિ વ્યાસજી એ એને 'કર્મફળ સંન્યાસ' કહ્યો છે.

સાધક જ્યારે પોતે કરેલાં તમામ કમીનો માત્ર સાક્ષી બની ને એનાં ફળ ઇશ્વરને અર્પણ કરે છે. ત્યારે તમામ કમીનાં ફળરુપ બંધન માંથી મુક્ત બની પરમશાંતિનો અનુભવ કરે છે. ઈશ્વર પ્રણિધાનનો મહત્ત્વપૂર્ણ અર્થ મનની ઉચ્ચતમ આધ્યાત્મિક અવસ્થા કે સમાધિ કરવો જોઇએ. સમાધિમાં યોગીનું સમગ્ર અસ્તિત્વ ઇશ્વરમય બની જાય છે. જેને સાધના નું અંતિમ લક્ષ્ય માની શકાય. આ તથ્યને ધ્યાનમાં રાખીને જ મહર્ષિ પતંજલિ એ સમાધિ અવસ્થાની પ્રાપ્તિ માટે ઇશ્વર પ્રણિધાન નો સાધન સ્વરૂપે ઉલ્લેખકર્યો છે.

પરંતુ યોગની દૃષ્ટિએ ઈશ્વર પ્રણિધાન એટલે ઈશ્વરને સંપૂર્ણ સમર્પિત થઇ જવું. તદ્પરાંત જે પણ ફળ કે ઇચ્છિત વસ્તુ પ્રાપ્ત થાય તે પણ ઈશ્વરના ચરણમાં અર્પિત કરી દેવું, ઇશ્વરપ્રણિધાન માં સંપૂર્ણ શરણાગતિનો ભાવ છે. તેના દ્વારા સાધક ધીમે-ધીમે ઇશ્વરમય બની જાય છે. આવું તાદાત્મ્ય સધાય ત્યારે સમાધિનો પ્રાદ્ભાવ થાય છે. સમાધિ યોગસાધનાનું અંતિમલક્ષ્ય છે. એની પ્રાપ્તિ માટે પતંજલિઋષિએ તપ, સ્વાધ્યાય અને ઇશ્વર પ્રણિધાન ને ક્રિયાયોગનાં સાધન કહાં છે. ઇશ્વર પ્રણિધાનસમાધિ પ્રાપ્તિનું અંતિમ સાધન છે.

પતંજલિઋષિના આ સૂત્ર પર ભાષ્ય આપતાં મહર્ષિ વ્યાસજી કહેછે કે 'યોગી નું ઇશ્વર પ્રતિ સંપૂર્ણ સમર્પણ એને ઇશ્વર જેવો સર્વજ્ઞબનાવી દે છે.'

ઈશ્વરપ્રણિધાન નું ફળ દર્શાવતાં મહર્ષિ પતંજલિ કહે છે.

- **સમાધિસિદ્ધિરીશ્વરપ્રણધિानात् ।** પતંજલિ યોગદર્શન સૂત્ર : ૨-૪૫
- **સુત્રार्थ :** ઇશ્વરપ્રણિધાન દ્વારા સમાધિ સિંદ્ધ થાય છે.

ઈશ્વર (બ્રહ્મ) ને સર્વ "સમર્પણ" કરવાથી સમાધિ પ્રાપ્ત થાય છે અને ઈશ્વર ને આત્મ-સમર્પણ કરવાથી સમાધિમાં સિદ્ધ થવાય છે.

ઉપર જણાવાયેલા નિયમની આ પાંચ વાતો ને જીવનમાં ઉતારવા થી યોગ માર્ગ ની બીજી અવસ્થા પ્રાપ્ત કરી શકાય છે.

યમ - નિયમ નું મહત્ત્વ :

આજના જટિલ સમયમાં યમ-નિયમનું પાલન કરવું ખૂબ જ કઠિન છે. પરંતુ ક્રમશ: અભ્યાસ દ્વારા તે અસંભવ તો નથી જ. યમ અને નિયમ દ્વારા જ વ્યક્તિના આંતરિક ચારિત્રનું ઘડતર થાય છે. વ્યક્તિમાં રહેલા ગુણ કે દોષનું સાચું દર્શન યમ અને નિયમ દ્વારા જાણી શકાય છે. યોગનું અંતિમ લક્ષ્ય સુખ-શાંતિ કે પરિપૂર્ણતા છે ત્યારે વ્યક્તિએ પોતાના વર્તન કે વ્યવહારમાં માત્ર બાહ્ય દૃષ્ટિએ નહિ પરંતુ આંતરિક દૃષ્ટિએ પણ મન, વચન અને કર્મથી યમ-નિયમનું પાલન કરવું

યમ-નિયમ એ અષ્ટાંગ યોગનો મૂળભૂત પાયો છે. આ પ્રથમ બે પગથિયાં દ્વારા જ સાધક આગળ વધી શકે છે. પાંચ યમ અને પાંચ નિયમના પાલનથી વ્યક્તિ મનોશારીરિક રીતે યોગના આગળનાં અંગો જેવાં કે આસન અને પ્રાણાયામ માટે પરિપક્વ બને છે. યમના પાલનથી ઉત્તમ સામાજિક વાતાવરણ સર્જાય છે. જ્યારે નિયમથી વ્યક્તિના વ્યક્તિગત ગુણો ખીલે છે.

યમ-નિયમ સમજ્યા પછી એવું જણાશે કે આ બે અંગોમાંજ આખો અષ્ટાંગયોગ સમાઇ ગયો છે. યમ દ્વારા તન-મન ની શુદ્ધિ અને સત્વગુણની વૃદ્ધિ પ્રાપ્ત થાય છે. નિયમ અંતરંગ યોગ પ્રાપ્ત કરવા નું સાધન છે. આમ યમ-નિયમ અષ્ટાંગયોગ નો પાયો છે. ટૂંકમાં યોગ સાધના માં યમ-નિયમનો અભ્યાસ શરૂ થી અંતપર્યંત ચાલુ જ રહે છે. તેના અભાવમાં તેના અભ્યાસમાં શિથિલતા દાખવવા થી કોઇ કાળે યોગ સિદ્ધ ન થઇ શકે.

આ નિયમો છે જે જીવનને વધુ સરળ અને ખુશહાલ બનાવવામાટે વ્યક્તિએ પાડવા જોઇએ. યોગ માર્ગની સિદ્ધિ માટે આપણા આચાર-વિચાર પવિત્ર હોવા જોઇએ. શરીર અને વિચારોની શુદ્ધિથી સંતોષનો ગુણ ઉદભવે છે. ત્યારે જ આપણે શાસ્ત્રોના જ્ઞાન થી ઈશ્વરની ભક્તિની સાધનામાં સફળ થઇ શકીએ છીએ. યોગ માર્ગથી ઈશ્વરને પ્રાપ્ત કરવાની દિશામાં નિયમની આ અવસ્થાની પણ યોગ્ય આવશ્યકતા છે.

નિયમ થી લાભ :

નિયમ આપણને પવિત્રતા શીખવાડે છે. આ પવિત્રતા માત્ર તનની જ નથી, પણ મનની પણ છે. આપણે સંતોષ રાખીએ અર્થાત સુખ-દ:ખમાં સમાન રહીએ. તપ આપણને સંયમ શીખવે છે, તો સ્વાધ્યાય આપણને અધ્યયન માટે પ્રેરિત કરે છે. જ્યારે આપણે અધ્યયન કરીશું, તો આપણને જ્ઞાન પ્રાપ્ત થશે. તેનાથી અંતમાં ઈશ્વરને અનુકૂળ કાર્ય કરવાની પ્રેરણા પ્રાપ્ત થશે.

આજની તનાવગ્રસ્ત આધુનિક દુનિયામાં યમ-નિયમનું પાલન કરવું અઘરુ છે, પરંતુ અસંભવ તો નથી જ. યોગના વિદ્યાથીઓએ આ બંનેનું શરીર, મન તથા વચનથી શ્રદ્ધાપૂર્વક પાલન કરવું જોઇએ. યમ-નિયમના પાલનથી વ્યક્તિ તથા સમાજ બંનેનું ઘડતર થાય છે.

યોગનું અંતિમ લક્ષ્ય સુખ છે, શાંતિ છે, પરિપૂર્ણતા છે, આ માટે પ્રથમ તો વ્યક્તિએ પોતાના વર્તન-વ્યવહારમાં શુદ્ધિ લાવવી પડશે, ત્યારે જ માનસિક શાંતિ મળશે અને લક્ષ્ય પ્રાપ્ત કરવામાં સરળતા રહેશે. છતાં બધા યમ-નિયમ નું પાલન કરવું શક્ય ન હોય, તો માત્ર એક જ યમ કે નિયમને જીવનમાં ઉતારવાનો પ્રયત્ન કરવો જોઇએ.

આમ, યમ-નિયમ એ અષ્ટાંગયોગ ના મૂળભુત પાયા છે. યોગાસ ની તૈયારીરૂપ પગથિયાં છે, ત્યારબાદ જ સાધક આગળ વધી શકે છે. પાંચ યમ તથા પાંચ નિયમના પાલન સાધક મનોશારીરિક રીતે સક્ષમ બને છે અને શરીર તથા મનના અન્ય અભ્યાસ જેવા કે આસન, પ્રાણાયામ માટે તૈયાર થાય છે. આમ, યમ-નિયમની સાધનાથી યોગ દ્વારા પ્રાપ્ત થનાર સિદ્ધિઓ સહજતાથી મળે છે.

યમના પાલનથી ઉત્તમ સામાજિક વાતાવરણ સર્જાય છે, જયારે નિયનથી જરૂરી વ્યક્તિગત ગુણો ખીલે છે. યમ નિયમ બંનેની સિદ્ધિઓ અસાધારણ છે. અહિંસા તથા સત્યથી વેરનો ત્યાગ થાય છે. અસ્તેય તથા અપરિગ્રહથી મન પર કાબૂ આવે છે. સંતોષથી સુખ મળે છે, શૌચયથી પવિત્રતા તથા તપથી મનના દોષો દૂર થાય છે. દરેક યમનિયમનું પાલન કરવાથી ઇશ્વરપ્રાપ્તિનો માર્ગ સરળ બને છે.

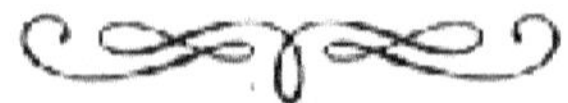

6

આસન

આધુનિક સમયમાં શારીરિક તંદુરસ્તી, સૌંદર્ય તથા આરોગ્ય પ્રાપ્ત કરવા માટે દુનિયાભર માં વિવિધ કસરતોની સરખામણી માં આસન તથા પ્રાણાયામે મહત્ત્વનું સ્થાન પ્રાપ્ત લીધું છે. આસનનો પ્રચાર વધુ થવાના લીધે યોગ એટલે આસન એવો ખ્યાલ સમાજ માં પ્રવર્તે છે, પરંતુ આસન કે પ્રાણાયામ યોગ નો ભાગ છે, પરંતુ અન્ય પાંચ અંગો નું મહત્વ પણ એટલું જ છે જ જાણી, એ સંપૂર્ણ યોગ નથી. તે વૈજ્ઞાનિક છે. તેનો અર્થ તે જાણી તેમાં રહેલ સૂવિજ્ઞાન વિશે આપણે હવે આ અંગો વિષે સંક્ષિપ્ત માં જાણીશું.

મહિષે પતંજલિએ આસન ને યોગ ના ત્રીજા અંગ તરીકે દર્શાવેલ છે. આસન એક સંસ્કૃત શબ્દ છે, જે "સ્" ધાતુ પરથી આવ્યો છે. તેનો અર્થ બેસવું કે સ્થિર રહેવું કે વિશિષ્ટ સ્થિતિને પ્રાપ્ત કરવી તે થાય છે, પણ માત્ર શબ્દના અર્થથી તેનો સાચો અર્થ પ્રગટ નથી થતો.

શારીરિક સ્વાસ્થ્ય, માનસિક એકાગ્રતા અને આધ્યાત્મિકઉન્નતિ પ્રાપ્ત કરવા માટે બાંધવામાં આવતી સહજ અને સ્થિર બેઠકને આસન કહેવામાં આવે છે.

આસન વિશે મહર્ષિ પતંજલિ ત્રણ સૂત્રો આપે છે :

૦૧. મહર્ષિ પતંજલિએ આસનની વિશિષ્ટ પરિભાષા સમજાવતા વર્ણવ્યું છે કે –

- **સ્થિરસુખમાસનમ્ ।** પતંજલિ યોગદર્શન સૂત્ર : ૨-૪૬
- સુત્રાર્થ : સ્થિરતા સાથેની સુખદાયક સ્થિતિ એટલે આસન,

જે સ્થિતિ માં સ્થિર થઈને સુખ-પૂર્વક બેસી શકાય તે "આસન". સ્થિરતાથી, વિશેષ હલનચલન વિના, સુખપૂર્વક બેસવું તેને આસન કહે છે. સાધક પોતાની પસંદગી પ્રમાણે બેસવા માટે કોઈ પણ પ્રકારની પદ્ધતિ નો આધાર લઈ શકે છે. તે બાબત કોઈ દુરાગ્રહ નથી, ને ના હોઈ શકે.

જ્યાં સુધી આસન સ્થિર નાં થાય ત્યાં સુધી આગળ ની પ્રાણાયામ, ધ્યાન -વગેરે બીજી ક્રિયાઓ ના થઇ શકે. "આસન ની સ્થિરતા" નો અર્થ એ છે કે શરીર નું ભાન જરાય થાય નહિ. (રહે નહિ) સામાન્ય રીતે આપણે થોડીક મિનિટ બેસીએ -કે તરત જ શરીર માં તરેહ-તરેહ ની ચંચળતા ઉભી થવા માંડે છે. યોગીઓ કહે છે કે પણ જ્યારે સ્થૂળ શરીરના ભાન થી પર થવાય તો શરીર નો સઘળો ખ્યાલ જ જતો રહે છે.અને પછી સુખ-કે દુ:ખ નો અનુભવ થતો નથી અને જ્યારે દેહ ભાન પાછું આવે ત્યારે સાધક ને એમ લાગે છે કે તેના શરીર ને ખૂબ આરામ મળ્યો છે.શરીર ને આપી શકાય તેવો સંપૂર્ણ માં સંપૂર્ણ આરામ આ જ છે. જ્યારે શરીર પર વિજય મેળવવામાં સફળ થવાય ત્યારે સર્વ - ક્રિયા સ્થિર થાય પણ જો શરીર ની ચંચળતા ખલેલ પાડે તો ત્યારે જ્ઞાનતંત્ર્ઓ ક્ષુબ્ધ થાય અને મનને એકાગ્ર કરી શકાય નહિ. એટલે શરૂઆતમાં શરીર ને અનુકૂળ આવે તેવું આસન ધારણ કરવું જોઈએ કે જે આસનમાં લાંબા સમય સુધી બેસવા છતાં શરીર ને આળસ કે કોઈ દુખાવા ન થાય. અમુક જ આસન ની મુદ્રા જોઈએ તે જરૂરી નથી.

મહર્ષિ પતંજલિએ છે કે, શરીરની તે સ્થિતિમાં ચંચળતા ન હોય અને સ્થિરતા સાથેની સુખદાયક સ્થિતિ એટલે આસન. આ સ્થિરતા અને સુખદાયક સ્થિતિ શરીર અને મન બંનેમા હોય તે જરૂરી છે. આસન ને કષ્ટપૂર્વક કરવાની વાત મહર્ષિ પતંજલિએ કરી નથી. કષ્ટ વગર લાંબો સમય શારીરિક અને માનસિક સ્થિરતા સાથે શરીરનું નિયંત્રણ એ આસનની મૂળભૂત જરૂરિયાત છે.

સામાન્ય રીતે આપણે એક સ્થિતિમાં શાંતિથી બેસવાનો પ્રયત્ન કરીએ તો આપણું શરીર થોડો સમય પણ બેસી શકતું નથી. અર્થાત્ જે આપણે જોઈ શકીએ છીએ તે સ્થૂળ શરીર જેને આપણે આપણું શરીર કહીએ છીએ તે આપણા નિયંત્રણમાં વધુ સમય રહેતું નથી. આપણા અસ્તિત્વનું નિર્માણ કરતું આપણું શરીર કેટલે અંશે આપણા નિયંત્રણ કે નિયમનમાં રહે છે તેનો પ્રત્યક્ષ અનુભવ આસનો ના અભ્યાસ દ્વારા જાણી શકાય છે. આસનના અભ્યાસ સમયે શરૂઆત માં થોડી તકલીફ, તનાવ કે શારીરિક કષ્ટનો અનુભવ થાય છે પરંતુ ધીમે ધીમે શરીરની વિકટ અને વિપરીત અવસ્થામાં પણ સુખપૂર્વક સ્થિરતા અને શાંતિનો અનુભવ આસન દ્વારા થાય છે. મહર્ષિ પતંજલિના યોગસૂત્ર દ્વારા આસનની વાસ્તવિકતા અને વ્યાપક દર્શનનો અનુભવ સમજી શકાય છે.

પર્યાપ્ત સમયના અભ્યાસથી સાધક એવી અવસ્થાએ પહોંચે છે કે જ્યારે તે આ અવસ્થામાં લાંબા સમય સુધી કષ્ટ કે શ્રમ વિના બેસી શકે છે. આસન સિદ્ધિ ની આ અવસ્થા સુધી પહોંચવા માટે અહીં સૂત્રકાર બે ઉપાયો બતાવે છે. પ્રયત્ન શૈથિલ્ય એટલે કે વિના પ્રયાસે આસનમાં બેસવાનો અભ્યાસ અને અનંત સમાપત્તિ એટલે કે ચિત્તને શરીર પર થી હઠાવીને આકાશ જેવી અનંત વસ્તુ પર લગાડવું.

આસનના પર્યાપ્ત અભ્યાસથી સાધક સતત બાધા ઉપસ્થિત કરતાં શીતોષ્ણાતિ સંવેદનાઓ તથા ચંચળતા વગેરે વિઘ્નો થી મુક્ત થાય છે. કેટલીક વ્યક્તિઓ દુરાગ્રહ પૂર્વક, લાંબો સમય સ્થિરતાથી એક આસનમાં બેસવાનો પ્રયત્ન કરે છે. પરંતુ અનુચિત છે. ખરેખરતો પ્રયત્ન રહિત અને કષ્ટ વગર આપ મેળે જ લાંબો સમય સ્થિર બેસી શકાય ત્યારે જ સાચા અર્થ માં આસન થયું ગણાય.એવી સ્થિતિ તાત્કાલિક પ્રાપ્ત થતી નથી.

શારીરિક સ્વાસ્થ્ય, માનસિક એકાગ્રતા અને આધ્યાત્મિકઉન્નતિ પ્રાપ્ત કરવા માટે સહજિકતા અને સ્થિરતાપૂર્વકબેસવાની ક્ષમતા પ્રાપ્ત કરવા માટે યમ-નિયમના પાલનથી જ યોગાસનોનો નિત્ય, નિયમિત અને આળસ સહિત અભ્યાસ કરવો જોઇએ. જે આસનમાં સાધક દીર્ઘકાળ સુધી સ્થિર બેસવાનીશક્તિ કેળવી શકે એ આસન, એના યોગાભ્યાસ માટે ઉત્તમ બેઠક મનાય.

૦૨. મહર્ષિ પતંજલિએ આસનસિદ્ધ માટે આ સૂત્ર આપ્યું છે.

- **પ્રયત્નશૈથિલ્યાનન્તસમાપત્તભ્યામ્ ।** - પતંજલિ યોગદર્શન સૂત્ર : ૨-૪૭
- **સુત્રાર્થ :** "પ્રયત્ન ઓછો થવાથી અને અનંત પર ધ્યાન કરવાથી તે (આસન) સિદ્ધ થાય છે."

આમ મહર્ષિ પતંજલિ આસનની સિદ્ધિ માટે બે શરતો મૂકે છે – પ્રયત્ન શૈથિલ્ય અને અનંત પર ધ્યાન.

શરીરને સ્થિર રાખીને સુખપૂર્વક બેઠા પછી શરીર સાથે સંબંધ ધરાવતી બધી ક્રિયાઓનો ત્યાગ કરી દેવો. તેને પ્રયત્નની શિથિલતા કહે છે. તે ઉપરાંત, શરીર ને સ્થિર રાખવા માટે અહંભાવ થી પ્રેરાઈ ને બળજબરી થી કરાતો પ્રયાસ પણ નકામો છે. તેનો ત્યાગ કરવો જોઈએ. તેને પણ પ્રયત્નની શિથિલતા કહી શકાય. તેનાથી આસન ની સિદ્ધિ થઈ જાય છે. અનંત પરમાત્મા માં મનને જોડી દેવાનો પ્રામાણિક પ્રયત્ન કરવા થી પણ તે જ પ્રમાણે, આસનસિદ્ધિ સહજ બને છે. સ્વાભાવિક (ચંચળતાની) વૃત્તિ ને નરમ પડવા થી તથા અનંત નું ધ્યાન કરવા થી, આસન સ્થિર અને આરામ દાયક બને છે.

યોગાસનની આ અવસ્થામાં સાચા અર્થમાં રહેવા માટે સાધકે બે શરતો પૂરી પાડવી જોઈએ:

- **(અ) પ્રયત્ન શૈથિલ્ય:** અભ્યાસીએ બની શકે તેટલા ઓછામાં ઓછા પ્રયાસપૂર્વક આ અવસ્થામાં રહેવું જોઈએ.
- **(બ) અનંત સમાપત્તિ:** અનંત સમાપત્તિ એટલે આકાશ જેવી અનંત કે અમર્યાદ અવસ્થાનું ધ્યાન. કોઈ વળી અનંતનો અર્થ શેષનાગ લે છે. શેષનાગ પોતાના માથા પર પૃથ્વીને ધારણ કરીને સ્થિરતાપૂર્વક અવસ્થિત હોય છે. આ અવસ્થાનું ધ્યાન કરીને, તેવી સ્થિરતા ધારણ કરવી તેવો અર્થ તેઓ અનંત સમાપત્તિનો લે છે. આ બંને અર્થમાં પ્રથમ અર્થ વધુ ઠીક લાગે છે. ઉપરોકત બંને શરતોમાં પ્રથમ શરત શરીરે અને બીજી શરત મને પૂરી પાડવાની હોય છે.

03. અભ્યાસની ફલશ્રુતિ વિષે મહર્ષિ પતંજલિ કહે છે:

- **તતો દ્વન્દ્વાનભિઘાતઃ ।** પતંજલિ યોગદર્શન સૂત્ર : ૨-૪૮
- **સુત્રાર્થ :** "તેના (અર્થાત્ આસનના) અભ્યાસ થી દ્વન્દ્વો ના આઘાત થી પર થવાય છે."

આસનની સિદ્ધિ થવાથી સાધકના શરીર પર દ્વંદ્વોનો પ્રભાવ નથી પડતો. ટાઢ, તાપ જેવા દ્વંદ્વોને સહન કરવાની શક્તિ સાધક ની અંદર આવી જાય છે. દ્વંદ્વો તેના ચિત્તને ચંચલ કરીને સાધનામાં નડતરરૂપ થતાં નથી.

આસન-જય (આસન પર વિજય) થયો એટલે દ્વદો વિઘ્નો કરી શકતાં નથી. દ્વંદો એટલે સારું-નરસું, ઠંડી-ગરમી, સુખ-દુઃખ-વગેરે જેવા એકબીજા થી ઉલ્ટી વસ્તુઓનાં જોડકાં. આસન-સ્થિર બને એટલે આ દ્વંદો કોઈ પણ ખલેલ (વિઘ્ન) કરી શકતાં નથી.

પ્રથમ સૂત્રમાં આસનની વ્યાખ્યા, બીજામાં આસન સિદ્ધ કરવાની યુક્તિ અને ત્રીજામાં આસનના અભ્યાસની ફલશ્રુતિ બતાવવામાં આવેલ છે.આસન દરમિયાન સાધક એવી વિશિષ્ટ સુખપૂર્ણ અવસ્થામાં બેસે છે કે જેમાં પ્રાણાયામ, જપ, ધ્યાન આદિનો અભ્યાસ કરવામાં વિશેષ અનુકૂળતા રહે છે.

૦૧. આસનો નાં નામ અને સંખ્યા - મહર્ષિ પતંજલિ મુજબ

મહર્ષિ પતંજલિ એ યોગસૂત્ર માં એક પણ આસન કે તેના નામ નો ઉલ્લેખ કરેલ નથી. તેઓ દ્વારા માત્ર આસનની પરિભાષા અને તેના લાભની વાત કરવામાં આવી છે. પરંતુ બીજા પ્રાચીન ઋષિઓ દ્વારા કુદરતનાં વિવિધ અવલોકનોને આધારે, જુદાં જુદાં આસનો દર્શાવેલ છે. પશુ-પંખી, જીવ-જંતુ, વનસ્પતિ, પુષ્પ જેવાં પ્રકૃતિનાં તત્ત્વો, વસ્તુઓ વગેરેનું સૂક્ષ્મ અવલોકન કરીને તેના વિશિષ્ટ ગુણો અને આકારને ધ્યાનમાં લઈને વિવિધ આસનોનું જુદં જુદં નામાભિધાન કરવામાં આવેલ છે. જેમકે, મોર પરથી મયૂરાસન, માછલી પરથી મત્સ્યાસન, નાગ પરથી ભૂજંગાસન વગેરે. અર્થાત્ શરીરનો જે રીતે આકાર બને છે તે અનુસાર આસનો નાં નામ દર્શાવેલ છે.

પતંજલિની આસનની વ્યાખ્યાથી એટલું સ્પષ્ટ સમજી શકાય તેમ છે કે અષ્ટાંગયોગ ના આસનનું સ્વરૂપ હઠયોગના આસનના સ્વરૂપ થી ભિન્ન છે. હઠયોગમાં અનેક વિધ કઠિન આસનોનો સમાવેશ થાય છે, જ્યારે અહીં અષ્ટાંગયોગમાં તો સિદ્ધાસન, પદ્માસન આદિ ધ્યાનોપયોગી આસનોનો જ ઉલ્લેખ કરવામાં આવ્યો છે. આમ હઠયોગ અને અષ્ટાંગયોગના આસન નું સ્વરૂપ ભિન્ન ભિન્ન છે, તે સ્પષ્ટ રીતે સમજી લેવું જોઈએ.

કોઈ પણ યોગાસનના બે ભાગ હોય છે –

- ૧. સ્થિરભાગ (Static part) અને
- ૨. ચલિત ભાગ (Dynamic part).

યોગાસન ની પૂર્ણાવસ્થા કે અંતિમ અવસ્થાને પહોંચવા માટે શરીરની જે ગતિ કરવી પડે તેમ જ આ પૂર્ણાવસ્થામાંથી મૂળ અવસ્થામાં પાછા આવવા માટે શરીરની જે ગતિ કરવી પડે, તે બંને ગતિમાન ભાગને યોગાસનનો ચલિત ભાગ કહે છે. યોગાસનમાં ચલિત ભાગ ગૌણ અને સ્થિર ભાગ મુખ્ય છે. આ સ્થિર અવસ્થા જ વસ્તુતઃ યોગાસન છે. આ અવસ્થામાં અમુક નિશ્ચિત સમય માટે રહેવું અનિવાર્યછે. આસન બેસવાની ઘટના છે. યોગાસનમાં શરીર કોઈ એક નિશ્ચિત અવસ્થામાં સ્થિરતાપૂર્વક રહે છે, તેથી યોગાસન કરવું એમ કહેવા કરતાં યોગાસનમાં હોવું, એમ કહેવું તે વધારે સાચો શબ્દપ્રયોગ છે. યોગાસનની ચલિત અવસ્થામાં સાધકે બે બાબતોનો ખ્યાલ રાખવાનો હોય છે:

શરીરની ગતિ ખૂબ ધીમી રાખવી જોઈએ. ઝટકા કે કૂદકા ટાળવા જોઈએ. આ ગતિ છેલ્લી ક્ષણ સુધી એકધારી રહેવી જોઈએ.

<u>૦૨. આસનો ના પ્રકાર :</u>

આપણે જોયું તે પ્રમાણે આસનોની સંખ્યા ઘણી છે. આસનોને શરીર અને મન પર થતી અસર પ્રમાણે વહેંચવામાં આવે તો મુખ્યત્વે નીચે પ્રમાણે ત્રણ પ્રકાર પડે ;

<u>(૧) ધ્યાનપ્રેરક આસન :</u>

જે આસનોને લાંબો સમય થાક સિવાય સ્થિરતા અને સુખ સાથે પ્રાણાયામ કે ધ્યાન માટે ઉપયોગમાં લેવાય છે તેને ધ્યાનાત્મક કે ધ્યાનપ્રેરક આસન કહેવામાં આવે છે. તેનાથી મન શાંત થાય છે. માનસિક ચંચળતા અને તનાવ ઘટે છે. ધ્યાન માટેનાં આસનોનું મુખ્ય પ્રતિક પિરામિડ છે, જેનું મુખ્ય ધ્યેય આધ્યાત્મિક ઉન્નતિનું છે. તેમાં મુખ્યત્વે પદ્માસન, વજ્રાસન, ભદ્રાસન, સ્વસ્તિકાસન વગેરેનો સમાવેશ થાય છે.

<u>(૨) સ્વાસ્થ્યપ્રેરક આસન :</u>

આ આસનોનો મુખ્ય હેતુ સ્વાસ્થ્ય કે આરોગ્ય વધારવાનો છે. મોટા ભાગનાં આસનોનો આમાં સમાવેશ થઈ જાય છે. અહીં કરોડ અને પેટની અંદરના અવયવો તરફ વધુ મહત્ત્વ આપવામાં આવેલ છે. કરોડ એ શરીરને આધાર આપે છે અને તેની સ્થિતિસ્થાપકતા લાંબા સમય સુધી ટકાવી રાખવા માટે આ આસનો અનિવાર્ય છે. તેમાં મુખ્યત્વે ઉત્તાનપાદાસન, ભુજંગાસન, હલાસન, ધનુરાસન, ગોમુખાસન, પવનમુક્તાસન વગેરેનો સમાવેશ થાય છે.

મોટાભાગનાં આસનોનો સમાવેશ. આ પ્રકારમાં થાય છે, જેનો હેતુ શરીરના વિવિધ અંગોનું સ્વાસ્થ્ય જાળવવાની છે, પરિણામ સ્વરૂપે પ્રાપ્ત અને ઉપપ્રાણોને નિયંત્રિત કરી શકાય છે.શરીરનો જીણોદ્ધાર કરીને વયમર્યાદાને પણ વધારી શકાયછે. સ્વાસ્થ્યલક્ષી આરાનો દ્વારા માનસિક તણાવ અને તૃષ્ણાઓનેઘટાડી શકાય છે તથા સંવેદનાઓને નિયંત્રિત કરી શકાય છે. આપ્રકારનાં આસનો વિશેષરૂપથી આધ્યાત્મિક ઉન્નતિને માટે સહાયકસાબિત થાય છે.

<u>(3) આરામદાયક આસનો:</u>

જે આસનો દ્વારા શારીરિક અને માનસિક થાક દૂર કરી સંપૂર્ણ શિથિલતાની અવસ્થા મેળવી શકાય તેને આરામદાયક આસનો કહેવામાં આવે છે. ખાસ કરીને સ્વાસ્થ્યવર્ધક બે આસનોની વચ્ચે આ આસનો કરવામાં આવે છે જેથી પહેલા કરેલા આસનનો શારીરિક તનાવ કે થાક દૂર થાય છે. આસનોના અભ્યાસની શરૂઆતમાં કે વચ્ચે વચ્ચે કરવામાં આવતા આવા આરામદાયક આસનોથી શરીરને તનાવમુક્ત કરી શકાય છે, જેમાં મુખ્યત્વે પીઠ પર સૂઈને કરવામાં આવતું શવાસન મુખ્ય છે. ઉપરાંત મકરાસન, બાલકાસન વગેરેનો પણ તેમાં સમાવેશ થાય છે.

શરીરની સ્થિતિને ધ્યાનમાં રાખતાં મુખ્યત્વે નીચે પ્રમાણે પ્રકાર પડે છે :

- ૧. ચત્તા સૂઇને કરવાના આસનો : ઉત્તાનપાદાસન, પવન મુકતાસન
- ૨. ઊંધા સૂઈને કરવાનાં આસનો : શલભાસન, ભૂજંગાસન
- ૩. ઊભા રહીને કરવાનાં આસનો : અર્ધકટિચકાસન, તાડાસન
- ૪. બેસીને કરવાનાં આસનો : જાનુશિરાસન, વજ્રાસન

- ૫. ઘૂંટણ પર ઊભા રહીને કરવાનાં આસનો : ઉષ્ટ્રાસન, મયુરાસન.

03. આસનો ના લાભ :

- (૧) સ્થૂળરૂપમાં જોઇએ તો શરીરના બધા તંત્રો એકબીજા સાથે ઊંડાણપૂર્વક જોડાયેલ છે. શરીરની તંદુરસ્તી બધા તંત્રોના સુમેળથી પ્રાપ્ત થાય છે. યોગાસન શરીરના બધા તંત્રોમાં સંકલન લાવે છે.
- (૨) સ્થૂળરૂપમાં શારીરિક સ્તર પર અસર કરતાં આસનો સૂક્ષ્મરૂપમાં માનસિક સ્તર પર અસર કરે છે. મન તનાવમુક્ત થઈ શાંત થાય છે, તથા સાચા સુખની પ્રાપ્તિ થાય છે.
- (૩) શરીર તથા મનમાં થતી ચંચળતા તથા અસ્થિરતા દૂર થઈ જાય છે. શરીર તથા મન સ્થિર થતાં આરોગ્ય પ્રાપ્ત થાય છે.
- (૪) આસનની સિદ્ધિ થયા બાદ દ્વો બાધ કરી શકતા નથી. દ્વન્દ્વ અર્થાત સુખ-દુઃખ, ઠંડી-ગરમી, પ્રકાશ અંધકાર, શુભ-અશુભ વગેરે. એકબીજાથી વિપરીત સ્વભાવવાળાં જોડકાં, શરીરમાં આ બધાંને કોઈ પણ પીડા વગર સહન કરવાની શક્તિ આવે છે.

આમ, ટૂંકમાં એમ કહી શકાય કે આસનથી શારીરિક ફાયદો તો થાય છે, પરંતુ તે માત્ર શારિક અભ્યાસ નથી. પણ મનોશારીરિક છે. આ ઉપરાંત ભૌતિક તથા આધ્યાત્મિક ક્ષેત્રે પણ એનું ધણું મહત્ત્વ છે.

પૂરક આસન

કોઈ પણ આસન કરતા પહેલાં કે તેના પછી તેનાં પૂરક આસનનો અભ્યાસ કરવો આવશ્યક છે, જે નાડીતંત્ર અને અંતઃસ્રાવી ગ્રંથિઓમાં સંતુલન લાવે છે અને ક્રમશઃ બંનેના અભ્યાસ દ્વારા જ શારીરિક, પ્રાણિક કે મનોશારીરિક પૂર્ણતા પ્રાપ્ત થાય છે.

પૂરક આસનો :

- ૧. સર્વાંગાસન
- ૨. ક્લાસન મત્સ્યાસન, સુપ્ત વજ્રાસન
- ૩. ભુજંગાસન
- ૪. પશ્ચિમોત્તાનાસન
- ૫. શલભાસન
- ૬. પશ્ચિમોત્તાનાસન
- ૭. ઉષ્ટ્રાસન

બંને બાજુ ડાબી કે જમણી બાજુ કરવાનાં આસનો તે એક બીજાના સ્વયં પૂરક આસન છે અને તેના દ્વારા જ અભ્યાસના અવરોધોને દૂર કરી શકાય છે.

આસન એ યોગનું ત્રીજું અંગ છે. આસન એક એવી વીજપ્રક્રિયા છે કે એ ધીરે ધીરે આપણા સંપૂર્ણ શરીર પર સાર્વભૌમત્વ સ્થાપિત કરે છે. આસનોથી માંસપેશીઓ સુદૃઢ-મજબૂત થાય છે, સાંધાઓમાં સ્વાભાવિક કુમાશ રહે છે. પાચકરસ આવશ્યક માત્રામાં ઉત્પન્ન થતો રહે છે.

યોગનો મૂળ સિદ્ધાંત વિવિધ આસનોના માધ્યમ દ્વારા દૈહિક અને માનસિક પૂર્ણતા પ્રાપ્ત કરવાનો હોવાથી તેનું પ્રારંભિક સ્વરૂપ મહાભારત,ઉપનિષદ,પતંજલિ યોગસુત્ર અને હઠયોગ પ્રદીપીકામાં મળે છે.

૦૪. આસન નો ઉદ્દેશ્ય :

આસનનો મુખ્ય ઉદ્દેશ્ય શારીરિક, માનસિક તેમજ આધ્યાત્મિકરીતે ઉન્નત સ્થિતિ પ્રાપ્ત કરવાનો છે. આસનોના અભ્યાસમાં ફક્ત શરીર જ નહીં, પરંતુ મન અને આત્મા પણ સંલગ્ન રહે છે. એનાથી આ ત્રણે નાં કાર્યો નો સમન્વય કરવાની તક પ્રાપ્ત થાય છે. આ પ્રકારની એકરૂપતા ને કારણે શરીર, મન અને આત્માની વચ્ચે સુસંવાદિતા પ્રસ્થાપિત થાય છે.જેને લીધે જિંદગી ની પ્રત્યેક પળે આધ્યાત્મિક અનુભૂતિઓનું ઉદ્ઘાટન થાયછે. શરીર મન અને બુદ્ધિની વચ્ચે વહેતો પ્રાણશક્તિનો પ્રવાહ સંતુલિતબને છે. એનાથી વ્યક્તિની શારીરિક અને માનસિક શક્તિ તથાઆત્મનિયંત્રણની પ્રક્રિયામાં સુધારો થાય છે. સૌથી અગત્યની વાત એ છેકે આધ્યાત્મિક શૈર્ય વ્યક્તિનાં શરીર, મન અને પ્રાણને મજબૂત બનાવે છે.

ધ્યાનલક્ષી આસનોનો મુખ્ય ઉદ્દેશ્ય મન ને ધ્યાન ને યોગ્ય બનાવવાનો છે, જ્યારે સ્વાસ્થ્યલક્ષી આસનોના ઉદ્દેશ્ય વિવિધ છે. સ્વાસ્થ્યલક્ષી આસનોના સામાન્ય ઉદ્દેશ્ય શ્રમ અને માનસિક દબાણ કે તણાવને હટાવીને સ્વયંને તંદુરસ્ત અનુભવવાના છે. એના વિશેષ ઉદ્દેશ્ય પ્રાણ અને શારીરિક શક્તિની વૃદ્ધિ કરવી, તમામ શારીરિક તંત્રોને કાર્યક્ષમ બનાવવા, શરીરને હલકું, મૃદું, કાર્યક્ષમ અને ચપળ બનાવવું, જ્ઞાનતંત્ર ને સાવધાન રાખીને એના દ્વારા યાદશક્તિ, આત્મવિશ્વાસ અને નિર્ણય શક્તિ વધારવી, શારીરિક મર્યાદાઓ, દર્દ અને ઘણા બધા રોગો પર નિયંત્રણ પ્રાપ્ત કરવું વગેરે છે. સ્વાસ્થ્યલક્ષી આસનોના અભ્યાસ દ્વારા શારીરિક સ્થિતિને વિવિધ પ્રકારે સુધારીને સાધક, એની ઉંમરની સરખામણી માં યુવાન દેખાય છે અને નિત્ય નિરામય જ રહે છે.

૦૫. આસનાભ્યાસ ના વિશેષ લાભ :

આસનોની તુલના સામાન્ય કસરતો સાથે ન કરી શકે એના અભ્યાસ દ્વારા તો શકિતનો સંચય થાય છે અને આસનો ના અભ્યાસથી શીદાયા કેન્દ્રો પ્રભાવિત થાય છે. આ નિયંત્રણ કેન્દ્રોનો સામાન્ય સંબંધ કેટલેક અંશે નાડી ચક્રો સાથે હોવાનું માનવામાં આવે છે. તેથી આસનોનો પ્રભાવ આધ્યાત્મિક સૂક્ષ્મ કેન્દ્રો પર પણ પડે છે. આસનો ના અભ્યાસ દ્વારા જો યોગ્ય લાભ ઉઠાવવામાં આવે, તો શરીરસ્થ સુષુપ્ત શક્તિ જાગૃત બને છે. આ સુષુપ્ત પ્રાણશક્તિને ઓળખવા વાળો સાધક આસનોના અભ્યાસ દરમ્યાન, એનો યોગ્ય પ્રમાણમાં ઉપયોગ કરે છે, તેથી એ વધુ શક્તિ ખર્ચ્યા વિના જ આસનો નો અભ્યાસ કરી શકે છે. આવી યોગ્યતા જ્યારે પ્રાપ્ત થાય છે ત્યારે આસનાભ્યાસ દરમ્યાન તમામ શારીરિક કાર્યો આપમેળે જ સહજ અને સુસંકલિત થઇ જાય છે. સહજ અને સ્વાભાવિક ક્રિયા જ આસનોનું પ્રમાણ ચિહ્ન છે. એટલે જ ઘણી વખત આસનોને ચલ ધ્યાન નું પ્રતિક કહેવામાં આવે છે.

આધ્યાત્મિક પ્રગતિ માટે તન-મન જ સાચાં સાધન છે. આધ્યાત્મિક યાત્રામાં શરીર વાહનરૂપ અને મન એ વાહનના ચાલક બળરૂપ છે. તેથી યોગાભ્યાસ માટે તન-મનને નિરામય બનાવી રાખવાં અતિ આવશ્યક છે. વધુ માં વધુ આધ્યાત્મિક લાભ પ્રાપ્ત કરવા માટે શારીરિક અને માનસિક પાસાંઓને સંતુલિત રાખવા જરૂરી છે. યોગસાધકે તન-મન અને પ્રાણની એકરૂપતા હંમેશાં યાદ રાખવી જોઇએ.

તન-મનનો વિકાસ કેવળ એ બંનેના વિવેકયુક્ત ઉપયોગથી જ થાય છે. અન્ય રીતે જોઇએ તો અયોગ્ય પ્રમાણમાં કે અવિવેકયુક્ત ઉપયોગ કરવાથી એમનો રકાસ થાય છે. શરીર અને મનને યોગ્ય પોષણની જેમ યોગ્ય કસરતની પણ આવશ્યકતા રહે છે. તેથી સ્નાયુ અને જ્ઞાનતંતુઓનો ઉપયોગ યોગ્ય રીતે તથા પ્રમાણસર કરવો જોઇએ. આસન કેવળ વ્યાયામ માટે જ નથી પરંતુ એનાથી શારીરિક શ્રમ અને માનસિક દબાણમાંથીમુક્ત થાય છે. એ શરીરને સ્વસ્થ અને યુવાન અને મનને શુદ્ધ અને શાંત બનાવે છે; સાથે સાથે એ બન્નેને વધુમાં વધુ કાર્યક્ષમ રાખે છે. સંપૂર્ણ શારીરિક નિરામયતા દ્વારા મનને સરળતાથી નિયંત્રિત કરી શકાય છે.'સ્વસ્થ શરીરમાં સ્વસ્થ મન' આ સૂત્ર આધ્યાત્મિક વિકાસ અર્થાત્ યોગનીચાવી છે.

નિરામયતા દરેક પ્રાણીનો જન્મસિદ્ધ અધિકાર છે. તંદુરસ્ત શરીરમાં જ જીવનનો સંપૂર્ણ આનંદ પ્રગટે છે. એનાથી રસ, ઉત્સાહ અને શક્તિ પ્રાપ્ત થાય છે. નિરામય શરીર કોઇ પણ પ્રકારની કષ્ટ કે તણાવ યુક્ત પરિસ્થિતિનો ત્વરિત અને સફળ પ્રતિકાર કરી શકે છે. એ નિત્ય સજાગ,ચપળ અને કાર્યશીલ રહીને રોગોનો પ્રતિકાર પણ કરી શકે છે.

આસનોનો અભ્યાસ નિયમિતરૂપ થી અને વિવેકબુદ્ધિ થી કરવામાં આવે તો કોઇ પણ વ્યક્તિ ગમે તે ઉંમરમાં નિરામયતા પ્રાપ્ત કરી શકે

છે. આસન એવી રીતે કરવામાં આવે છે કે શરીરના તમામ જ્ઞાનતંતુઓ,સ્નાયુઓ તથા અવયવો પરસ્પર સહકાર દ્વારા શરીરને આદર્શ લયબદ્ધતાપ્રદાન કરે છે.

05. આસનાભ્યાસ માં ઘૈર્ય અને સાતત્ય ની આવશ્યકતા :

યોગ્ય પ્રમાણમાં લાભ પ્રાપ્ત કરવા માટે આસનોનો અભ્યાસ દ્રઢતાપૂર્વક નિયમિતતા થી કરવો જોઇએ. બની શકે તો એમનો અભ્યાસ નિયમ સ્વરૂપે જીવનભર કરવો જોઇએ. જો સાચી તમન્ના અને નિષ્ઠા હોય તો એ અશક્ય નથી. એને માટે ઘૈર્ય, સાતત્ય અને અનુશાસન ની આવશ્યકતા છે.

પ્રારંભના અભ્યાસીથી કેટલાંક આસનોનો અભ્યાસ દર્શાવ્યા મુજબ ન થઇ શકે તો પણ મુંઝાવાની જરૂર નથી. જો કોઇ વ્યક્તિથી આસન સંપૂર્ણ ન થઇ શકે તો પણ એ આસન ના અભ્યાસ દ્વારા અને યથા યોગ્ય લાભ તો પ્રાપ્ત થાય છે જ. પરંતુ આરંભના અભ્યાસીએ અતિ શ્રમિત થવાનેબદલે સામાન્ય કષ્ટ નો અનુભવ થતાં સુધી જ પરિશ્રમ કરવો જોઇએ.

જેમનાં શરીર શ્રમ અને તણાવ થી ટેવાયેલાં નથી હોતાં, એમને આરંભમાં થોડું કષ્ટ અને સ્નાયુઓનો દુઃખાવો અનુભવાય છે. કિન્તુ એના થી ચિંતિત થવાની આવશ્યકતા નથી. એવું કષ્ટ અને દુઃખાવો આરંભ કાળમાં થોડા સમય માટે રહે છે અને દશ-પંદર દિવસના નિયમિત અભ્યાસ બાદઆ પમેળે જ દૂર થઇ જાય છે. ધીમે ધીમે શરીર પણ એનાથી અપેક્ષિત અનુકૂલન શીખીને આસન કરવા માટે યોગ્ય બની જાય છે. આવા અનુકૂલન કે અભ્યાસ દરમ્યાન શરીર એક પ્રકારના દર્દ કે કષ્ટની સ્થિતિ વટાવી ને પોતાને અન્ય સ્થિતિ માટે તૈયાર કરી લે છે. પરંતુ સાચું પરિણામ તો પૂરી ક્ષમતાથી આસન કરવાથી પ્રાપ્ત થાય છે. એવી ક્ષમતા થોડા દિવસ, થોડા સપ્તાહ કે થોડા મહિના ના અભ્યાસથી પ્રાપ્ત નથી થતી. ક્યારેક એવું પણ બને છે કે, કેટલીક વ્યક્તિઓ વર્ષો પર્યન્ત અભ્યાસ કર્યા પછી પણ એવી ક્ષમતા પ્રાપ્ત નથી કરી શકતી.એને પ્રાપ્ત કરવા માટે કોઇ સરસ રસ્તો નથી. કેવળ દીર્ઘકાલિન ઘૈર્ય અને સાતત્યયુક્ત અભ્યાસ દ્વારા જ ધીમે-ધીમે એવી ક્ષમતા પ્રાપ્ત થઇ શકે છે. કિન્તુ એ નિરાશાનું કારણ ન બનવું જોઇએ.

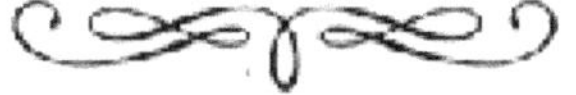

7

પ્રાણાયામ

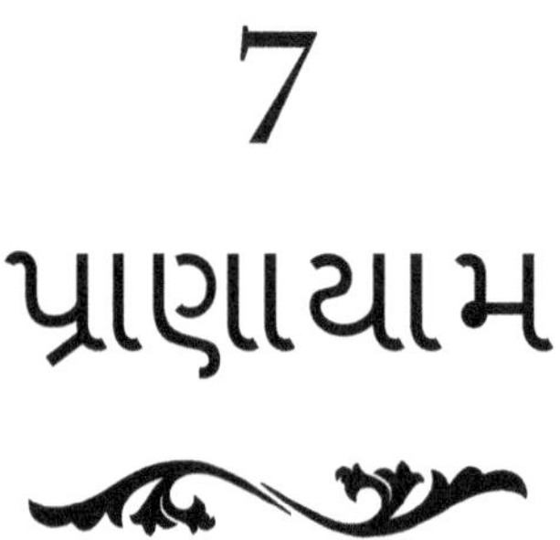

પ્રાણાયામ અષ્ટાંગ યોગનું ચોથું અને ખૂબ જ મહત્ત્વનું અંગ ગણાય છે.આસન બાદ તેનો ઉલ્લેખ છે, આથી આસન અભ્યાસ કર્યા પછી પ્રાણાયામનો અભ્યાસ કરવો જોઇએ, આસનના અભ્યાસમાં સ્થિરતા આવ્યા પછી પ્રાણાયામનો અભ્યાસ કરી શકાય.

- "પ્રાણ પર નિયંત્રણ સ્થાપવાની ક્રિયા એટલે પ્રાણાયામ."

ઘણી વખત પ્રાણાયામને શ્વાચ્છોશ્વાસની વ્યાયામની એક પદ્ધતિ માની લેવામાં આવે છે, પરંતુ પ્રાણાયામ શરીર અને મન જોડતી કડી છે. શરીરની શુદ્ધિ માટે સ્નાન કરવામાં આવે છે, તે જ રીતે મનની શુદ્ધિ માટે પ્રાણાયામની જરૂર છે. પ્રાણાયામને યોગ નો આત્મા કહેવામાં આવે છે.

પ્રાણાયામ ની વ્યાખ્યા :

મહર્ષિ પતંજલિના યોગદર્શન મુજબ પ્રાણાયામની વ્યાખ્યા નીચે મુજબ છે.

- **તસ્મિન્ સતિ શ્વાસપ્રશ્વાસયોગતવિચ્છેદઃ પ્રાણાયામઃ । પતંજલિ યોગદર્શન સૂત્ર : ૨-૪૯**
- **સુત્રાર્થ :** શ્વાસ-પ્રશ્વાસની ગતિમાં વિચ્છેદ કરવો એ જ પ્રાણાયામ છે.

તે પછી શ્વાસોશ્વાસ ની ગતિ ના નિયમન રૂપ "પ્રાણાયામ" આવે છે. "યોગના ત્રીજા અંગ આસનમાં સ્થિતિ પ્રાપ્ત કર્યા પછી શ્વાસોચ્છવાસની સતત ચાલતી ગતિને તોડીને અવરોધ વીતે પ્રાણાયામ છે. પ્રાણવાયુ શરીરમાં પ્રવેશે તેને શ્વાસ અને શરીર માંથી બહાર નીકળે તેને પ્રશ્વાસ કહેવાય છે. તે બંને પ્રકારની ક્રિયા અટકી જાય તેને પ્રાણાયામ કહેવામાં આવે છે. આસનની સિદ્ધિ થયા બાદ એ થઈ શકે છે.

જ્યારે આસન સિદ્ધ થાય પછી, "પ્રાણ ની ગતિ" ને કાબુમાં લઈને તેને કેળવવા ની હોય છે. એટલે કે હવે "પ્રાણાયામ" યાને "શરીર નું જીવન ધારક બળ" યાને "પ્રાણ ની ગતિ-શક્તિ" પરના કાબૂ નો વિષય હવે શરુ થાય છે.

સ્થૂલ અર્થમાં પ્રાણ એટલે શ્વાસોચ્છવાસની ક્રિયા અને વિચ્છેદ એટલે તેની ગતિને વિશેષ રૂપે નિયમન કે નિયંત્રિત કરવું તે જ પ્રાણાયામ છે. એટલે કે ઇચ્છાનુસાર શ્વાસ લેવાની કે છોડવાની ક્રિયાને રોકી રાખવામાં આવે, તેના પર અધિકાર મેળવવામાં આવે છે. પ્રાણાયામનું મૂળ સ્વરૂપ છે.

અહીં તસ્મિન્ શબ્દનો અર્થ 'આસન' કરવામાંઆવ્યો છે. વ્યાખ્યા પરથી એક વાત સ્પષ્ટ થાય છે. કે પ્રાણાયામમાં શ્વસનક્રિયાને નિયંત્રિત કરવાની વાત કરી છે, એનો અર્થ એ થયો કે પ્રાણ અને શ્વસનક્રિયાને સીધો સંબધ છે.પ્રાણનો આયામ એટલે પ્રાણાયામ. પ્રાણાયામ બે

શબ્દો મળીને બને છે. પ્રાણ + આયામ = પ્રાણાયામ. પ્રાણ એટલે શ્વાસ અને આયામ એટલે દીર્ઘ કરવા અથવા વિસ્તાર કરવો. આયામનો બીજો અર્થ નિયંત્રણ કે નિયમન પણ કહી શકાય. પ્રાણની ગતિને નિયંત્રણની સાથે દીર્ઘ કરવાની વાત મહર્ષિ પતંજલિના યોગદર્શન પ્રાણાયામમાં છે.

આગળ બતાવ્યું તેમ - "પ્રાણ" એટલે "શ્વાસ" નહિ, (સામાન્ય રીતે પ્રાણ નો અનુવાદ શ્વાસ કરવામાં આવે છે) પણ "પ્રાણ" એટલે "વિશ્વની શક્તિનો એકંદર સરવાળો" યાને "સમષ્ટિ વિશ્વ શક્તિ". અને આ જ પ્રાણ એ "વ્યક્તિ - શક્તિ" તરીકે દરેકે દરેક માં રહેલી "શક્તિ" છે. અને તેનું સ્પષ્ટ માં સ્પષ્ટ કાર્ય કે જે દેખી શકાય છે તે-"ફેફસાં ની ઉંચી-નીચી-ગતિ" આ ગતિ (ફેફસાં ની ગતિ) એ પ્રાણ-શક્તિ શ્વાસ ને અંદર ખેંચે છે,તેથી ઉત્પન્ન થાય છે,અને પ્રાણાયામ માં જેના પર કાબૂ મેળવવાનો છે તે -આ "ગતિ" (ફેફસાં ની ગતિ) છે. પ્રાણ-શક્તિ (પ્રાણની ગતિ-શક્તિ) પર કાબૂ મેળવવાના સહેલામાં સહેલા ઉપાય તરીકે - સામાન્ય રીતે- શ્વાસ ને "નિયમિત" કરીને તેની શરૂઆત થાય છે.

"પ્રાણાયામ: પર તપ: । પ્રાણાયામને પરમ તપ ગણવામાં આવ્યું છે. પ્રાણાયામ ને યોગનો આત્મા કહેવાય છે. યોગશાસ્ત્રની દૃષ્ટિએ શ્વાસ એ મન અને શરીરને જોડતો સેતુ છે. શ્વાસ દ્વારા જ મન સુધી પહોંચી શકાય છે. તેથી મનની શુદ્ધિ માટે પ્રાણાયામની ક્રિયા અતિ આવશ્યક છે.

પતંજલિ પ્રાણાયામ વિશે છ સૂત્રો આપે છે :

- **તસ્મિન્ સતિ શ્વાસપ્રશ્વાસયોગતવિચ્છેદ: પ્રાણાયામ: ।** યોગદર્શન સૂત્ર : ૨-૪૯
- **સુત્રાર્થ :** "તેમાં (આસનમાં) સ્થિત થઈને શ્વાસ-પ્રશ્વાસની ગતિમાં વિચ્છેદ એટલે પ્રાણાયામ....

- **બાહ્યાભ્યન્તરસ્તમ્ભવૃત્તિ દેશકાલસંખ્યાભિ: પરદિષ્ટો દીર્ઘસૂક્ષ્મ:।** પતંજલિ યોગદર્શન સૂત્ર : ૨-૫૦
- **સુત્રાર્થ :** "(પ્રાણાયામ) બાહ્ય, આંતર અને સ્તંભવૃત્તિ - એમ (ત્રણ પ્રકારના) દેશ, કાળ અને સંખ્યાથી જોવાયેલા, લાંબા કે ટૂંકા હોય છે.''

પ્રાણાયામ ની ત્રણ પ્રકારની ગતિઓ ને પાછળ થી નામ આપ્યું છે. - પૂરક - રેચક અને કુંભક,

આ ત્રણે ક્રિયાઓમાં દેશ અને કાળ પ્રમાણે ફેરફાર થાય છે. "દેશ" નો અર્થ એ કે-પ્રાણને શરીર ના "કોઈ વિશિષ્ટ ભાગમાં" રોકી રાખવામાં આવે અને "કાળ" નો અર્થ છે કે-પ્રાણ ને "અમુક-ભાગમાં-કેટલા સમય સુધી રાખવો" પતંજલિ એ અહીં કોઈ વિશિષ્ટ નિયમો બતાવ્યા નથી તથા દીર્ઘ ને સૂક્ષ્મ થઈ શકે છે.

- **વાહ્યાભ્યન્તરવષિયાક્ષેપી ચતુર્થ: ।** પતંજલિ યોગદર્શન સૂત્ર : ૨-૫૧
- **સુત્રાર્થ :** "બાહ્ય અને આંતર વિષયનો ત્યાગ કરનાર ચોથા પ્રકાર નો (પ્રાણાયામ) છે.

અંદર ને બહારના વિષયોમાંથી ચિત્તની વૃત્તિ હઠી જતાં આપોઆપ થનારો, ઉપર કહેલા ત્રણ પ્રકારના પ્રાણાયામથી જુદો, એક ચોથો જ પ્રાણાયામ છે. બહાર ને અંદરના વિષયોનું ચિંતન છોડી દઈને મનને પ્રભુપરાયણ કરી દેવાથી, પ્રાણની ગતિ સહજ રીતે અટકી પડે છે. તે વખતે દેશ, કાળ ને સંખ્યાનું જ્ઞાન જરાપણ નથી રહેતું. મનની ચંચલતા મટવાથી તે સહજ બની રહે છે. તેને અષ્ટાંગયોગ નો પ્રાણાયામ પણ કહેવામાં આવે છે.

- **પ્રચ્છર્દનવિધારણાભ્યાં વા પ્રાણસ્ય ।** પતંજલિ યોગદર્શન સૂત્ર : ૧-૩૪
- **સુત્રાર્થ :** અથવા "પ્રાણ" ની બહાર રાખવા અને-અથવા-પ્રાણ ના નિરોધ થી પણ ચિત્ત સ્થિર બને છે. પ્રાણવાયુ ને બહાર કાઢવાના ને રોકવા ના અભ્યાસ થી પણ શરીરની નાડીઓનો મળ દૂર થાય છે, ને ચિત્ત નિર્મળ બને છે.

અહીં,પતંજલિ ના મત પ્રમાણે તો, પ્રાણાયામ એ એ ચિત્ત-વૃત્તિ પર કાબુ મેળવવા માટેના અનેક ઉપાયો માં નો માત્ર એક ઉપાય છે પણ તે

તેના પર બહુ ભાર મૂકતા નથી પણ, અહીં તેમના કહેવાનો અર્થ એવો છે કે શ્વાસ ને બહાર કાઢો-(અમુક સમય સુધી) રોકી રાખો (નિરોધ) અને શ્વાસ લો....બસ એટલું જ....(કે જેનાથી મન શાંત થશે અને તેના પર ધીરે ધીરે કાબુ આવશે)

- **તતઃ ક્ષીયતે પ્રકાશાવરણમ્** | પતંજલિ યોગદર્શન સૂત્ર : ૨-૫૨
- **સુત્રાર્થ :** "તેના થી (પ્રાણાયામ થી) ચિત્ત ના પ્રકાશ પર નું આવરણ ક્ષીણ થાય છે. "

પ્રકાશ અથવા પરમ જ્ઞાનસ્વરૂપ પરમાત્માની આગળ જે અજ્ઞાનનું આવરણ છે, તેનો પ્રાણાયામના લાંબા અભ્યાસ બાદ ક્ષય થઈ જાય છે. જેમ જેમ પ્રાણાયામનો અભ્યાસ વધતો જાય તેમ તેમ સાધકના કર્મસંસ્કાર ને અવિદ્યાદિ ક્લેશનો પડદો દૂર થતો જાય છો. પરમાત્માના સાક્ષાત્કારમાં તે પડદો જ અંતરાયરૂપ છે. તેનો ક્ષય થતાં જ્ઞાન સંપૂર્ણપણે ખીલી ઊઠે છે.

ચિત્ત ની અંદર સ્વભાવથી જ સર્વ જ્ઞાન રહેલું હોય છે,તે બનેલું છે "સત્વ તન્માત્રાઓ" થી – પણ રજસ અને તમસ-તન્માત્રા ઓથી ઢંકાઇ ગયેલું હોય છે, પ્રાણાયામ થી આ આવરણ દૂર થાય છે.

- **ધારણાસ્ચ યોગ્યતા મનસઃ** | પતંજલિ યોગદર્શન સૂત્ર : ૨-૫૩
- **સુત્રાર્થ :** "અને ધારણાઓ માં મનની યોગ્યતા થાય છે." (આ આવરણ દૂર થતાં મન ને એકાગ્ર કરી શકાય છે) મન "ધારણા" ને માટે યોગ્ય બને છે. પ્રાણાયામના અભ્યાસ થી ધારણા એટલે કે મનને ગમે તે સ્થળે સ્થિર કરવાની કલા સહજ બને છે.

''પ્રથમ સૂત્રમાં પ્રાણાયામની વ્યાખ્યા, બીજા અને ત્રીજા સૂત્ર માં પ્રાણાયામ ના પ્રકારો તથા ચોથા, પાંચમા તથા છઠા સૂત્રમાં પ્રાણાયામ ના અભ્યાસની ફલશ્રુતિ આપવા માં આવી છે.

<u>૦૧. પ્રાણાયામ ની વિધિ :</u>

પ્રાણાયામ કરવા માટે નાક ના ડાબા અને જમણા નાસિકા પુંટ બંધ કરવાના હોય છે. મોટા ભાગે જમણા હાથથી કામ કરવા માં આવે છે. એટલે જમણા હાથના અંગુઠા નો ઉપયોગ જમણા નાસિકા પુટ બંધ કરવામાં અનામિકા તથા કનિષ્ઠા (અંગુઠા થી ક્ર મશઃ ત્રીજી અને ચોથી આંગળી) નો ઉપયોગ ડાબા નાસિકાપુટબંધ કરવામાં થાય છે. આ જાતની હસ્તમુદ્રાને 'પ્રણવમુદ્રા' કહેવામાંઆવે છે. પ્રાણાયામ કરવા માટે પદ્માસન, સિદ્ધાસન, વજ્રાસન,સ્વસ્તિકાસન અને સુખાસનનો ઉપયોગ કરો.

<u>૦૨. પ્રાણાયામ નું સ્વરૂપ :</u>

પ્રાણાયામનું શાસ્ત્રીય સ્વરૂપ શું છે?

- **યુક્તં યુક્તં પૂરયેદ્વાયુ યુક્તં યુક્તં બધ્નીયાત્ । યુક્તં યુક્તં ત્યજેદ્વાય્યવેં સિદ્ધિમિવાપ્નુયાત્ ॥**
- **સુત્રાર્થ :** "ઉપયુક્ત પદ્ધતિથી વાયુ અંદર લેવો, ઉપયુક્ત પદ્ધતિ થી વાયુ ધારણ કરવો અને ઉપયુક્ત પદ્ધતિથી વાયુ બહાર કાઢવો - આ રીતે સિદ્ધિ પ્રાપ્ત કરી શકાય છે.''

આપણે પ્રાણાયામ ના સ્વરૂપ અને મહત્તા ને સમજાવતી એક કથા જોઈ છે. જો શ્વાસરૂપી બાહ્ય છેડો પકડી શકાય તો તેના દ્વારા અંદરનો પ્રાણ હાથમાં આવી શકે તેમ છે. યોગવિદ્યા ની, વિશેષતઃ પ્રાણાયામની આ એક રહસ્યપૂર્ણ ચાવી છે. પ્રાણાયામ દ્વારા સાધક પ્રથમ શ્વાસ નો સંયમ સિદ્ધ કરે છે ; શ્વાસ ના સંયમ દ્વારા તે પ્રાણનો સંયમ સાધેછે અને તેના થી એક ડગલું આગળ વધીને પ્રાણ સંયમ દ્વારા ચિત્તવૃત્તિઓ નો નિરોધ સિદ્ધ કરે છે. આમ પ્રાણાયામ માં બહિરંગ રીતે શ્વાસ નો નિરોધ સાધવામાં આવતો હોવા છતાં,તે માત્ર શ્વાસ નિરોધ કે શ્વાસાયામ

નથી, પરંતુ ચિત્તનિરોધ સિદ્ધ કરવાની સાધના છે. પ્રાણાયામ ને સમજવાની ચાવી અહીં છે. કોઈ પણ સમજદાર વ્યક્તિ જો આ સરળ પણમહત્ત્વપૂર્ણ હકીકત સમજી લે તો પ્રાણાયામની મહત્તા અને સ્વરૂપ તેના મનમાં સ્પષ્ટબની શકે.

પ્રાચીન શાસ્ત્રમાં પણ કહેવામાં આવ્યું છે કે જેણે પ્રાણતત્ત્વને જાણ્યું તેણે વેદને પણ જાણી લીધા. વેદાંતસૂત્રમાં દર્શાવવામાં આવ્યું છે કે 'શ્વાસપ્રશ્વાસ ને બ્રહ્મ કહેવામાં આવે છે. દરેક શાસ્ત્રમાં પ્રાણ અને પ્રાણાયામને સર્વોચ્ચ સ્થાન આપવામાં આવ્યું છે. 'વને વાતે પતે વિતં નિશ્ચને નિશ્ચતું ભવેત્ ।'' એટલે કે જ્યારે વાત (શ્વસ) ચલિત હોય છે ત્યારે મન એટલે કે ચિત્ત પણ ચલિત હોય છે અને જ્યારે વાત અર્થાત્ શ્વાસની ગતિ સ્થિર થઈ જાય છે ત્યારે ચિત્ત પણ સ્થિર બને છે.

બ્રહ્માંડમાં રહેલ પ્રાણતત્ત્વમાંથી શ્વાસ દ્વારા પ્રત્યેક મનુષ્ય પોતાના પ્રાણની જરૂરિયાત મેળવે છે અને એ જ પ્રાણાયામ દ્વારા પ્રાણતત્ત્વ પર પ્રભુત્વ મેળવીને શરીરને વધુ ને વધુ શક્તિશાળી બનાવી શકાય છે. શરીરમાં ઉત્પન્ન થતી શક્તિ પર અને શરીરમાં વહેતા પ્રાણના સંચાર પર સંયમ મેળવીને તેનો કેવી રીતે ઉપયોગ કરવો તેનો પ્રાણાયામ દ્વારા વિસ્તૃત ખ્યાલ દર્શાવેલ છે. ટૂંકમાં પ્રાણાયામ એ મનને વશમાં કરવાની ક્રિયા છે. પ્રાણને પ્રેમથી સ્વના નિયંત્રણમાં લાવવાનું રામબાણ ઔષધ એટલે જ પ્રાણાયામ.

પ્રાણાયામના અભ્યાસ થી શરીર અને ચિત્ત સ્વસ્થ અને બળવાન બને જ છે, પરંતુ તે તો પ્રાણાયામની આડપેદાશ છે. પ્રાણાયામ ના અભ્યાસ નું પ્રધાન ફળ એ છે કે તેનાથી ધ્યાન-સમાધિમાં પ્રવેશની યોગ્યતા નું નિર્માણ થાય છે. પ્રાણાયામ ના અભ્યાસથી શરીર અને ચિત્ત - બંનેના મલ બળી ને ભસ્મ થઈ જાય છે. પ્રાણાયામના અભ્યાસથી ચિત્તની જ્ઞાનવૃત્તિ પર ચડેલાં આવરણો નષ્ટ થાયછે, જ્ઞાનની કળા ખીલે છે અને ધારણા આદિ અંતરંગ અભ્યાસ માટે મનની યોગ્યતા નું નિર્માણ થાય છે.

03. પ્રાણાયામ ની ત્રણ પ્રકાર ની ક્રિયાઓ :

પ્રાણાયામમાં મુખ્યત્વે ત્રણ ક્રિયાઓનો સમાવેશ થાય છે. પ્રાણાયામ ની ત્રણ પ્રકાર ની ક્રિયાઓ ને / ગતિઓ ને પાછળ થી નામ આપ્યું છે.

- ૧.પૂરક,
- ૨.રેચક,
- ૩.કુંભક:

આ ત્રણે ક્રિયાઓના સમૂહ દ્વારા પ્રાણાયામ ને પૂર્ણ સ્વરૂપ આપવામાં આવે છે. શાસ્ત્રમાં કુંભક ને જ મૂળ પ્રાણાયામ તરીકે ઓળખાવ્યો છે. એટલે કે પ્રાણાયામમાં શ્વાસને રોકી રાખવાની ક્રિયાનું ખૂબ જ મહત્ત્વ દર્શાવવામાં આવ્યું છે.

પ્રાણાયામનો સામાન્ય અર્થ ભલે શ્વાસને રોકી રાખવો તેવો થાય પરંતુ તે અંતઃકરણ (મન) પર કાબૂ મેળવવાની ઉત્તમ ચાવી છે. આથી કહી શકાય કે પ્રાણાયામ થી માત્ર શારીરિક શક્તિ ને જ નહિ પરંતુ અચેતન મનના ઊંડાણમાં છુપાયેલી સુષુપ્ત શક્તિઓને પણ જાગ્રત કરાય છે. પ્રાણાયામના અભ્યાસથી અતિ ચમત્કારિક પરિણામ મેળવી શકાય છે.

પૂરક, રેચક અને કુંભક: પ્રાણાયામના આ ત્રણ મુખ્ય અંગોના અર્થ નીચે પ્રમાણે છે.

૧. પૂરક:

પૂરક પ્રાણાયામ નું પ્રથમ અંગ છે. પૂરકમાં શ્વાસને અંદર લેવાનો હોય છે. પરંતુ શ્વાસ ને અંદર લેવા માત્ર થી પૂરક બનતો નથી. એક વિશિષ્ટ પદ્ધતિ થી અને મનોયોગપૂર્વક જ્યારે શ્વાસ અંદર લેવામાં આવે ત્યારે પૂરક બને છે સારી રીતે પૂરક કરવા માટેનીચે ની બાબતો ધ્યાન માં રાખવી જોઇએ.

પૂરક પ્રાણાયામ નું પ્રથમ અંગ છે. પૂરકમાં શ્વાસને અંદર લેવાનો હોય છે. પરંતુ શ્વાસ ને અંદર લેવા માત્ર થી પૂરક બનતો નથી. એક

વિશિષ્ટ પદ્ધતિ થી અને મનોયોગપૂર્વક જ્યારે શ્વાસ અંદર લેવામાં આવે ત્યારે પૂરક બને છે સારી રીતે પૂરક કરવા માટેનીચે ની બાબતો ધ્યાન માં રાખવી જોઇએ.

- (૧) ફેફસાંમાં રહેલી હવા શક્ય તેટલી બહાર કાઢ્યા પછી પૂરક નો આરંભ કરવો જોઇએ.

- (૨) પૂરક દરમિયાન શ્વાસ બને તેટલો ધીમે ધીમે અંદર લેવો જોઇએ.

- (૩) આ ગતિ પૂરકના આરંભથી અંત સુધી એકસરખી રાખવી. એટલે કે પૂરકના આરંભ ની પ્રથમ સેકન્ડ દરમિયાન જેટલી હવા અંદર લેવામાં આવે તેટલી જ હવા પૂરકના અંત સુધી દરેક સેકન્ડ દરમિયાન લેવાવી જોઇએ.

- (૪) સામાન્ય શ્વાસ દરમિયાન હવા અંદર ભરાવાને પરિણામે પેટ આપોઆપ બહાર આવે છે. પૂરક દરમિયાન પણ પેટ બહાર તો આવશે. પરંતુ પૂરક માં પેટના બહાર આવવા પર નિયંત્રણ રાખવાનું છે. પેટને પૂરેપૂરું બહાર આવવા ન દેવું પૂરક દરમિયાન છાતી પૂરે પૂરી બહાર આવશે. પૂરક દરમિયાન જો પેટને આંશિક રીતે નિયંત્રિત કરવામાં આવે તો છાતી વધુ ફુલે છે પરિણામે વધુ હવા અંદર ખેંચી શકાય છે.

- (૫) પૂરકના અંતિમ ભાગમાં આંચકા મારીને શ્વાસને વધુ લાંબો કરવાના પ્રયત્નો ન કરવાં એમ કરવાથી વધુ હવા અંદર લેવાય છે, તેવું નથી અને આ રીતે આંચકા મારવા તે નુકસાન કારક પણ છે.

૨. રેચક :

રેચક એટલે શ્વાસને વિશિષ્ટ પદ્ધતિથી મનોયોગપૂર્વક બહારકાઢવાની ક્રિયા યોગ્ય રીતે રેચકની ક્રિયા કરવા માટે નીચેનીબાબતો ધ્યાનમાં રાખવી જોઇએ.

- (૧) જે નસકોરા થી રેચક કરવા નો હોય તે નસકોરું ખુલ્લું રાખી બીજા નસકોરા ને અગાઉ જણાવેલ પદ્ધતિથી બંધ રાખવું.

- (૨) રેચક કરતાં બમણો લાંબો હોવો જોઇએ. તેથી રેચક કરવામાં કદી ઉતાવળ ન કરવી જોઇએ.

- (૩) છાતી પેટ રેચક ની ગતિથી ધીમે ધીમે સંકોચતા જશે. છાતી પૂરેપૂરી સંકોચાયા પછી પણ પેટના સંકોચનનું કાર્ય ચાલુ રહેશે. પેટ જેટલું વધુ સંકોચાય તેટલું સારું પરંતુ અનાવશ્યક આંચકા મારવા નહિ. પેટના સંકોચનની પ્રક્રિયા સુધી રેચક ચાલુ રહેશે.

૩. કુંભક :

કુંભક એટલે શ્વાસ રોકવો. શ્વાસ લઇને રોકવાની ક્રિયાને 'આંતર કુંભક' અને શ્વાસ બહાર કાઢીને રોકવાની ક્રિયાને 'બાહ્ય કુંભક' કહેવામાં આવે છે. એવી જ રીતે રેચક અને પૂરક થી યુક્ત હોય તેને 'સહિત કુંભક' તેમજ રેચક-પૂરક રહિત હોય તેને 'કેવળ કુંભક' કહેવામાં આવે છે. જ્યાં સુધી કેવળ કુંભક સિદ્ધ ન થાય ત્યાં સુધી સહિત કુંભકનો અભ્યાસ કરવો જોઇએ. 'કેવળ કુંભક' ને સર્વશ્રેષ્ઠ પ્રાણાયામ માનવાંમાં આવે છે.

કુંભક કેટલો વખત ધારણ કરવો તે નક્કી કરવા માટે બે બાબતોનો ખ્યાલ રાખવો.

- (૧) કુંભક દરમિયાન મૂંઝવણ નો અનુભવ ન થવો જોઇએ.

- (૨) કુંભક એટલો જ કરવો કે રેચક કરતી વખતે ઉતાવળ ન કરવી પડે.

<u>*કુંભક ના બે પ્રકાર :*</u>

- (૧) **આંતર કુંભક** : પૂરક ને અંતે ફેફસામાં રોકી રાખવાની ક્રિયાને 'આંતક કુંભક' કહેવામાં આવે છે.
- (૨) **બાહ્ય કુંભક** : રેચકને અંતે વાયુને બહાર રોકી રાખવાની ક્રિયાને 'બાહ્ય કુંભક' કહેવામાં આવે છે.

શ્વાસની સતત વહેતી ગતિમાં વિચ્છેદ એટલે કે કુંભકને અહીં પ્રાણાયામ કહેવામાં આવેલ છે અને કુંભક ના આંતર, બાહ્ય, સ્તંભવૃત્તિ અને કેવલ, એમ ચાર પ્રકારો આપવામાં આવ્યા છે.

<u>*૦૪. પ્રાણાયામ ના પ્રકાર :*</u>

યોગસૂત્ર માં ચાર પ્રકાર ના પ્રાણાયામ નું કથન છે.

કુંભક ના સ્થાન અને સ્વરુપને ખ્યાલમાં રાખીને આ વગીકરણ કરવામાંઆવ્યું છે.

- ૧.<u>**બાહ્ય કુંભક**</u> : જેમાં રેચક ને અંતે બાહ્ય કુંભક કરવામાં આવે છે તે.

- ૨.<u>**આત્યંતર કુંભક**</u> : જેમાં પૂરકને અંતે આંત કુંભક કરવામાં આવે છે તે.

- ૩.<u>**સ્તંભવૃત્તિ કુંભક**</u> : પૂરક કે રેચકની કોઈપણ અવસ્થાએ, પ્રારંભે, અંતે કે વચ્ચે કુંભક થઈ જાય તે.

- ૪.<u>**કેવલ કુંભક**</u> : રેચક કે પૂરકની અપેક્ષા વિના જ આ કુંભક ગમે ત્યારે થઈ જાય છે. કુંભકનું આ સર્વોત્કૃષ્ટ સ્વરૂપ છે.

    અહીં કુંભકનો ઉલ્લેખ હોવા છતાં સમગ્ર પ્રક્રિયામાં કુંભક સાથે પૂરક અને રેચક પણ હોવાના જ. એટલે પ્રાણાયામ પૂરક, રેચક અને કુંભક ની પ્રક્રિયા છે, તેમ સમજી શકાય એમ છે. વળી વર્ણન અહીં શ્વાસની પરિભાષા માં કરેલ હોવા છતાં પ્રાણાયામ નો પ્રારંભ શ્વાસ થી થાય છે, પણ ખરેખર પ્રાણાયામ પ્રાણ નો સંયમ છે, એટલું જ નહિ; પરંતુ પૂરક, રેચક અને કુંભક વિશિષ્ટ પદ્ધતિથી કરવામાં આવે ત્યારે જ આ હેતુ સિદ્ધ થાય છે.

- મહર્ષિ પતંજલિએ "યોગસૂત્ર"માં પ્રાણાયામ નાં નામ નથી આપ્યા.

પરંતુ અન્ય પ્રમાણભૂત ગ્રંથો અનુસાર પ્રાણાયામ નીચે પ્રમાણે છે.

- (૧) સૂર્યભેદન પ્રાણાયામ
- (૨) ઉજ્જાયી પ્રાણાયામ
- (૩) સૌત્કારી પ્રાણાયામ
- (૪) શીતલી પ્રાણાયામ
- (૫) ભસિકા પ્રાણાયામ
- (૬) ભ્રામરી પ્રાણાયામ
- (૭) મૂર્છા પ્રાણાયામ
- (૮) પ્લાવિની પ્રાણાયામ.

સામાન્ય વ્યક્તિ માટે

- (૧) અનુલોમ-વિલોમ પ્રાણાયામ
- (૨) સૂર્યભેદન પ્રાણાયામ
- (૩) ભસ્ત્રિકા પ્રાણાયામ અને
- (૪) ભ્રામરી પ્રાણાયામનો અભ્યાસ કરવો આવશ્યક છે.

પ્રાણાયામના સૂક્ષ્મ અભ્યાસ માટે શરીર, શ્વાસ અને મનની સ્થિરતા ખૂબ જરૂરી છે. આથી પ્રાણાયામનો અભ્યાસ કેટલાંક વિશેષ આસનોમાં જ કરી શકાય છે. શાસ્ત્રમાં મુખ્યત્વે ચાર આસનોનું વર્ણન છે, જેને ધ્યાનાત્મક આસન તરીકે ઓળખવામાં આવે છે.

- (૧) પદ્માસન
- (૨) સિદ્ધાસન
- (૩) શવાસન
- (૪) સ્વસ્તિકાસન

આ ઉપરાંત વજ્રાસન, ભદ્રાસન કે સુખાસનમાં પણ પ્રાણાયામનો અભ્યાસ કરી શકાય છે.

આમ અષ્ટાંગયોગ ની દૃષ્ટિ થી પ્રાણાયામ ની વ્યાખ્યા આ પ્રમાણે થશે.

"પ્રાણાયામ એટલે પ્રાણસંયમ ના હેતુ માટે, વિશિષ્ટ પદ્ધતિ થી કરવા માં આવતી

પૂરક, કુંભક અને રેચકની ક્રિયા.'

પ્રાણાયામ જેટલી મહત્ત્વપૂર્ણ સાધના છે, તેટલી જ તે જોખમી પણ છે અને તેથી ગુરુગમ્ય છે.

આપણે જોઈ ગયા છીએ કે પ્રાણ શરીર અને ચિત્તને જોડનારી કડી છે. ચિત્તનીવૃત્તિઓ નો ચિત્તની જ ભૂમિકા પર નિરોધ સાધવો દુષ્કર છે. તેથી જો પ્રાણ નો નિરોધ સાધી શકાય તો તેના દ્વારા ચિત્તનો નિરોધ હાથવગો બને છે. પરંતુ પ્રશ્ન એ છે કે પ્રાણ નો નિરોધ સાધવો કેવી રીતે ? આપણા શરીરમાં સતત વહેતો શ્વાસ શરીરની અંદર રહેલાં પ્રાણ સાથે ગાઢ રીતે સંકળાયેલો છે. એટલું જ નહિ પણ બાહ્ય શ્વાસ શરીરની અંદર રહેલ પ્રાણનો બાહ્ય છેડો છે, એમ કહી શકાય. શ્વાસોચ્છ્વાસની પાતળી દોરીને પકડીને સાધક પ્રાણવ સિદ્ધ કરે છે અને પ્રાણજ્ય દ્વારા ચિત્તજય સિદ્ધ થાય છે. આ છે પ્રાણાયામ નું કેન્દ્રસ્થ તત્ત્વ અને આ છે યૌગિક અધ્યાત્મવિદ્યા.

પ્રાણ જીવન છે. પ્રાણ ચૈતન્યતત્વ છે. ચૈતન્યશક્તિ વિના કોઇપણ પ્રાણી નું જીવન શક્ય નથી. જન્મતા ની સાથે જ દરેક જીવ પ્રથમ શ્વાસ લેવા ની ક્રિયા કરે છે. 'શ્વાસ' એટલે વાતાવરણમાંથી વાયુ ને ફેફસા માં ભરવાની ક્રિયા. જો આ ક્રિયા ન થાય તો જીવન ની શરૂઆત જ ન થાય. શ્વાસ લેવાની ક્રિયા સાથે પ્રકૃતિ માંથી સૂક્ષ્મ પ્રાણતત્વ પણ પ્રાણવાયુ સાથે શરીરમાં દાખલ થાય છે. એ પ્રાણતત્વ જ તમામ જૈવિક ક્રિયાઓને કાર્યરત કરે છે, જેના કારણે પ્રાણીનું જીવન શરૂ થાય છે. પ્રાણી નું જીવન પ્રથમ અને અંતિમ શ્વાસ વચ્ચે મર્યાદિત છે.

'ઉચ્છ વાસ' એટલે ફેફસા માં રહેલો અશુદ્ધવાયુ બહાર કાઢવાની ક્રિયા. શ્વસનક્રિયા અવિરત ચાલુ રહે છે. પરંતુ શ્વસન ની ગતિ અટકી જાય છે ત્યારે છેલ્લા ઉચ્છ વાસ સાથે પ્રાણીમાં રહેલી ચૈતન્યશક્તિ બહાર નીકળી પ્રકૃતિમાં વિલીન થઇ જાય છે, જેની સાથે પ્રાણીનું જીવન સમાપ્ત થઇ જાય છે. આમ પ્રાણનો સંબધ શ્વસનક્રિયા સાથે હોવાથી પ્રાણતત્વ પર નિયંત્રણ પ્રાપ્ત કરવામાટે પ્રથમ શ્વસનક્રિયાને નિયંત્રિત કરવી આવશ્યક બને છે.

પ્રાણ એટલે જીવનશક્તિ. આત્માને પાંચ કોશ અર્થાત્ શરીર છેઃ

- ૧. અન્નમય કોશ,
- ૨. પ્રાણમય કોશ,
- ૩. મનોમય કોશ,
- ૪. વિજ્ઞાનમય કોશ અને
- ૫. આનંદમય કોશ.

પ્રાણમય કોશ અર્થાત્ પ્રાણશક્તિ શરીર અને મનની વચ્ચે છે અને બંનેને પ્રભાવિત કરે છે. જો પ્રાણ બળવાન અને સ્વસ્થ હોય તો શરીર અને મન બળવાન અને સ્વસ્થ રહે છે. શરીર અને મનને જોડનારી વચલી કડી પ્રાણ છે. જો પ્રાણને સંયમિત રાખી શકાય તો ચિત્તનો સંયમ સિદ્ધ થાય છે. પ્રાણજ્ય દ્વારા ચિત્તજ્ઞ કરવો - આ યોગની પદ્ધતિ છે. પરંતુ પ્રાણજ્ય સિદ્ધ કેવી રીતે થાય ? પ્રાણજ્ય સિદ્ધ કરવાનો ઉપાય શો છે ? ચિત્ત સૂક્ષ્મ છે અને પ્રાણ પણ સૂક્ષ્મ છે. ચિત્તની વૃત્તિઓ અને પ્રાણના પ્રવાહોને સંયમિત કરવાની કોઈ સાધનપદ્ધતિ છે ?

<u>૦૫. પ્રાણાયામ નું મહત્વ :</u>

શ્વસનક્રિયા અનૈચ્છિક ક્રિયા છે. આપણે ઇચ્છા મુજબશ્વસનક્રિયા કરી શકતાં નથી. એ જ્યાં સુધી પ્રાણીનું જીવન છે,ત્યાં સુધી રાત-દિવસ અવિરત ચાલુ છે, તેમ છતાં એની ગતિપર સ્વૈચ્છિક નિયંત્રણ અલ્પકાલ માટે રાખી શકાય છે. આ અલ્પપણ સ્વૈચ્છિક નિયંત્રણ વિશે જાણ્યા પછી પ્રાચીન ભારતીયઋષિમુનિઓએ એના આધારે પ્રાણાયામ પદ્ધતિ વિકસાવી છે. પ્રાણનો સંબંધ શ્વસનક્રિયા સાથે હોવાથી એના પર નિયંત્રણ પ્રાપ્ત કરવા માટે પ્રથમ શ્વસનક્રિયાને નિયમિત બનવવાની જરૂર પડે છે. એ નિયંત્રણ એટલે શ્વાસને રોકી રાખવાની ક્રિયા, શ્વાસને આ રીતે રોકવાની ક્રિયાને કુંભક કહે છે. આ કુંભક જ પ્રાણાયામ છે. કુંભકની ક્ષમતા વધારવાથી શ્વસનનો દર ઘટાડી શકાય છે. જેટલો શ્વસન દર ઘટે એટલું જીવન દીઘ થાય. આમ પ્રાણાયામ દીર્ઘજીવનની ચાવી છે. એના દ્વારા રક્તશુદ્ધિ થવાથી શરીરની રોગપ્રતિકાર શક્તિ વધે છે. ચંચળ વાયુને પ્રાણાયામ દ્વારા સ્થિર કરવાથી મનની ચંચળતા ઘટે છે અને શરીર સ્થિર બને છે. આમ મન અને શરીર બન્નેને શુદ્ધ કરવાનું કાર્ય પ્રાણાયામ કરે છે.

યોગશાસ્ત્રોમાં પ્રાણાયામને ખૂબજ મહત્વ આપવામાં આવ્યુંછે. વ્યાસ ભાષ્યમાં કહ્યું છેઃ તપોન પરં પ્રાણાયામાત્ તત્તવિશુદ્ધિર્મભાનાં ઘીપ્તિન્ન જ્ઞાનસ્ય । અર્થાત્ પ્રાણાયામ કરતાંમોટું કોઇ તપ નથી. એનાથી મળ દૂર થાય છે અને જ્ઞાનનો ઉદયથાય છે. મનુ એ પણ કહ્યું છેઃ

- **દહ્યન્તે ધ્માયમાનાનાં ધાતૂત્તા હ્યથા મલાઃ । તથેન્દ્રરયિાણાં દહ્યન્તે દોષાઃ પ્રાણસ્ય નગ્રિહાત્ ॥**
- **સુત્રાર્થ :** જેવી રીતે અગ્નિમાં સોનું અને બીજી અનેક ધાતુ ઓ ગાળવા થી તેમનો મેલ દૂર થાય છે તેવી જ રીતે પ્રાણાયામ કરવા થી શરીર ને ઇન્દ્રિયોનો મળ દૂર થાય છે. જો કોઇપણ યોગ પ્રાણાયામનો બહિષ્કાર કરે તો તે યોગ જ ન રહે. એટલા માટે જ પ્રાણાયામ યોગનો આત્મા કહેવાય છે. જેવી રીતે શરીરની શુદ્ધિ માટે સ્નાનની જરૂર પડે છે તેવી જ રીતે મન ની શુદ્ધિ માટે પ્રાણાયામ ની જરૂર પડે છે.

<u>૦૬. પ્રાણાયામના ફાયદા :</u>

- પ્રાણાયામ થી વધુ પડતી ચરબી હોય તો તે ઘટે છે. પ્રાણાયામ થી દીર્ઘ આયુષ્ય પ્રાપ્ત થાય છે, સ્મરણ શક્તિ વધે છે અને માનસિક રોગો દૂર થાય છે. પ્રાણાયામ થી પેટ, યકૃત, મૂત્રાશય, નાનું તેમજ મોટું એ બે આંતરડા અને પાચનતંત્ર સારી રીતે પ્રભાવિત થાય છે તથા કાર્યક્ષમ બને છે. પ્રાણાયામથી નાડીઓ શુદ્ધ થાય છે અને શરીર માં તાજગી આવે છે.પ્રાણાયામ થી જઠરાગ્નિ પ્રદીપ્ત થાય છે,

શરીર તંદુરસ્ત બને છે અને અંતર્નાદ સંભળાવા માંડે છે. પ્રાણાયામના સતત અભ્યાસ થી જ્ઞાનતંત્રને શક્તિ મળે છે, મનની ચંચળતા દૂર થાય છે અને મન એકાગ્ર થવા માંડે છે.

- પ્રાણાયામ થી સ્થૂળ સ્તર પર શરીર સ્વસ્થ તથા તંદુરસ્ત બને છે, દરેક તંત્રો સુમેળપૂર્વક કાર્ય કરતાં આયુષ્ય વધે છે. ખાસ કરીને રુધિરાભિસરણતંત્ર, અંતઃસ્રાવી ગ્રંથિતંત્ર, પાચનતંત્ર, ચેતાતંત્ર વગેરે પર ખૂબ પ્રભાવ પડે છે.

- નિયમિત પ્રાણાયામ ના અભ્યાસ દ્વારા અંતઃસ્રાવી તંત્રસ્વસ્થ, સમતોલ અને કાર્યક્ષમ બને છે. પરિણામે વ્યક્તિના સ્વસ્થ સાંવેગિક જીવન માં તેના થી સહાય મળેછે. પ્રાણાયામ ના અભ્યાસ થી શ્વસનતંત્ર ની કાર્યક્ષમતા વધે છે. નિયમિત પ્રાણાયામ થી જીવન-શક્તિ (vitality) નો વિકાસથાય છે. પ્રાણાયામ એક શ્વાસોચ્છ્વાસ ની ક્રિયા જ નથી, પરંતુ માનવ શરીર માં જે પંચ મહાપ્રાણ સતત કાર્યરત છે, એ બધા ને નિયંત્રિત કરીને એમ ના દ્વારા ઇન્દ્રિયો અને મન ની ઉપર નિયંત્રણ પ્રાપ્ત કરવાનું વિજ્ઞાન છે. નિયમિત પ્રાણાયામ કરનાર વ્યક્તિઓ લાંબું આયુષ્ય ભોગવવા શક્તિમાન બને છે. ઉદ્વેગ, ચિંતા, ક્રોધ, નિરાશા, ભય અને કામવાસના વગેરે મનોવિકારોનું સમાધાન પ્રાણાયામ દ્વારા સરળતાપૂર્વક કરી શકાય છે. એટલું જ નહિ પણ મગજની ક્ષમતામાં પ્રાણાયામ ની વૃદ્ધિ થાય છે અને તેથી સાધકની માનસિક શક્તિઓ વિકાસ પામે છે. પ્રાણાયામ થી માનસિક રોગો દૂર થાય છે.

- મનમાં સતત વિચારો આવતા હોય તો યોગમાર્ગમાં આગળ વધી ન શકાય, પ્રાણાયામથી વિચારો ઓછા થાય છે તથા મન શાંત પડે છે.

- પ્રાણાયામ નો નિરંતર અભ્યાસ આધ્યાત્મિક શક્તિ જગાડે છે. તે આત્મિક આનંદ, આત્મપ્રકાશ અને માનસિક શાંતિ આપે છે.પ્રાણાયામ થી કરનાર સાધક બ્રહ્મચર્ય પાળવા માટે તૈયાર છે અને સાચા અર્થમાં બ્રહ્મચારી બને છે. યોગવિધા પ્રમાણે ધારણા, ધ્યાન અને સમાધિના અભ્યાસભર માટે સાધકનું નાડીશોધન થયું હોય તે આવશ્યક છે. નાડીશોધનનું આ મહત્વપૂર્ણ કાર્ય પ્રાણાયામ થી સારી રીતે સિદ્ધ થઇ શકે છે. આધ્યાત્મિક ક્ષેત્રે પ્રાણાયામ નું ખૂબ મહત્વ છે. કુંડલીની જાગરણ ની પ્રક્રિયા, ચેતના નો વિકાસ, ધ્યાન,સમાધિ વગેરે પ્રાણાયામ બાદ થાય છે.

- પ્રાણાયામ થી મગજ નાં કેન્દ્રો સતેજ થવાથી જીવનમાં દિવ્ય ખુમારીનો અનુભવ થાય છે, જીવનમાં સદાય ઉત્સાહ જળવાઇ રહે છે.અનિયંમિત પ્રાણાયામ કરવાથી ચિત્તની નિર્મળતા અને પ્રસન્નતા પ્રાપ્ત થાય છે.નિયંમિત પ્રાણાયામ કરવા થી મનુષ્ય મન ને સામાન્ય અનુભવો ની મર્યાદા ઉપર લઇ જઇ ઉચ્ચતર જ્ઞાન અને ધ્યાનની અવસ્થામાં લાવી શકાય છે. સતત મનમાં પ્રાણાયામના અભ્યાસથી આંતરિક આધ્યાત્મિક પ્રકાશ, સુખ અને મનની શાંતિનો વિકાસવિત થતો રહે છે.

- આમ, પ્રાણાયામ એ આધ્યાત્મ વિકાસની કડી છે તથા સાથે-સાથે શારીરિક તથા માનસિક ફાયદા તો મળે જ છે.

૦૭. પ્રાણાયામ માં રાખવા ની સાવચેતી (જરૂરી સૂચનો) :

- પ્રાણાયામ નો અભ્યાસ અસરકારક અને સારી રીતે કરી.શકાય તે માટે પ્રાણાયામ કરનાર સાધકે નીચેની સૂચનાઓ યુસ્ત રીતે પાલન કરવું જોઇએ.

- પ્રાણાયામ કરવા માટેનું સ્થાન એકાંતમાં અને સારી રીતે હવા આવતી-જતી હોય તેવું હોવું જોઇએ.

- પ્રાણાયામ કરવા નો સર્વશ્રેષ્ઠ સમય પ્રાતःકાળ ગણાય છે. જો કોઇ કારણસર પ્રાતःકાળ માં પ્રાણાયામ કરવાનું શક્યન બને તો સાંજે સંધ્યાકાળ સમયે પ્રાણાયામ કરી શકાય છે.

- પ્રાણાયામ નો અભ્યાસ મોટે ભાગે પદ્માસન અથવા સિદ્ધાસન માં બેસી ને કરવા નો હોય છે. પણ જો આ આસનો માં લાંબા સમય સુધી બેસવામાં મુશ્કેલી પડતી હોય તો સ્થિર બેસી શકાય તેવું આસન પસંદ કરી શકાય છે.

- ઉત્તમ રીતે પ્રાણાયામ કરવા માટે નાડીઓ શુદ્ધ હોવી ખૂબમાં જરૂરી છે. તેથી જ કહેવામાં આવ્યું છે: " નાડીશુદ્ધિ **તત્પક્ષભ્રત પુરાણાયામ** **ચસાધ્યતે।"** અર્થાત્ના નાડી શુદ્ધ કર્યા પછી પ્રાણાયામની સાધના કરવી. આ માટે પ્રથમ આસનોનો અભ્યાસ કરવો. પ્રાણાયામ નક્કી કરેલા સમયે, નિયમિત અને ભૂખ્યા પેટે જ કરવો જોઇએ. અભ્યાસ ને અંતે દસ મિનિટ પછી એક નાનો કપ દૂધ લેવા માં આવે તો સારું રહેશે. થાક લાગે એટલે પ્રાણાયામ કદી ન કરો. પ્રાણાયામ અંતે શરીરમાં તાજગી અને સ્ફૂર્તિ લાગવી જોઇએ. પ્રાણાયામ પછી તરત સ્નાન ન કરો. અધી કલાક આરામ કર્યા પછી સ્નાન કરો. શ્વાસ હંમેશા બહુ જ ધીમે થી લેવો અને છોડવો, એમ પતંજલિ એ કહ્યું છે. એમ કરવાથી મન સ્થિર અને શાંત થાય છે.

- નવા સાધકો એ પ્રારંભમાં થોડા દિવસો સુધી કેવળ પૂરક અને રેચક નો જ અભ્યાસ કરવો. પૂરક અને રેચક માં અનુક્રમે એક અને બે માત્રાઓ નો હિસાબ રાખવો. એટલે કે પૂરક માં જેટલો સમય થાય તેથી બમણો સમય રેચક માં થવો જોઇએ.

- કુંભક નો સમય ધીરે ધીરે વધારો. પહેલા સપ્તાહમાં માત્ર ચાર સેકન્ડ, બીજા સપ્તાહમાં આઠ સેકન્ડ અને ત્રીજા સપ્તાહ માં બાર સેકન્ડ સુધી શ્વાસ રોકવા નો અભ્યાસ કરવો. આ રીતે વધારતાં વધારતાં પોતા ની પૂરી શક્તિ ના પ્રમાણમાં આરામ થી શ્વાસ રોકવાનો અભ્યાસ કરો. પૂરક, કુંભક અને રેચકનો અભ્યાસ એવી ખૂબી થી કરો કે અભ્યાસની કોઇપણ અવસ્થામાં શ્વાસ ઘૂંટાવાનો અનુભવન થાય અથવા કોઇ પણ જાતનું કષ્ટ માલૂમ ન પડે.

- પૂરક, કુંભક અને રેચક માટે ૧ : ૪ : ૨ નું પ્રમાણ જાળવો. એક ○ૐ કાર બોલતાં સુધી શ્વાસ ભરો, ચાર ○ૐ કાર બોલતાંબોલતાં ઉચ્છ વાસ બહાર કાઢો.

- બીજે અઠવાડીયે ૨ : ૮ :૪, ત્રીજે અઠવાડીયે ૩ :૧૨ : ૬, એમ વધતાં-વધતાં ૧૬ : ૬૪ : ૩૨ ના પ્રમાણ સુધી પહોચવું. ટેવ પડી જતાં આપ્રમાણ આપોઆપ જળવાઇ રહે છે.શરૂઆત માં થોડી ભૂલો થશે; પણ તેની ચિંતા કરવી નહિ.ખોટું ગભરાઇ જવું નહિ. અભ્યાસ મૂકી દેવો નહિ. ધીરે ધીરે પૂરક, કુંભક અને રેચક ને કેવી રીતે મેળવવાતે આપોઆપ સમજાઇ જશે. સામાન્ય બુદ્ધિ, આંતરસૂઝ અને આત્માનો અવાજ સિદ્ધનો માર્ગ બતાવશે.

- સૂર્યભેદન અને ઉજ્જાયી શિયાળા માં કરવાં જોઇએ. સીત્કારી અને શીતલી ઉનાળામાં જ, ભસ્ત્રિકા બધી ઋતુઓમાં કરી શકાય છે. પ્રાણાયામ કરતી વખતે વધુ માં વધું શરીર શિથિલ હોવું જોઇએ.

- પ્રાણાયામ કરતી વખતે મન શાંત અને પ્રફુલ્લિત હોવું જોઇએ. પ્રાણાયામ નો અભ્યાસ ઉતાવળ કર્યા વિના ધીરે ધીરે ઘૈર્યપૂર્વક સાવધાની સાથે કરવો જોઇએ. પ્રાણાયામની ક્રિયા દરમિયાન મોઢાં ઉપર કે આંખો, નાક વગેરે અંગો કોઇપણ પ્રકાર નો તનાવ ન થાય અને ફળ સમગ્ર ક્રિયા સહજપણે થાય તેની કાળજી રાખવી જોઇએ. પ્રાણાયામના અભ્યાસકાળ દરમિયાન ગરદન, મેરુદંડ, છાતી એમ તમામ અંગો સીધાં અને ટટ્ટાર રાખવાં જોઇએ.

- પ્રાણાયામ અભ્યાસ શરૂઆતમાં સંપૂર્ણપણે ન થઇ શકે તો પોતાની શારિરીક તથા માનસિક ક્ષમતાને ધ્યાનમાં રાખીને ધીરેધીરે જેટલું થઇ શકે તે પ્રમાણે કરવું જોઇએ. નિયમિતતા અને ધીરજ સાથે પ્રાણાયામ અભ્યાસ કરવાથી તેનો સચોટ અને ચોક્કસ ફાયદો મળી શકે છે. પ્રાણાયામ અભ્યાસ દરમિયાન શરીર ને હલાવો નહિ. શરીર ને હલાવવા થી ઘણી વાર મન પણ અસ્થિર બને છે.

<u>પ્રાણાયામની અન્ય બાબતો :</u>

પ્રાણાયામનો અભ્યાસ કેટલાક વિશેષ આસનો માં જ કરવો જોઇએ, કારણ કે આસન સમયે શરીર સ્થિર હોય છે.ધ્યાનાત્મક આસનો જેવાં કે પદ્માસન, સિદ્ધાસન, વજ્રાસન, સ્વસ્તિકાસન વગેરે પ્રાણાયામ માટે અનુકૂળ છે.સાધક નો આસનમાં બેસવામાં તકલીફ હોય તો ખુરશી પર કે પલાંઠીવાળી ને બેસી શકે. ધ્યાનમાં રાખવું કે સાધક ના પીઠ, ગરદન તથા માથું સીધા એક રેખામાં હોવાં જોઇએ.

પ્રાણાયામ માં શ્વાસની ગતિનું નિયંત્રણ કરવાનું હોય છે આ માટે હસ્તમુદ્રાનો ઉપયોગ કરવામાં આવે છે, જેને પ્રાણવાયુ કહેવાય છે. આ મુદ્રાના ઉપયોગ દ્વારા બન્ને નસકોરા ને ખોલી કે બંધ કરી શકાય છે, જેનો ઉપયોગ આપણે પ્રાયોગિક અભ્યાસમાં કરીશું.

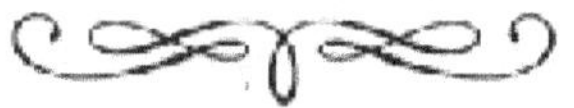

8

પ્રત્યાહાર

પ્રત્યાહાર એ અષ્ટાંગ યોગનું પાંચમું અંગ છે. પ્રત્યાહારને સામાન્યતઃ બહિરંગ યોગમાં ગણવામાં આવે છે, પરંતુ વસ્તુતઃ તેને અંતરંગ યોગના પ્રવેશ દ્વાર તરીકે ઓળખવામાં આવે છે. અષ્ટાંગયોગનાં છેલ્લાં ચાર પગથિયાં - પ્રત્યાહાર, ધારણા, ધ્યાન અને સમાધિ - એ અંતરંગ યોગ અર્થાત્ અંતઃકરણ સાથે સંકળાયેલ છે. તેમાં અષ્ટાંગયોગનાં છેલ્લાં ચાર પગથિયાં મનને અંતર્મુખી બનાવી પરમ સુખની પ્રાપ્તિ તરફ લઇ જાય છે.

આ રીતે યોગાભ્યાસી એ યમ, નિયમ, આસન તથા પ્રાણાયામ ના બહિરંગી અભ્યાસ બાદ પ્રત્યાહાર દ્વારા અંતરંગી અભ્યાસ ની શરૂઆત કરવી જોઇએ. પ્રત્યાહાર વગર ધારણા કે ધ્યાનનો અભ્યાસ અપૂર્ણ છે.

દુનિયામાં સૌને સંપૂર્ણ સુખી થવું છે છતાં અનેક જન્મોથી સંગ્રહાયેલી અગણિત વાસનાઓ એને માટે બાધક બને છે. વિવિધ ભોગો ભોગવવા થી વાસના સંતોષાતી નથી અને વધુ ને વધુ ભોગો માટે મન લલચાતું રહે છે. મન તો સૂક્ષ્મ છે એટલે એના થી બાહ્ય જગત નો કોઇ ભૌતિક વિષય સીધો જ ગ્રહણ થઇ શકતો નથી, વિષયોના ઉપભોગ માટે મનને જ્ઞાનેન્દ્રિયોનો સયોગ લેવો પડે છે.

ઇન્દ્રિયો નો પોતાના વિષયોની સાથે સમ્બંધ ન રહેવાથી ચિતના સ્વરૂપના અનુકરણ જેવું કરવું તે પ્રત્યાહાર.પ્રત્યાહાર એટલે પાછું હટવું, ઉલ્ટું થવું વિષયોથી વિમુખ થવું.આમાં ઇ ન્દ્રિયો પોતાના બાહ્ય વિષયોથી હટીને અંતર્મુખ થાય છે.

પ્રત્યાહારએ અષ્ટાંગ યોગા નું એક બહુ જ મહત્વ પુર્ણ અંગ છે.યોગ સાધના દ્વારા આપણે આપણું પોતાનુ આંતરીક વિકાશ સાધ્ધિ શકીએ છીએ.આ યોગ સાધનાના આપણે વિવિધ ચરણ જોયા.

સામાન્ય રીતે પ્રત્યાહાર વિશે બહુ જ ચર્ચા થઇ નથી.પ્રત્યાહારની વ્યાખ્યા ઘણા યોગગુરુ પણ કરી શક્તા નથી.પ્રત્યાહારને ઘણા યોગીઓ બહારની દુનિયા સાથે વર્ણવે છે અને ઘણા યોગીઓ તેને આંતરીક દુનિયા સાથે વર્ણવે છે પણ બન્ને સાચ્યા છે.સીધા જ આશન થી સમાધી સુધી જઇ શકાતું નથી.અષ્ટાંગ યોગામાં દરેક પગથીયાનુ મહત્વ છે.શરીરથી મન સુધી બદલાવ લાવવા માટે શ્વાસ અને જ્ઞાનેન્દ્રિયો કે જ શરીર અને મનને જોડે છે તેને સમ્પૂર્ણ નિયંત્રણમાં લાવવી અને તેનો યોગ્ય રીતે વિકાશ થાય તે જરૂરી છે.

પ્રત્યાહાર શબ્દ બે સંસ્કૃત શબ્દનો બનેલ છે "પ્રતિ" વિરુધ્ધ અથવા દુર અને "આહાર" એટલે ખોરાક કે આપણે શરીરની બહારથી જે કાંઇ લઇએ છીએ તે.પ્રત્યાહાર એટલે ખોરાક પર નિયંત્રણ અથવા શરીરની બહારના પરિબળોની અસર પર નિયંત્રણ જેમ કે કાચબો તેના તમામ અંગો તેની ઢાલ જેવા શરીરમાં લઇ લે છે તેમ.કાચબાનું શરીર આપણુ મન છે અને તેના અંગો એ આપણી ઇંદ્રિય છે.આથી જ પ્રત્યાહાર એટલે ઇંદ્રિયોના નિયંત્રણ નહી પણ તેને પાછી ખેચવી એવો અર્થ કરી શકાય.

જ્ઞાનેન્દ્રિયો પાંચ છે અને મનના વિષયો પણ પાંચ છે. શબ્દ, સ્પર્શ, રૂપ, રસ અને ગંધ આ પાંચ વિષયો ક્રમશઃ કર્ણ, ત્વચા, ચક્ષુ, જિહવા અને નાસિકા આ પાંચ જ્ઞાનેન્દ્રિયો દ્વારા ગ્રહણ થાય છે. તેની અનુભૂતિ મન ને થાય છે. બાહ્ય જગત ના આ વિષયોનો ઉપભોગ કર્યા પછી મન વધુ ભોગો પ્રાપ્ત કરવા માટે બહિર્મુખ રહી ઇન્દ્રિયો નું ગુલામ બની જાય છે. ખરેખર તો એ ઇન્દ્રિયોનું ગુલામ નહીં સ્વામી છે.

શાસ્ત્ર માં પણ કહ્યું છે :

- **इन्द्रयिाणां मनोनायः ।**
- **सुत્रार्थ :** "ઇન્દ્રિયો નું સ્વામી મન છે."

જો મન ઇન્દ્રિયો ની ગુલામી છોડી અંતર્મુખ બની શકે તો આત્મદર્શન માટેનો માર્ગ ખુલ્લો થાય. આત્મદર્શન માં દિવ્યાનંદ ની અનુભૂતિ થાય. તે પછી જીવને અન્ય કોઇ સુખની ખેવના રહેતી નથી. વળી આત્મદર્શન પછી ઈશ્વરદર્શન પાપી જીવ સદાને માટે બંધન મુક્ત બની જાયછે. 'પ્રત્યાહાર' શબ્દ પ્રતિ અને 'ગ્રાહરઆમ્ એવા બે સંસ્કૃત શબ્દોના સંયોજન થી બન્યો છે. પ્રતિ એટલે 'ની તરફ' અને 'શાહરઆમ્ એટલે 'પાછું વળવું કે પાછું ખેંચવું.' આપણી પાંચ જ્ઞાનેન્દ્રિયો અને તેમના આહાર આ મુજબ છે : ચક્ષુઇન્દ્રિય નો આહાર દ્રશ્ય,શ્રવણેઇંદ્રિય નો આહાર શબ્દ, ધ્રાણેઇન્દ્રિય નો આહાર ગંધ, સ્વાદેન્દ્રિય નો આહાર સ્વાદ, સ્પર્શેન્દ્રિય નો આહાર સ્પર્શ.

આમ, આ પાંચેય ઇન્દ્રિયો પોત પોતાના આહાર તરફ જ વળેલી રહે છે. તેમાંથી તેમને 'પ્રતિ' એટલે કે સામે ની તરફ એટલે કે ચિત્ત તરફ વાળવી એનું નામ પ્રત્યાહાર.

આપણું મન ઇન્દ્રિયો અર્થાત્ આંખ, નાક, કાન, જીભ તથા ત્વચાની મદદથી બાહ્ય જગતમાં ભટકતું રહેતું હોય છે. આ બાહ્ય વિષયમાંથી મનને પાછું વાળી આંતરિક વસ્તુ તરફ વાળવાની પ્રક્રિયા ને પ્રત્યાહાર કહેવામાં આવે છે.

પ્રત્યાહાર શબ્દમાં બે શબ્દો જોડાયેલા છે : પ્રતિ + આહાર.

પ્રતિ એટલે સામેની દિશામાં. જેમકે, પ્રતિઆઘાત એટલે પ્રત્યાઘાત. અર્થાત્ આઘાતની સામેની દિશામાં. આમ, પ્રતિ એટલે સામેની દિશામાં. આહાર એટલે ખોરાક - પરંતુ વ્યાપક અર્થમાં જોઈએ તો 'આહાર' એટલે ઇન્દ્રિયો મારફતે સ્પંદનો 'અંદર' એટલે કે અંતઃકરણમાં લેવાં.

પ્રત્યાહાર = પ્રતિ + આહાર. જેમ જઠર માટે નો આહાર ભોજન છે, તેમ આંખ નો આહાર દ્રશ્ય પદાર્થ, કાન માટે શ્રવણ અને નાક નો ખોરાક ગંધ છે. જેને આપણે વૃત્તિ કહીએ છીએ. વૃત્તિઓ વિવેકપૂર્વકનો અસ્વીકાર એ પ્રત્યાહારનું પ્રથમ સોપાન, પણ મન તો માંકડા જેવું છે. તેને ક્યાંય જોડવું પડે, વૃત્તિઓનું સંસ્કરણ પ્રત્યાહારનું બીજું ચરણ. શરીરની ઇન્દ્રિયોને તેના બાહ્ય વિષયોમાંથી પરત ખેંચી અંદરની ચેતના સાથે જોડવાનો વ્યાયામ એટલે પ્રત્યાહાર.

પ્રત્યાહાર એટલે મનુષ્ય ઇન્દ્રિયોનો તેના વિષયો સાથે સબંધ ન આવવા દેવો અર્થાત્ આંખો બંધ કરીએ એટલે દૃશ્યનો આંખો સાથેનો સબંધ આવવો બંધ થઇ જાય છે.ઇન્દ્રિયોને કારણે મન વિષયાસક્ત થઇ જાય છે અને ઈશ્વર પ્રાપ્તિના ધ્યેયથી વિચલિત થઇ જાય છે.આ માટે પ્રત્યાહાર ઉપયુક્ત ઠરે છે.પ્રત્યાહાર ક્રિયા મન અને ઇન્દ્રિયોને વશમાં રાખવાની શિસ્ત શીખવાડે છે.પ્રત્યાહારના અભ્યાસને કારણે ઇન્દ્રિયોને શાંત રાખવી સહજ શક્ય બને છે.

સામાન્ય રીતે ઇન્દ્રિયો કોઇને કોઇ કામમાં જોડાયેલી હોય છે, જેમ કે આંખ જેવા નું કાર્ય કરે છે તથા તે ક્રિયાની સાથે મન જોડાયેલું હોય છે. પ્રત્યાહાર દ્વારા મન પર અંકુશ લાવવાનો હોય છે, મન એ આંખને સાથ ના આપે તો મન ઇન્દ્રિયોના રંગે રંગાતું નથી તથા સાધક ને અંતર્મુખી બનવામાં મદદ મળે છે. ધીમે-ધીમે મનના વિકાર ઓછા થશે અને એક દિવસ મન સ્થિર થઇ જશે તથા ઇન્દ્રિયો સાથેનો સંબંધ કપાઇ જશે.

પ્રાણાયામ ના અભ્યાસ થી આધ્યાત્મિક ચેતના પરનું આવરણ ક્ષીણ થાય છે. આ પ્રત્યાહાર માટેની પૂર્વતૈયારી. ત્યાર બાદ જ્યારે વિષયો સાથેના સંબંધો છૂટવા લાગે ત્યારે ઇન્દ્રિયો પણ ચિત્તની પેઠે પોતાના સ્વરૂપમાં લીન થાય. આ અવસ્થા ને પ્રત્યાહાર કહે છે.

મહર્ષિપતંજલિ એ પ્રત્યાહાર ની વ્યાખ્યા આપતાં કહું છે :

- **स्ववषियासम्पुरयोगे चत्तिस्य स्वरूपानुक्कार इबेन्द्रयिाणां प्रत्याहारः। પતંજલિ યોગદર્શન સૂત્ર : ૨-૫૪**

- **સુત્રાર્થ** : "પોતાના વિષયોમાં ભમતી ઇન્દ્રિયો વિષયો માંથી પાછી ફરી ચિત્તસ્વરુપ બની જાય છે તેને પ્રત્યાહાર કહેવાય છે."

પ્રાણાયામ થી મન ને ઇન્દ્રિયો નિર્મલ થઇ જાય છે. તે પછી ઇન્દ્રિયોની બાહ્ય વૃત્તિને એકાગ્ર કરી મનમાં વિલીન કરવાના અભ્યાસ નું નામ પ્રત્યાહાર કહેવાય છે. જ્યાં સુધી ઇન્દ્રિયો ચંચલ ને બહિર્મુખ બનીને બહારના વિષયોમાં જ ભટક્યા કરે ને બહાર ના વિષયો ને જ જુએ, ત્યાં સુધી પ્રત્યાહાર પુરો થયો ના કહેવાય.

સામાન્ય રીતે બહિર્મુખ મન ઇન્દ્રિયોને અધીન વર્તે છે પરંતુ અંતર્મુખ મન અતિન્દ્રિયોમાં રમણ કરતું થઇ જાય છે ત્યારે એચિત્તરુપ બની જાય છે. અહીં પ્રત્યાહાર નો અભ્યાસ પૂર્ણ થાય છે.એ પછી સાધક નો અંતરંગયોગમાં પ્રવેશ થાય છે. એ રીતે પ્રત્યાહાર બહિરંગ અને અંતરંગયોગમાં પ્રવેશ થાય છે. એ રીતે પ્રત્યાહાર બહિરંગ અને અંતરંગની મધ્યસ્થ કડીરૂપ છે.

જ્યાં સુધી સાધકનું ચિત્ત બાહ્ય જગતના વિષયોમાં રમમાણ હોય છે, ત્યાં સુધી તે અધ્યાત્મપથ પર પ્રગતિ કરી શકતો નથી. આપણા ચિત્તનો વિષયો સાથેનો સંબંધ ઇન્દ્રિયો દ્વારા થાય છે. ઇન્દ્રિયો સાધારણત: વિષયોન્મુખી હોય છે. જ્યારે આ સાધારણ પ્રક્રિયા ઊલટી બને એટલે કે ઇન્દ્રિયો વિષયોન્મુખી મટીને ચિત્તસ્વરૂપાકાર ધારણ કરે ત્યારે પ્રત્યાહાર સિદ્ધ થાય છે. પ્રત્યાહાર સિદ્ધ થાય એટલે સાધકનો ધારણા, ધ્યાન અને સમાધિ - આ અંતરંગ - યોગનો માર્ગ મોકળો થાય છે.

યોગીક વિચારો થી આહારના ત્રણ પ્રકાર પડે છે.

- (૧) પહેલો <u>ભૌતીક</u> ખોરાક જે શરીર માટે જરૂરી પાંચ તત્વો પુરા પાડે છે.
- (૨) બીજો પ્રકાર છે <u>"પ્રભાવ"</u> જે મન માટે જરૂરી સૂક્ષ્મ તત્વ પુરા પાડે છે જેનાથી આપણને ધ્વની, સ્પર્ષ, સ્વાદ, અને ગંધનો અનુભવ થાય છે.
- (૩) ત્રીજો પ્રકાર છે <u>સંબંધ કે સમાજ</u> જે આત્મા માટે ખોરાક પુરો પાડે છે અને

ત્રીગુણ સત્વ, રજસ, અને તમસ દ્વારા આપણને અસર કરે છે.પ્રત્યાહાર બન્ને બાજુથી અસર કરે છે ખોટો ખોરાક, ખોટો પ્રભાવ અને ખોટો સમાજ કે સંબધની અસરને અટકાવવી અને સાથે સાથે સારા ખોરાક સારા પ્રાભવ અને સારા સંબધની અસરને વધુ વિકાશવવી.આપણા માનસિક પ્રભાવને યોગ્ય ખોરાક અને યોગ્ય સંબધો વગર બદલાવી શક્તા નથી પણ પ્રત્યાહારમાં મુખ્ય મહત્વની વાત સંવેદનાત્મક પ્રભાવની છે જે આપણા મનને અસર કરે છે.નકારાત્મક પ્રભાવમાંથી આપણી જાગરૂકતા પાછી ખેચવાથી પ્રત્યાહાર મનની પ્રતિકારાત્મક શક્તિમાં વધારો કરે છે.

પ્રત્યહારના ચાર પ્રકાર છે.

- (૧) ઇંદ્રીય પ્રાત્યાહાર એટલે ઇન્દ્રિયો પર નિયંત્રણ
- (૨) પ્રાણ પ્રાત્યાહાર એટલે પ્રાણ પર નિયંત્રણ
- (૩) કર્મ પ્રાત્યહાર એટલે કર્મ પર નિયંત્રણ અને
- (૪) મન પ્રાત્યહાર એટલે મન પરા નિયંત્રણ.

આ દરેકની ખાસ રીત હોય છે.

<u>(૧) ઇંદ્રીય પ્રાત્યાહાર :</u>

ઇંદ્રીય પ્રત્યાહારએ સૌથી વધુ અગત્યનું છે પણ આપણા સામૂહિક મીડિયા લક્ષી સંસ્કૃતિમાં આ વિશે સાંભળવા મળતુ નથી.આપણને ટેલિવિઝન, રેડિયો, કમ્પ્યુટર્સ, અખબારો,સામયિકો,પુસ્તકોમાંથી સંવેદનાત્મક પ્રભાવવાળી વાતોનો સતત તોપમારો ચાલે છે તેથી સૌથી વધું સંવેદનાત્મક બોઝ અનુભવે છીએ.આપણો વ્યાપારી સમાજ ઇંદ્રીય રસોને ઉત્તેજિત કરીને કાર્ય કરે છે.આપણે સતત ભડકાવ રંગો,અશિષ્ટ અવાજો અને નાટકીય લાગણીનો સતત સામનો કરીએ છીએ.આપણે સંવેદનાત્મક ભોગ વિલાસનું દરેક પ્રકારી ઊભા

કરવામાં આવ્યા છે,તે આપણા સમાજમાં મનોરંજન મુખ્ય સ્વરુપ છે. સમસ્યાએ છે કે તાલીમ વગરના બાળકની જેમ આપણી ઇંદ્રિયોઓને પણ સહજવૃત્તિથી કુદરતી રીતે જ તેની પોતાની ઈચ્છા હોય છે.આથી ઇંદ્રિયોઓને હંમેશા મનને કહેતી હોય છે કે તેને શું કરવું જોઈએ.જો આપણે ઇંદ્રિયોઓને તાલીમ નહી આપીએ કે તેને શિસ્તમાં નહી રાખીએ તો તેની પાર વગરની માંગણીઓ દ્વારા આપણા પર પ્રભુત્વ જમાવી દેશે. અમે જેથી આપણું દિમાગ સતત સંવેદનાત્મક પ્રવૃત્તિથી એટલું ટેવાય જાય છે કે આપણાં મનને શાંત રાખવું મુશ્કેલ બની જાય છે. અને આપણે ઇન્દ્રિયોની દુનિયાના અને તેના પ્રલોભનોના બંધકો બની જઈએ છીએ.ઇંદ્રિય પ્રત્યાહારએ ઇંદ્રીયોનું દમન નથી પણ તેની વચ્ચે સારુ સંકલન અને સારુ કરવા માટેનુ પ્રોત્સાહન છે.

પ્રત્યાહાર સાચ્ચા પ્રભાવ પર કેન્દ્રિત છે.આપણે સૌથી વધું સતર્ક હોઇએ છીએ આપણા ખોરાક ખાય છીએ તેના પર અને આપણે રાખવા જેવી સોબત કે સંગત વિશે સાવચેત છીએ,પરંતુ આપણે જે પ્રભાવ ઇંદ્રીયો દ્વારા આપણા પર પડે છે તેના પર એટલું ધ્યાન નથી આપતાં.આપણે વ્યક્તિગત જીવનમાં જે ઇંદ્રિય પ્રભાવથી દૂર રહીએ છીએ તે જ પ્રભાવ આપણે સામુહીક માધ્યમ દ્વારા સ્વીકારીએ છીએ.વાસ્તવિક જીવનમાં આપણે જે ફિલ્મોમાં કે ટેલીવિજનમાં જોઈએ છીએ તે આપણા ઘરોમાં થાય તેવું ઇચ્છીએ છીએ ? અને તેનો પ્રભાવ નહી પડે તેવી અપેક્ષા રાખી શકાય ? મજબૂત લાગણીનો પ્રભાવ શુષ્ક મન, અને શુષ્ક મન આપણને અસંવેદનશીલ,બેદરકાર,અથવા હિંસક બનાવે છે.

આયુર્વેદ અનુસાર, સંવેદનાત્મક પ્રભાવ મન માટે મુખ્ય ખોરાક છે.જંક ફૂડ શરીરને ઝેરી બનાવે છે, જંક ફૂડ મનના પ્રભાવને ઝેરી બનાવે છે.કારણ કે તે મોટે ભાગે મૃત ખોરાક છે,કારણ કે જંક ફૂડ મીઠું, ખાંડ, અથવા તે સ્વાદિષ્ટ બનાવવા માટે તીવ્ર મસાલાઓ વધુ પડતાં ઉમેરવાં જરૂરી હોય છે.

સંવેદનાત્મક છાપને આપણને જેવા છીએ તેવા બનાવવા માટેની ભૂમિકાની અવગણવા ન કરી શકી કારણ કે તે બહુ જ અગત્યનો ભાગ ભજવે છે. તે અર્ધજાગ્રત મનને સશક્ત અને વિસ્તૃત બનાવે છે અને આપણામાં રહેલી અવિકશિત કે અપ્રદર્શિત કે ગુપ્ત વૃતિઓને બહાર લાવે છે.

આપણી સદનસીબી છે કે આપણી પાસે આનો ઉકેલ છે એટલે કે ઇંદ્રિયોને શિસ્તમાં રાખવા માટેનો.પ્રત્યાહાર આપણને એવા રસ્તાઓ બતાવે છે કે જેથી કરીને આપણે ઇંદ્રિયોને સારી રીતે નિયંત્રણ રાખી શકીએ.કદાય ઇન્દ્રિયોને નિયંત્રિત કરવાનો સાદામાં સાદો નિયમ એ છે કે તેને બધા જ સંવેદનાત્મક સામગ્રીઓ સિવાય કેટલોક સમય પસાર કરવો. જેમ ઉપવાશ કરવાથી શરીરને ફાયદો થાય છે તેમ મનને સંવેદનાત્મક સામગ્રીઓ સિવાય રહેવાથી ફાયદો થાય છે.મનનો ઉપવાસ એટલે થોડા સમય સુધી આંખો બંધ કરીને બેસવું, ટીવી કે મોબાઈલને બંધ રાખવો કે ઇન્ટરનેટ વિના એક દિવસ પસાર કરવો વગૈરે જનાથી મન અને ઇન્દ્રિયો સાફ થાય છે અને નવજીવન મળે છે.

યોની મુદ્રા ઇન્દ્રિયોને બંધ કે નિયંત્રિત કરવાની એક અગત્યની તકનીક છે જેમાં હાથની આંગલીઓ દ્વારા ઇન્દ્રિયોના દ્વાર જેવા કે આંખ, કાન, નાક, મોઢાને બંધ કરવામાં આવે છે અને ધ્યાન અને શક્તિના પ્રવાહને શરીરના અંદર જ વહેવા દેવામાં આવે છે.નાક અને મોઢાને એટલા બધા બંધ નથી કરવાના કે આપણે ઓક્સિજનની ખામી અનુભવવી.

બીજી રીત એવી છે કે ઇન્દ્રિયોના દ્વાર ખુલ્લા રાખીએ પણ આપણું ધ્યાન એમાંથી પાછુ વાળી લઈએ.આ રીતે આપણે ખરેખરા અર્થમાં અંગો બંધ કર્યા વગર સંવેદનાત્મક છાપ લેતાં અટકીએ છીએ.

પ્રત્યાહાર યોગનો હેતુ મનને બંધ કરવનો છે તેથી આપણે ધ્યાન કેન્દ્રિત કરી શકીએ.

પ્રત્યાહાર ક્રમશઃ કરી શકીએ સૌથી પ્રથમ યમ,નિયમ,આસન,પ્રાણાયામ,પ્રત્યાહાર અને પછી ધ્યાન ધરણા અને સમાધી.

સંસ્કૃત અર્થ થાય છે "વિપરીત તરફ દોરે છે" એવો થાય છે. સામાન્ય ઇન્દ્રિયોની સામાન્ય હલન ચલન બહારની દિશામાં હોય છે જ્યારે પ્રત્યાહારમાં આપણે તેને સ્વયં અંદરની દિશામાં લઈ જવાની હોય છે.

પ્રત્યાહાર એટલે " મનો વૃતિ નિરોધ" તે સિધ્ધિ મન પરથી કામ કરે છે.ઇન્દ્રિયોની બહાર નિકળવાની વૃતિને તેની દિશા બદલાવીને અંતસ્થ કે મધ્ય ભાગ તરફ લઈ જાય છે.

પ્રત્યાહાર "સ્વયં" જ્ઞાન મેળવવા માટે મન મદદ કરે છે. ઇન્દ્રિયોને પાછી ખેંચવી એટલે કોઈપણ ગળણી વગર વર્તમાન પલમાં જીવવું અને ખાલી મન કે જ્યાં કોઈપણ જાતનું આલેખન નથી.

પ્રત્યાહાર માં સ્થિતપ્રજ્ઞ અને પ્રબળ સ્વ-અભ્યાસ જરૂરી હોય છે.

(૨) પ્રાણ પ્રાત્યાહાર :

પ્રાણ પ્રાત્યાહાર એટલે પ્રાણ પર નિયંત્રણ અને તેથી જ પ્રાણાયામ જે આપણે આગળ જોઈ ગયા

(૩) કર્મ પ્રાત્યહાર :

આપણે ગતિ પ્રેરક અંગો નિયંત્રિત વગર સાચ્ચા અર્થમાં ઇન્દ્રિયોને નિયંત્રિત કરી શકતા નથી.હકીકતમાં ગતિ પ્રેરક અંગો બાહ્ય વિશ્વમાં સીધા સમ્પર્કમાં આવે છે.ઇન્દ્રિયો દ્વારા આવતા આવેગ ગતિ પ્રેરક અંગો દ્વારા વ્યક્ત થાય છે અને તે વધુ સંવેદનાત્મક આપણને બનાવે છે.ઇચ્છા અનંત છે, સુખ આપણે જ ઇચ્છિએ તે મેળવવામાં નથી પરંતુ આ બાહ્ય વિશ્વ પાસેથી લાંબા સમય સુધી કોઈપણ ઇચ્છા ના રાખવી તે છે.

નિ:સ્વાર્થ સેવા અને પવિત્ર ધાર્મિક જીવન બનાવવું જોઈએ.કામ બરાબર અને યોગ્ય પગલાં ગતિ પ્રેરક અંગો નિયંત્રણ આપે છે. આ કર્મ યોગમાં સમાવેશ થાય છે.ભગવાન માટે અથવા માનવતાની સેવા તરીકે બધું કરી,આપણે વ્યક્તિગત પારિતોષિકો માટે કોઇ વિચાર નહી કરવાનો અને તે આત્મસમર્પણ દ્વારા કરી શકાય છે.

(૪) મન પ્રાત્યહાર એટલે મન પર નિયંત્રણ :

યોગીઓ મનને છઠ્ઠી ઇન્દ્રિય કહે છે. ઇન્દ્રિય બધ્ધિ જ સંવેદનાત્મક ઇન્દ્રિયને નિયંત્રિત કરે છે. આપણે કોઈની સંવેનાત્મક છાપ ત્યારે જ લઈ શકીએ છીએ જ્યારે આપણે તેના પર ધ્યાન આપીએ છીએ.જ્યારે આપણે કોઈ વસ્તું પરા ધ્યાન આપીએ છીએ ત્યારે આપણે બિજી વસ્તુંને અવગણના કરતાં હોઈએ છીએ.આથી જો મન પર નિયંત્રણ કરી લઈએ તો ઇન્દ્રિય પર આસાનીથી નિયંત્રણ કરી શકાય છે.

આમ પ્રત્યાહાર એ અષ્ટાંગ યોગનું અગત્યનું પગથીયુ છે. પ્રત્યાહાર દ્વારા જ મન અને ઇન્દ્રિય ને નિયંત્રિત કરી શકાય છે.

પ્રત્યાહારનું ફળકથન કરતાં મહર્ષિ પતંજલિ કહે છે :

પતંજલિ યોગદર્શન સૂત્ર : ૨-૫૫

- **તતઃ પરમા વશ્યતને્દ્રયિાણામ્ ।**
- **સુત્રાર્થ :** "તેના થી (પ્રત્યાહાર થી) ઇન્દ્રિયો પર પરમ સંયમ સિદ્ધ થાય છે.'

પ્રત્યાહાર થી ઇન્દ્રિયો પર સંપૂર્ણ કાબૂ થઇ જાય છે. ઇન્દ્રિયોની ગુલામી મટી જાય છે. ઇન્દ્રિયોના કાબૂ માટે કોઈ બીજા સાધનની પછી જરૂર નથી રહેતી. જયારે યોગી ઇન્દ્રિયો ને બાહ્ય-વિષયો નો આકાર લેતી અટકાવે, ત્યારે મન શાંત થઇ ઇન્દ્રિયો પર સંપૂર્ણ કાબૂ આવે છે.અને જયારે ઇન્દ્રિયો કાબૂમાં હોય ત્યારે દરેક માંસ-પેશી અને દરેક જ્ઞાન-તંતુ પણ કાબૂમાં આવે છે, કારણ કે ઇન્દ્રિયો જ સઘળાં સંવેદનો (જ્ઞાનેન્દ્રિયોથી) અને સઘળી ક્રિયાઓ (કર્મેન્દ્રિયોથી) ના કેન્દ્ર છે. એટલે જયારે ઇન્દ્રિયો પર કાબૂ આવે ત્યારે -તે યોગી-સઘળી લાગણીઓ

(સંવેદનો) અને ક્રિયાઓ ને કાબૂમાં કરી ને આખા શરીર પર કાબૂ કરે છે અને ત્યારે તે ધન્ય બની જીવન ધારણ કરવા નો આનંદ મેળવે છે અને તે વખતે તેને શરીર ની અદ્ભુતા નો ખ્યાલ આવી જાય છે.

પ્રાણાયામ, જપ આદિ ના અભ્યાસથી સાધક વૃત્તિ અંદર વળવા માંડે છે અને વૃત્તિને અંદર વાળવાનો અભ્યાસ કરતાં પ્રત્યાહાર વિકસે છે અને અંદરના આનંદ અને શાંતિનો અનુભવ થતાં તેમ જ વિકસતાં પ્રત્યાહાર સિદ્ધ થાય છે. પ્રત્યાહાર દ્વારા ઈન્દ્રિયો પર સાચો સંયમ સિદ્ધ થાય છે.

આમ, પ્રત્યાહાર એ શરૂઆતમાં મનોશારીરિક અને બાદમાં કેવળ માનસિક પ્રક્રિયા છે. કાચબો એ પ્રત્યાહારનું શ્રેષ્ઠ ઉદાહરણ છે. જેવી રીતે કાચબો પોતાનાં અંગોને અંદરની તરફ સંકોચી લે છે એવી રીતે પ્રત્યાહારનો સાધક પોતાની ઇન્દ્રિયોને અંદરની તરફ આંતરિક ચેતના તરફ વાળે છે. આ રીતે મનની પવિત્રતા, નિશ્ચલતા અને શાંતિ સિદ્ધ થયા પછી સાધક અંતરંગ યોગ એટલે કે ધારણા, ધ્યાન અને સમાધિ માટે યોગ્ય બને છે.

પ્રત્યાહારનો અભ્યાસ સહેજ અઘરો લાગી શકે. અહીં વ્યક્તિએ પોતાની ઇન્દ્રિઓને કાબુમાં રાખી તેના મૂળ સ્રોત સાથે ફરી જોડાય તે પ્રમાણે વાળવાની છે. ટૂંકમાં આંખો સારું-સારું જુએ, કાન સંગીત સાંભળે વગેરે.

આમ, પ્રત્યાહાર મનને અંતર્મુખી બનાવવા નું સાધન છે. સતત બાહ્ય જગતમાં ભટકતું મન અંદરની દુનિયા સાથે જોડાય છે. પ્રત્યાહાર બાદ ધારણા તથા ધ્યાનમાં પ્રવેશ થાય છે. આંખો બંધ કરી ધારણા કે ધ્યાન કરવા બેસો ત્યારે સતત વિચારો આવે છે, બંધ આંખે પણ મન ફર્યા કરે છે, મનને સ્થિર કરવુ પડે. આ માટે ઇન્દ્રિયો તથા મનને એકબીજા થી અલગ કરવા પડે.

સ્વામી વિવેકાનંદે પ્રત્યાહારની સાધના નો સરળ માર્ગ બતાવ્યો છે. તેઓ કહે છે કે મનને સંયમમાં રાખવા માટે - - થોડીક ક્ષણ સુધી ચુપચાપ બેસી રહો અને મનને તેની મરજી મુજબ ચાલવા દો. મનમાં વિચારોની હલચલ થશે, ખરાબ ભાવનાઓ પ્રગટશે. ઉધ્ધતા સંસ્કારો જાગી ઊઠશે. તેનાથી વિચલિત ન થતા તેને નિહાળતા રહો. ધૈર્યપૂર્વક પોતાનો અભ્યાસ કરતા રહો. ધીમે-ધીમે મનના વિકાર ઓછા થશે અને એક દિવસ મન સ્થિર થઇ જશે તથા ઇન્દ્રિઓ સાથેનો સંબંધ કપાઇ જશે. મનનું પ્રશિક્ષણ છે પ્રત્યાહાર.

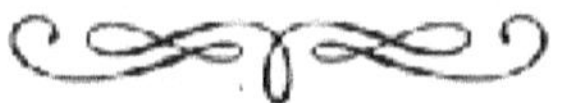

9

અંતરંગ યોગ અને ઉન્નત અંતરંગ યોગ

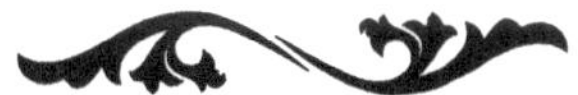

પ્રત્યેક અધ્યાત્મપથ બે પ્રધાન વિભાગમાં વહેંચાયેલો હોય છે. આ બે વિભાગ છે - બહિરંગ અને અંતરંગ. આ જ રીતે યોગપથ બે વિશાળ વિભાગમાં વહેંચાયેલો છે – બહિરંગયોગ અને અંતરંગયોગ. અષ્ટાંગયોગનાં આઠ અંગો છે. તેમાંના પ્રથમ પાંચ ને અર્થાત્ યમ, નિયમ, આસન, પ્રાણાયામ અને પ્રત્યાહાર ને બહિરંગયોગ અને ધારણા, ધ્યાન અને સમાધિને અંતરંગયોગ કહેવામાં આવે છે.

આપણે બહિરંગયોગ વિશે પર્યાપ્ત વિચાર કર્યો છે. હવે અહીં આપણે અંતરંગયોગ વિશે વિચાર કરશું. અહીં આપણે મહર્ષિ પતંજલિ દ્વારા દર્શાવેલ અષ્ટાંગયોગ અર્થાત્ અષ્ટાંગયોગને દૃષ્ટિ સમક્ષ રાખીને અંતરંગયોગનો વિચાર કરીએ છીએ.

01. અંતરંગયોગ

મહર્ષિ પતંજલિએ અંતરંગ યોગ નું મહત્વ સમજાવતા કહું છેઃ

- *ત્રયમન્તરડ્ગં પૂર્વેભ્યઃ॥* પતંજલિ યોગદર્શન સૂત્ર : 3-૭
- **સુત્રાર્થ :** પહેલાં કહેવામાં આવેલાં યમ, નિયમ, આસન, પ્રાણાયામ ને પ્રત્યાહાર એ પાંચ અંગો કરતાં આ છેલ્લાં ત્રણ અંગો (ધારણા, ધ્યાન ને સમાધિ) વધારે મહત્વ નાં અને અંતરંગ ગણાય છે. યોગ ની સિદ્ધિ અથવા કૈવલ્યદાની સાથે તેને નજીકનો સંબંધ છે.

પહેલાંની ક્રિયાઓ (આસન-પ્રાણાયામ-પ્રત્યાહાર) કરતાં આ ત્રણ ક્રિયાઓ (ધારણા-ધ્યાન-સમાધિ) એ વધુ અંતરંગ (સાધનો) છે. પહેલાં આવી ગયેલ આસન-પ્રાણાયામ-પ્રત્યાહાર-યમ-નિયમ- તે બધાં આ ત્રણ અંતરંગ (ધારણા-ધ્યાન-સમાધિ) ના બાહ્ય વિભાગો છે. જ્યારે મનુષ્ય આ ત્રણ (ધારણા-ધ્યાન-સમાધિ) માં સિદ્ધ થાય ત્યારે તેને સિદ્ધિઓ મળી સર્વશક્તિમાન થાય ખરો, પણ તે મુક્તિ નથી. આ ત્રણે મન ને નિર્વિકલ્પ વૃત્તિ રહિત કે પરિવર્તનરહિત-બનાવી શકતા નથી પણ ફરી-પાછું શરીર ધારણ કરવું પડે તેવાં "વાસના ના બીજો"ને અંદર રહેવા દે છે.

યોગી ની ભાષામાં કહીએ તો જો તે, બીજ "શેકાઈ" જાય તો પાછો અંકુર ફૂટવાની શક્યતા રહેતી નથી. પણ આ સિદ્ધિઓ તે બીજો (વાસના-બીજો) ને શેકી શકતી નથી.(એટલે બીજું શરીર ધારણ કરવું પડે છે)

એક રીતે જોઈએ તો અષ્ટાંગયોગ વસ્તુતઃ સાધક ના વ્યક્તિત્વનાં ભિન્નભિન્ન પાસાંઓ માં થતી નિરોધ ની જ સાધના છે. યમ-નિયમમાં વર્તનનો નિરોધ છે. આસનમાં શારીરિક ભૂમિકાનો નિરોધ છે. પ્રાણાયામમાં શ્વાસ અને પ્રાણનો નિરોધ છે. પ્રત્યાહારમાં ઈન્દ્રિયોનો નિરોધ છે. આમ બહિરંગયોગના અભ્યાસ થી વિકસતો વિકસતો નિરોધ અંતરંગયોગમાં સૂક્ષ્મ સ્વરૂપ ધારણ કરે છે. અંતરંગયોગમાં ચિત્તવૃત્તિનો નિરોધ સિદ્ધથાય છે, જેનાથી સાધક સમાધિ અવસ્થામાં પ્રવેશ કરે છે.

યોગ સાધનામાં અનેકાગ્રતા માંથી એકાગ્રતામાં આગળ વધે છે. બહિરંગયોગ ના અભ્યાસથી એકાગ્રતામાં બાધારૂપ પરિબળો પર સંયમ સિદ્ધ થાય છે. યમ નિયમ ના અભ્યાસથી આવેગો અને ઈચ્છાઓ પર સંયમ આવે છે. આસનના અભ્યાસથી સ્થૂળશરીરમાં ઊભી થતી

બાધાઓ દૂર થાય છે ; શરીરનો યથાર્થ સંયમ સિદ્ધ થાય છે. પ્રાણાયામના અભ્યાસથી પ્રાણમય શરીરમાં ઊભી થતી બાધાઓનું નિરસન થાય છે. પ્રત્યાહારની સાધનાથી ઇન્દ્રિયોની વિષયોમાંથી નિવૃત્તિ થાય છે.

આમ બહિરંગયોગના પર્યાપ્ત અભ્યાસ વિના અંતરંગયોગમાં પ્રવેશ થતો નથી અને પ્રવેશ થાય તો તેમાં ટકી શકાતું નથી કે આગળ વધી શકાતું નથી. અષ્ટાંગયોગ નાં આઠે અંગોમાં ક્રમિક વિકાસનો સંબંધ છે. આમ હોવાથી પ્રારંભનાં અંગોના પર્યાપ્ત અભ્યાસ વિના આગળનાં અંગોમાં નિશ્ચયાત્મક વિકાસ સાધી શકાતો નથી.

ઘણા સાધકો વર્ષોથી ધ્યાનનો અભ્યાસ કરતાં હોય પરંતુ તેમનો તેમાં ખાસ વિકાસ થયેલો જોવા મળતો નથી. આમ થવાનું કારણ એ હોય છે કે તેમણે બહિરંગયોગનો પર્યાપ્ત અભ્યાસ કર્યો નથી. અંતરંગયોગની પર્યાપ્ત તૈયારી કરી નથી.;

બીજી એક હકીકત પણ ધ્યાનમાં રાખવી જોઈએ. યૌગિક દૃષ્ટિબિંદુથી જોઈએ તો બહિરંગયોગના પર્યાપ્ત અભ્યાસ વિના અંતરંગયોગમાં પ્રવેશ શરીર તથા મન માટે જોખમી પુરવાર થઈ શકે છે.

૦૨. ઉન્નત અંતરંગ યોગ

આમ તો ધારણા થી પ્રારંભીને કૈવલ્ય સુધીના સમગ્ર ક્ષેત્રને અંતરંગયોગ કહે છે. પરંતુ તેના પણ જો બે વિભાગો કરીએ તો ધારણા થી સંપ્રજ્ઞાત સમાધિ સુધીના ક્ષેત્ર નો પ્રથમ વિભાગ અને ત્યાર પછીના ઉચ્ચ સ્વરૂપના સમાધિ પ્રકારોથી કૈવલ્ય સુધીનો બીજો વિભાગ ગણાય છે. પ્રથમ વિભાગ યમાદિના બહિરંગયોગની તુલનાએ અંતરંગ યોગ છે, પરંતુ બીજા વિભાગની તુલનાએ તો તે પણ બહિરંગ છે.

- **त्रयमन्तङ्गपंरूबेभ्यः।** પતંજલિ યોગદર્શન સૂત્ર : ૩-૭
- **સુત્રાર્થ** : "આ ત્રણે (ધારણા, ધ્યાન, સંપ્રજ્ઞાત સમાધિ) પૂર્વે કહેલાની તુલના એ અંતરંગ છે.

પહેલાં કહેવામાં આવેલાં યમ, નિયમ, આસન, પ્રાણાયામને પ્રત્યાહાર એ પાંચ અંગો કરતાં આ છેલ્લાં ત્રણ અંગો (ધારણા, ધ્યાન ને સમાધિ) વધારે મહત્વનાં અને અંતરંગ ગણાય છે. યોગની સિદ્ધિ અથવા કૈવલ્યદાની સાથે તેને નજીકનો સંબંધ છે.

- **तदपि बहिरंगं नरि्ब तदपि बहिरङ्गं नरि्वीजस्य।** પતંજલિ યોગદર્શન સૂત્ર : ૩-૮
- **સુત્રાર્થ** : "તે પણ નિર્બીજ ની તુલના એ બહિરંગ છે.'

સમાધિનાં આ ઉચ્ચ સ્વરૂપો એટલે કે ઉન્નત અંતરંગયોગ વિશે પતંજલિ એ બહુ સંક્ષેપમાં નિર્દેશ કર્યો છે અને તેમ થવાનું કારણ એ છે કે આ અવસ્થાઓ વિશે કાંઈ પણ કહેવું બહુ મુશ્કેલ છે. આ અશબ્દ અવસ્થાઓ છે. તેમનું નિર્વચન ન કરી શકાય. આમછતાં જે કહેવાયું છે, તેને આધારે આપણે તેમને સમજવાનો પ્રયત્ન કરીએ. જે અનુભવગમ્ય છે, તેને શબ્દગમ્ય બનાવવા નો પ્રયત્ન હમેશાં અપૂર્ણ રહેવાનો, એટલું ધ્યાનમાં રાખવું જોઈએ.

યોગસૂત્રમાં ઉન્નત અંતરંગ યોગ ની ચાર અવસ્થાઓનો નિર્દેશ કરવામાં આવ્યા છે -
  (૧) અન્ય સમાધિ (૨) નિર્બીજ સમાધિ (૩) ધર્મમેઘ સમાધિ (૪) કૈવલ્ય.

(૧) અન્ય (અસંપ્રજ્ઞાત) સમાધિ :

સમાધિના આ સ્વરૂપથી ઉન્નત અંતરંગયોગનો પ્રારંભ થાય છે. 'અન્ય' શબ્દ 'સંપ્રજ્ઞાત સમાધિ થી આગળની સમાધિ' એમ સૂચવવા માટે વપરાયો છે. અર્થાત્ અહીં 'અન્ય' નો અર્થ 'અસંપ્રજ્ઞાત સમાધિ' છે; જો કે પતંજલિ એ 'અસંપ્રજ્ઞાત' શબ્દ નો પ્રયોગ કર્યો નથી. આ શબ્દનો પ્રયોગ અન્ય ભાષ્યકારો દ્વારા થયો છે.

અસંપ્રજ્ઞાત એટલે પ્રશાહીન, એવો અર્થ નથી, પણ સંપ્રજ્ઞાત થી અન્ય અર્થમાંજુદી, એવો અર્થ છે. સંપ્રજ્ઞાત સમાધિ પ્રજ્ઞાયુક્ત છે. અહીં પણ પ્રજ્ઞા તો છે જ અને વધુ વિકસિત છે. સમાધિના આ અને આગળના સ્વરૂપનું નિર્વચન શક્ય નથી, તેમ સૂચવવા માટે 'અન્ય' શબ્દનો પ્રયોગ થયો છે. આમ વસ્તુતઃ આ 'અન્ય' શબ્દ દ્વારા પતંજલિ એ ઘણું કહી દીધું છે.

સમાધિ ના પ્રસ્તુત સ્વરૂપ વિશે પતંજલિ એક સૂત્ર આપે છે:

- **વરિામપ્રત્યયાભ્યાસપૂર્વ: સંસ્કારશેષોऽન્ય:** । પતંજલિ યોગદર્શન સૂત્ર : ૧-૧૮
- **સુત્રાર્થ** : ''પ્રત્યયોના વિરામનો અભ્યાસ જેની પહેલા કરવામાં આવ્યો છે અને જેમાં હજુ સંસ્કારો શેષ રહ્યા છે, તેવા સમાધિ સ્વરુપને 'અન્ય' કહેવામાં આવે છે.

આ વ્યાખ્યા માં 'અન્ય' સમાધિ વિશે ત્રણ લક્ષણો સૂચિત કરવામાં આવ્યાં છે.

- (૧) પૂર્વના સમાધિ સ્વરૂપોમાં પ્રત્યયોની હસ્તિ રહે છે. અહીં પ્રત્યયો પણવિરામ પામે છે.
- (૨) સંપ્રજ્ઞાત સમાધિમાંથી 'અન્ય'માં જવા માટે પર્યાપ્ત પ્રમાણ માં પ્રત્યયો ના વિરામનો અભ્યાસ કરવામાં આવે તે આવશ્યક છે.
- (૩) સમાધિના આ સ્વરૂપમાં પણ સંસ્કારો બાકી રહે છે. આ સમાધિ નિર્બીજ સમાધિ કે કૈવલ્ય નથી. અહીં પ્રત્યયોનો વિરામ છે, પરંતુ સંસ્કારોનો ક્ષય હજુ બાકી છે.

(૨) નિર્બીજ સમાધિ :

માનવચિત્તમાં અનેક પ્રકારના સંસ્કારો હોય છે. સમાધિના અભ્યાસથી ચિત્તમાંનવા સંસ્કારો ઉદિત થાય છે. આ સમાધિજન્ય સંસ્કારો અન્ય સંસ્કારોનો પ્રતિબંધ કરે છે.

- **તજ્જ: સંસ્કારોऽન્યસંસ્કારપરતિબન્ધી** । પતંજલિ યોગદર્શન સૂત્ર : ૧-૫૦
- **સુત્રાર્થ** : આ સમાધિ માંથી ઉત્પન્ન થયેલો "સંસ્કાર" એ બીજા સંસ્કારો ને રોકી દે છે.

અહીં યોગ જન્ય સંસ્કારો ભોગ જન્ય સંસ્કારો નો પ્રતિબંધ કરે છે. સાધક સમાધિ માંથી પાછો આવે છે, ત્યારે નવો પ્રકાશ, નવું જ્ઞાન લઈને આવે છે. સમાધિ નો આ અનુભવ સાધક ના ચિત્ત પર રુપાંતરકારી અસર ઉપજાવે છે. આ અસર તે જ તખ્તરસંસ્થર છે. જો સમાધિ ના અનુભવો સાધક ના જીવનને બદલી ન નાખે તો તે સમાધિ ખરી સમાધિ નથી. સમાધિના વારંવાર ના અભ્યાસ થી જન્મેલા આ યોગ જ સંસ્કારો: માયિક ભોગજન્ય સંસ્કારોને ભૂંસી નાખે છે. પરિણામે સાધકનું ચિત્ત સંસ્કારોથી મુક્ત થવા માંડે છે.તેથી પણ આગળ વધીને માયિક સંસ્કારોથી મુક્ત થયેલું ચિત્ત સમાધિજન્ય સંસ્કારો થી પણ મુક્ત થાય, તેનો પણ નિરોધ થાય ત્યારે નિર્બીજ સમાધિ ઘટે છે.

નિર્બીજ સમાધિના સ્વરૂપ વિશે મહર્ષિ પતંજલિ કહે છે -

- **તસ્યાપિ નિરોધે સર્વનિરોધાન્નર્િબીજ સમાધ:** । પતંજલિ યોગદર્શન સૂત્ર: ૧-૫૧
- **સુત્રાર્થ** : ''તેના (સમાધિ જન્ય સંસ્કારો) ના પણ નિરોધ થી સર્વ નિરોધ થતાં નિર્બીજ સમાધિસિદ્ધ થાય છે.''

છેવટે, ઋતંભરા પ્રજ્ઞા થી ઉત્પન્ન થયેલા સંસ્કારો માં પણ આસક્તિ ના રહેવા થી તેનો પણ નિરોધ થઈ જાય છે. તેનો નિરોધ થવા થી સર્વ સંસ્કારો નો નિરોધ આપોઆપ થઈ જાય છે. એટલે કર્માંશય દૂર થાય છે. સંસારના બીજ નો અભાવ થઈ જાય છે. તેથી તે દશાને નિર્બીજ સમાધિ કહે છે. કૈવલ્યદશા પણ તે જ છે.

ચિત્તવૃત્તિ ના નિરોધની અને સંસ્કારોના ક્ષયની યાત્રા અહીં પૂરી થાય છે, છતાં અધ્યાત્મ યાત્રા નો અહીં અંત નથી. અધ્યાત્મ યાત્રા અનંત ની યાત્રા છે. તેનો કદી અંતઆવતો નથી. અધ્યાત્મ-હિમાલય ની યાત્રા માં એક શિખર પર ચડીએ ત્યારે અનેક નવાં શિખરો દૃષ્ટિગોચર થાય છે. "તેનો (અધ્યાત્મ યાત્રાનો) પ્રારંભ થાય છે, પરંતુ તેનો અંત કદી આવતો આ તો અનંત ની યાત્રા છે. અનંત નો અંત નથી.'

(૩) ધર્મમેઘ સમાધિ: :

યોગસૂત્ર પ્રમાણે સમાધિ ના ઉચ્ચતમ સ્વરૂપને ધર્મમેઘ સમાધિ કહે છે.

- **પ્રસંરણ્યાનેઽપ્યકુસીદસ્ય હાનમેષાં ક્લેશવદ્‌ક્ત્તમ્** । પતંજલિ યોગદર્શન સૂત્ર : ૪-૨૮
- **સુત્રાર્થ** : "ઉચ્ચ પ્રકાર ના પ્રકૃતિ વિષયક જ્ઞાન પ્રત્યે પણ વિરક્ત ને નિરંતર વિવેકજ્ઞાન થી ધર્મમેઘ સમાધિ થાય છે."

તેમનો (તે સંસ્કારો નો) નાશ અગાઉ કહ્યા પ્રમાણે ક્લેશો (અવિદ્યા-અસ્મિતા) નો નાશ કરી કરવાનો છે.

બળી ગયેલા બીજ ના જેવા સૂક્ષ્મ ક્લેશ નો નાશ કાર્યનો કારણ માં લય કરીને કરવાનું કહ્યું છે. તે પ્રમાણે આ સંસ્કારોનું પણ સમજી લેવાનું છે. ચિત્ત જ્યાં સુધી હયાત હોય છે ત્યાં સુધી સંસ્કારોનો સંપૂર્ણ નાશ નથી થતો. ચિત્ત પોતાના કારણ ગુણોમાં લીન થઇ જાય, ત્યારે જ તેની સાથે તેમ નો નાશ થઇ શકે છે. પરંતુ બળી ગયેલાં બીજ જેમ ફરી ઉગતાં નથી, તેમ જે સંસ્કાર જ્ઞાનરૂપી અગ્નિથી બળી ગયા હોય, તે પુનર્જન્મ કરાવી શકતા નથી. **સમ્યક્ આરણ્યાતે ઇતિ પુરસંરણ્યાનઃ** ।

પ્રકૃતિના ગુહ્ય સ્વરૂપને આ જ્ઞાન સમ્યક્ અને ઉત્કૃષ્ટ રીતે સમજાવે છે. એટલે આજ્ઞાન પ્રકૃતિ વિષયક ક્ષેત્રમાં સર્વોત્તમ છે. યોગસૂત્રના વિભૂતિપાદમાં પતંજલિ સ્પષ્ટ રીતેઅને વિસ્તારથી સમજાવે છે કે સંયમની કલા દ્વારા યોગી પ્રકૃતિના ગહન રહસ્યો ખોલીશકે છે, અને ઇન્દ્રિય કે તર્કથી ન પામી શકાય તેવા ગુહ્ય જ્ઞાનને આ સંયમની કલા થી પામે છે. આ જ્ઞાન પ્રકૃતિના ક્ષેત્રમાં ઉચ્ચતમ છે. પરંતુ આ પુરુષનું જ્ઞાન અર્થાત્ આત્મજ્ઞાન નથી; તેથી સાચો આધ્યાત્મિક પુરુષ તેના થી પણ વિરક્ત થાય તે આવશ્યક છે. આવા જ્ઞાન પ્રત્યેની આસક્તિ પણ આધ્યાત્મિક વિકાસમાં બાધારૂપ બની શકે.

આવા રહસ્યપૂર્ણ જ્ઞાન - પ્રસંખ્યાન પ્રત્યે પણ અકુસીદ - વિરક્ત રહેનારને સર્વથા વિવેકખ્યાતિ એટલે કે નિરંતર પ્રકાશમાન વિવેકજ્ઞાનની પ્રાપ્તિ થાય છે. આ વિવેકજ્ઞાનના બળથી સાધક ધર્મમેઘ સમાધિ પામે છે.

- **પ્રકર્ષણ યોગધર્મમ્ મેહતા વર્ષતા ઇતિ ધર્મમેઘઃ** ।
- **સુત્રાર્થ** : "યોગધર્મ જેમાં ઉત્કૃષ્ટ સ્વરૂપે વરસે છે, તે ધર્મમેઘ સમાધિ છે."

કૈવલ્યાવસ્થામાં પ્રવેશવાનું આ અંતિમ દ્વાર છે. આ સમાધિમાં યોગીની ચેતનામાં જ્ઞાન, આનંદ, શાંતિ, શક્તિ આદિ યોગધર્મોની વર્ષા થાય છે.

(૪) કૈવલ્ય: :

ધર્મમેઘ સમાધિ થી ક્લેશ અને સંસ્કારોની આત્યંતિક નિવૃત્તિ થાય છે. આત્માપ્રકૃતિ ના બંધન થી પૂર્ણતઃ મુક્ત થાય છે અને કેવળ પુરુષ સ્વરૂપે પ્રકાશે છે. આ અવસ્થાને યૌગિક પરિભાષામાં 'કૈવલ્ય' કહે છે. યોગવિદ્યા પ્રમાણે આ કૈવલ્યાવસ્થાને સર્વોચ્ચ આધ્યાત્મિક અવસ્થા ગણવામાં આવે છે. આને જ મોક્ષ કે આત્મપ્રાપ્તિ કહે છે.

કૈવલ્યાવસ્થા તે સમાધિની અવસ્થા નથી, પણ સ્વરૂપ સ્થિતિ છે. કૈવલ્યાવસ્થા એ પહોંચનાર પુરુષ તે સ્થિતિ માંથી કદી ચ્યુત થતો નથી. જો ચ્યુત થાય તો તે કૈવલ્યાવસ્થા હતી જ નહિ એમ સમજવું. યૌગિક અધ્યાત્મવિદ્યા પ્રમાણે સમાધિ સતત રહેતી અવસ્થાન થી. સાધક સમાધિના કોઈ સ્વરૂપમાં અમુક નિશ્ચિત સમય સુધી રહે છે. સમાધિ નો પ્રારંભ અને અંત હોય છે. તે આવે અને જાય તેવી અવસ્થા છે. કૈવલ્યાવસ્થામાં આવું નથી. કૈવલ્યાવસ્થા તો આધ્યાત્મિક વિકાસની અંતિમ પરિણતિ છે. કૈવલ્યાવસ્થા એવી સવૌચ્ચ અવસ્થા છે, જેમાંથી ચ્યુત થવાનું હોય જ નહિ.

આ અવસ્થામાં પુરુષ પ્રકૃતિના કોઈ પણ પ્રભાવ હેઠળ રહેતો નથી. પ્રકૃતિનોદર્શન કર્મ પૂરો થાય છે.

- **રઙ્ગસ્ય દર્શયિત્વા નિવર્તતે નર્તકી યથા નૃત્યમ્ । પુરુષસ્ય તથાऽઽત્માનં પ્રકાશ્ય વિનિવર્તતે પ્રકૃતિઃ ॥ - સાંખ્યકારિકા ; ૫૯**
- **સુત્રાર્થ :** "જેવી રીતે નર્તકી પોતાનું નૃત્ય રંગભૂમિ પર પ્રદર્શિત કરીને નિવૃત્ત થાય છે,તેવી રીતે પ્રકૃતિ પણ પુરુષની સમક્ષ પોતાને પ્રગટ કરીને નિવૃત્ત થાય છે."

યોગસૂત્ર ના અંતે મહર્ષિ પતંજલિ કૈવલ્યાવસ્થા નું વર્ણન આ રીતે કરે છે

- **પુરુષાર્થશૂન્યાનાં પુરુષાર્થશૂન્યાનાં ગુણાનાં પ્રતિપ્રસવઃ કૈવલ્યં સ્વરૂપપ્રતિષ્ઠા વા ચિતિશક્તિરિતિ । પતંજલિ યોગદર્શન સૂત્ર : ૪-૩૪**
- **સુત્રાર્થ :** "પુરુષાર્થશૂન્ય થયેલા ગુણોનું પોતાના કારણમાં વિલીન થવું અથવા ચિતિશક્તિ-પુરુષનું પોતાના સ્વરૂપમાં અવસ્થિત થવું તે કૈવલ્ય છે."

પ્રકૃતિના અપસર્ગ ક્રમે પાછા ફરતાં ફરતાં એવી અવસ્થા આવે છે કે ત્રિગુણાત્મકપ્રકૃતિ પુરુષાર્થશૂન્ય બની જાય છે. હવે પ્રકૃતિના ગુણોને પુરુષ માટે કશું કરવાનું રહેતુંનથી. એટલે ગુણોનો પ્રતિપ્રસવ થાય છે. પુરુષ સામેથી પ્રકૃતિનો પથારો સમેટાઈ જાય છે

ગુણોની પ્રવૃત્તિનો હેતુ પુરુષનો ભોગ અને અપવર્ગ બંને છે. પુરુષ ભોગ માંથી મુક્ત થયો છે અને તેની મુક્તિ પણ સિદ્ધ થઈ છે. તેથી ગુણો માટે કોઈ પુરુષાર્થ કરવા નો બાકી રહેતો નથી. આમ હોવા થી ગુણો પ્રતિપ્રસવ દ્વારા પોતાના કારણમાં - અવ્યક્તપ્રકૃતિમાં લીન બને છે. અને ચિતિશક્તિ એટલે કે પુરુષ પોતાના નિજસ્વરૂપમાં પ્રતિષ્ઠિતથાય છે.

<u>સમાપન :</u>

અધ્યાત્મનાં અનેક સ્વરૂપો છે. તે પ્રમાણે અંતરંગ અધ્યાત્મ નાં પણ અનેક સ્વરૂપો છે.સત્ય તો એક અને અદ્વિતીય છે. અધ્યાત્મપથ ની કેન્દ્રસ્થ હકીકત પણ એક જ છે.પરંતુ અભિવ્યક્તિના સ્વરૂપમાં ભિન્નતા છે. પ્રત્યેકમાં વગીકરણ, સોપાનશ્રેણી,પરિભાષા ભિન્ન ભિન્ન છે. જે સૂચવવું છે, તે તો સર્વત્ર એક જ છે; પરંતુ સૂચવવાનીપદ્ધતિઓ ભિન્ન ભિન્ન છે.

યૌગિક અંતરંગ અધ્યાત્મ અર્થાત્ અંતરંગ યોગનું સ્વરૂપ આ પ્રમાણે છે. અધ્યાત્મનાં વેદાંત, ભક્તિ આદિ અન્ય અનેક સ્વરૂપો છે. તેમની અભિવ્યક્તિની પદ્ધતિભિન્ન હોય તે સ્વાભાવિક છે. આ ભિન્નતા જોઈને દ્વિધા માં પડી જવું આવશ્યક નથી અને વિવાદમાં ઊતરવું પણ આવશ્યક નથી. એક સાચું અને અન્ય ખોટું, એવું પણ નથી. અધ્યાત્મપથનાં અનેક સ્વરૂપો છે. અભિવ્યક્તિની અનેક પદ્ધતિઓ છે. સૌ પોતપોતાના સ્થાને બરાબર છે, તેમ માનીને તેમ સમજીને અન્યોન્ય સદ્ભાવ જાળવી રાખવો તે જ ડહાપણનો માર્ગ છે.

એક જ પર્વતની ટોચ પર પહોંચવાના અનેક માર્ગો હોઈ શકે છે. પ્રત્યેક માર્ગટોચ પર જ પહોંચાડે છે. આમ છતાં પ્રત્યેક માર્ગના સ્વરૂપમાં થોડી ભિન્નતા પણ હોવાનીજ. ભિન્નતા પ્રત્યે જ ધ્યાન આપવા કરતાં સમાનતા પ્રત્યે ધ્યાન રાખવું અને સમાનઉદ્દેશને આત્મસાત્ કરવો તે જ યથાર્થ દ્રષ્ટિકોણ છે. આમ છતાં નોંધનીય છે કે યોગપથમાંશાસ્ત્રીયતા, પદ્ધતિસરતા અને નિશ્ચિત સોપાન શ્રેણીનું વિશદ વર્ણન અન્ય પથનીતુલનાએ વધુ સ્પષ્ટ અને વધુ ચોક્કસ છે, એ તો સર્વસ્વીકૃત સત્ય છે.હવે આપણે અષ્ટાંગયોગના અંતરંગયોગનો વિચાર કરીએ. અષ્ટાંગયોગ નાં અંતિમ ત્રણ અંગો અર્થાત્ ધારણા, ધ્યાન અને સમાધિને અંતરંગયોગ ગણવામાં આવે છે.

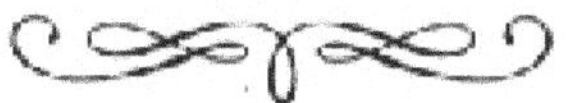

10

ધારણા

પ્રથમ અંતરંગ 'ધારણા' અષ્ટાંગયોગ નું છઠ્ઠુ ચરણ, ધારણા છે. તેમાં પહેલા પાંચ ચરણ યમ, નિયમ, આસન, પ્રાણાયામ અને પ્રત્યાહાર છે. જે યોગ માં બહિરંગયોગ - બહારી સાધન માનવામાં આવે છે. તેના પછી સાતમા ચરણમાં ધ્યાન અને આઠમા ચરણમાં સમાધિ અવસ્થા પ્રાપ્ત થાય છે.

આધુનિક મનોવિજ્ઞાન નો મત છે કે મન કોઈ એક વિષય પર થોડી ક્ષણોથી વધુ વખત માટે સ્થિર રહી શકે નહિ. મન એક ગતિ છે, જે સતત પરિવર્તનશીલ છે. એક જ વિષય પર એકાગ્ર જણાતું મન વસ્તુત: તે વિષયનાં ભિન્ન અંગો કે પાસાંઓ પર બદલાતું રહે છે. આધુનિક મનોવિજ્ઞાનનો આવો મત છે, પરંતુ યૌગિક મનોવિજ્ઞાન માને છે કે યોગાભ્યાસથી પરિશુદ્ધ થયેલું ચિત્ત બહુ લાંબા સમય સુધી એક જ વિષય પર એકાગ્ર રહી શકે છે. બંનેના મતમાં ભિન્નતાનું કારણ એ છે કે આધુનિક મનોવિજ્ઞાન સાધારણ મનની વાત કરે છે અને યૌગિક યોગી ના મનની વાત કરે છે; તેથી યોગીના મત પ્રમાણે, યોગી માટે ચિત્તનું એક જ વિષય પર લાંબા સમય સુધી એકાગ્ર થવું અર્થાત્ ધારણા શક્ય છે.

ધારણા નો અર્થ :

ધારણા શબ્દ "ધૃ" ધાતુથી બનેલું છે. તેનો અર્થ થાય છે, સંભાળવું, સહારો આપવો.

ધાર એટલે 'ધારણ કરી રાખવાની ક્રિયા.' પ્રત્યાહારમાં મન સંપૂર્ણ અંતર્મુખ બન્યા પછી યોગસાધના એકાગ્રતાની સાધનાના તબક્કામાં પહોંચે છે. તેમાં પહેલાં ચિત્તને સ્થિર અને એકાગ્ર કરવું પડે છે. એ માટે એને શરીરના કોઈ એક નિર્ધારિત મર્મસ્થાનમાં બાંધી રાખવું પડે છે. એ રીતે ચિત્તને કોઈ સ્થાન કે વિષયમાં જકડી રાખવાની ક્રિયા 'ધારણા' કહેવાય છે. બહિરંગ યોગના પર્યાપ્ત અભ્યાસ થી શુદ્ધ થયેલું ચિત્ત કોઈ એક સ્થાનમાં એકાગ્ર થાય તે ઘટના ને ધારણા" કહેવામાં આવે છે.

મહર્ષિ પતંજલિએ ધારણાની વ્યાખ્યા કરતાં કહ્યું છે:

- **देशबन्धश्चत्तिसयधारणाः ॥** પતંજલિ યોગદર્શન સૂત્ર: 3-૧
- **સુત્રાર્થ :** ધારણા એટલે ચિત્તનું કોઈ એક દેશ વિશેષ માં સ્થિર રહેવું તે.

મહર્ષિ પતંજલિ અનુસાર મનને એક વિશેષ વિષયમાં બાંધવું, તેને ધારણા કહે છે. "ધારણા એટલે અમુક ખાસ વસ્તુ (કે-વિષય) પર ચિત્તને સ્થિર કરવું." ચિત્તની વૃત્તિને બહારના અથવા તો શરીરની અંદરના કોઈપણ દેશ અથવા પદાર્થમાં જોડી દેવાની ક્રિયાને ધારણા કહે છે.

મન જ્યારે કોઈ એક વસ્તુ" પર (પછી તે "વસ્તુ" ભલે શરીર ની અંદર ની હોય કે શરીર ની બહારની હોય) પર સ્થિર થાય અને તે અવસ્થામાં ચોંટી (સ્થિર) રહે ત્યારે તેને "ધારણા" કહેવામાં આવે છે.

દાખલા તરીકે-શરીર નો કોઈ એક ખાસ ભાગ-જેવો કે-મસ્તક ની ટોચ કે કપાળ ની મધ્યમા કે હૃદય પર - ને એવા બીજા પ્રદેશ શરીરની અંદરના દેશ કહેવાય છે. તેવી રીતે કોઈ છબી, મૂર્તિ, સૂર્ય, ચંદ્ર કે એવા બીજા બહારના પદાર્થ બહારના દેશ કહેવાય છે. તેમાંથી કોઈપણ એક સ્થાન કે ભાગ પર - મન સ્થિર રહેવાનો પ્રયાસ કરે અને મન જો તે એક ભાગ -દ્વારા જ સંવેદનો લેવામાં સફળ થાય-સ્થિર થાય. (બીજા કોઈ ભાગ દ્વારા નહિ) તો તે "ધારણા" કહેવાય છે. ધારણા સ્થૂળ કે સૂક્ષ્મ, આંતર કે બાહ્ય વિષયો પર થઇ શકે છે.

ધારણા નો આશય એ છે કે યમ, નિયમ, આસન, પ્રાણાયામ અને પ્રત્યાહાર દ્વારા ઇન્દ્રીયોને તેના વિષયોથી હટાવીને ચિત્તમાં સ્થિર કરવામાં આવે છે. સ્થિર થયેલા ચિત્તને એક સ્થાન પર રોકી લેવાને ધારણા કહે છે. ધારણાના અભ્યાસ દરમ્યાન ચિત્તરૂપ બનેલું મન ધીમે ધીમે અતિન્દ્રિયો સહિત કોઈ નિશ્ચિત વિષય કે સ્થાનમાં જકડાતું જાય છે ત્યારે ધારણાનો અભ્યાસ પૂરો થાય છે. પછી એકાગ્રતાની એટલે કે ધ્યાનની ભૂમિકા શરૂ થાય છે.

ધારણા થી ધ્યાન તથા સમાધિ થાય છે. આધ્યાત્મિક લક્ષ્યમાં એકાગ્રતા લાવવા ધારણા ઉપયોગી છે. આમ, પ્રત્યાહાર બાદ ધારણાનો અભ્યાસ કરી યોગી ધીમે-ધીમે તેના અંતિમ લક્ષ્ય તરફ આગળ વધે છે. તેથી યૌગિક મત પ્રમાણે ધારણા અને ધ્યાન, સમાધિ આદિ આગળનાં યોગાંગ પણ શક્ય છે.

૦૧. ધારણા માટેની પદ્ધતિઓ

મહર્ષિ પતંજલિએ યોગસૂત્રમાં ઘણી સુંદર ધારણા પદ્ધતિઓનું વર્ણન કર્યું છે :

- (૧) મનને કોઈ વિશેષ વિચારોથી સતત જોડી રાખીને
- (૨) કોઈ વસ્તુ કે ઇષ્ટદેવનું સ્મરણ કરીને
- (૩) નિદ્રા દરમિયાન સ્વપ્નમાં પ્રાપ્ત થયેલ સંકેતનો આધાર લઈને
- (૪) કોઈ વિશેષ વ્યક્તિ જે સંપૂર્ણ અનાસક્ત છે તેની ઉપર એકાગ્ર કરીને

સાધક (ધારણા કરનાર) ધ્યેય (જેના પર ધારણા કરવામાં આવે છે તે વિષય) અને ધારણા (એકાગ્રતા)ની પ્રક્રિયા છે. આ ત્રણેનું જોડાણ એ ધારણા છે. ધારણા માં આ ત્રણેનું સ્વતંત્ર અસ્તિત્વ હોય છે. વિષય (ધ્યેય) ત્રણ પ્રકારના હોઈ શકે.

<u>ધારણાનાં પાંચ સ્વરૂપના વિષયો હોય છે :</u>

- (૧) બાહ્ય વિષયો : મૂર્તિ, ચિત્ર,, જ્યોતિ વગેરે.
- (૨) માનસિક વિષયો : માનસિક રીતે કલ્પના કરેલ વિષય – ઈશ્વરની મૂર્તિ, આકાશ, સમુદ્ર, વગેરે.
- (૩) શરીરના બહારના અંગરૂપ વિષયો : નાસાગ્ર, ભૃકુટિ વગેરે.
- (૪) શરીરના આંતરિક વિષયો : હૃદય, નાભિ, ચક્રો વગેરે.

<u>૦૨. ધારણાની વિવિધ પ્રક્રિયાઓ :</u>

- આપણા મનમાં સતત આવતા વિચારોમાંથી એકને પસંદ કરી તેના પર મનને એકાગ્ર કરો. આ પ્રક્રિયામાં મનને કયા વિચાર કરવાના એ આપણે નક્કી કરવાનું છે. આ પ્રક્રિયામાં આપણને ગમતા વિચાર કરવાના હોવાથી મનને ઝડપથી સ્થિરતા પ્રાપ્ત થાય છે.

- આપણા મનને આપણી ઈચ્છાનુસાર આપણા શરીરમાં કોઈ એક સ્થાને કેન્દ્રિત (એકાગ્ર) કરવું,સ્તંભિત કરવું અથવા ટકાવી રાખવાની ક્રિયાને ધારણા કહેવાય છે.સાધકની મનને કોઈ એક બિંદુ પર સ્થિર કરી દેવાની ક્રિયાને ધારણા કહેવાય છે.

- બીજા શબ્દોમાં કહીએ તો શુદ્ધ ચિત્તને કોઈ પણ એક વસ્તુ કે ઇષ્ટદેવની મૂર્તિમાં મગ્ન અર્થાત એકાગ્ર કરી દેવું તેને 'ધારણા' કહે છે. જીવનમાં એકાગ્રતાનું ધણું મહત્ત્વ છે. એકાગ્રતાની મદદથી પરિસ્થિતિ, મન અને ઇન્દ્રિયોને કાબૂમાં રાખી શકાય છે.

ધારણા આંતરિક અને બાહ્ય એમ બંને રીતે કરી શકાય છે. સૌ પ્રથમ સાધકે બાહ્ય ધારણાનો અભ્યાસ કરવો જોઇએ અને પછી આંતરિક ધારણા કરવી જોઇએ. ધારણામાં એકાગ્રતા હોય છે. આમ છતાં આ એકાગ્રતા ધ્યાન કે સમાધિ જેટલીઊંડી કે સંપૂર્ણ હોતી નથી. ધારણામાં ચિત્તની સૂક્ષ્મ ગતિ કાંઈક અંશે ચાલુ રહે છે.સાધકનો પ્રયત્ન સતત આ ગતિમાંથી મુક્ત રહીને એકાગ્ર રહેવાનો હોય છે.

_03. ધારણા ના પ્રકાર :_

- (૧) <u>કરેલી ધારણા</u> : કરેલી ધારણામાં સાધક કોઈ વિષય પસંદ કરીને તેની એકાગ્રતા કરે છે, તેના પર ધારણાનો અભ્યાસ કરે છે. ધારણા તેનો સંકલ્પ અને તેનો પ્રયત્ન છે.
- (૨) <u>થયેલી ધારણા</u> : બીજા પ્રકારની ધારણા, થયેલી ધારણા કરવામાં આવતી નથી, પરંતુ થાય છે. સાધક કશુંક અનુભવે છે. પ્રાણાયામ, ક્રિયાયોગ, જપ આદિ સાધનાથી સાધકને નાદશ્રવણ, જ્યોતિદર્શન, શીરાન્તર્વર્તીભાગોમાં સ્પર્શતી સંવેદના કે એવો કોઈ અનુભવ થાય છે. આમ બને ત્યારે સાધકનુંચિત્ત આપોઆપ જ તેમાં રહે છે. ધારણા કરવી પડતી નથી, પણ ધારણા થાય છે. કરેલીધારણા કરતાં થયેલી ધારણા ચડિયાતી છે.

ભગવત્પ્રેમને પરિણામે ભક્તની ભગવદ્વિગ્રહ પર જે ધારણા થાય છે તે પણ થયેલી ધારણા છે અને તેથી ઉત્તમ ધારણા છે. જપ આદિ બહિરંગ સાધનાના અભ્યારાથી સાધક કાંઈક અનુભવ પામે છે, આંતર સ્પર્શ પામે છે. આમ બને એટલે સાધકનું ચિત્ત આપોઆપ તેમાં સ્થિર થઈ જાય છે. આ થયેલી ધારણા છે. કરેલી ધારણા કરતાં થયેલી ધારણા વધુ ગહન અને ચડિયાતી છે. ભક્તિભાવથી ભક્તની ભગવદ્-વિગ્રહ પર જે ધારણા થાય છે, તે પણ થયેલી ધારણા છે અને તેથી ઉત્તમ છે.

જેને કારણે સાધકમાં આંતરિક જાગ્રત અવસ્થા નિર્માણ થઇ મનમાં સતત ઉવતા વિચારોનું સંકલન થઇ માનસિક તાણ તણાવ દૂર થઇ જાય છે. ધારણા દીર્ઘકાલ ટકી રહે ત્યાર બાદ જ ધ્યાન લાગે છે.સાધકની સંપૂર્ણ મનોકાયિક (મન અને કાયા)રચનામાં સુયોગ્ય બદલાવ લાવવાની અમુલાગ્ર શક્તિ ધ્યાનમાં સમાયેલી હોવાને કારણે યોગક્રિયામાં ધ્યાને અનન્ય સાધારણ સ્થાન આપવામાં આવેલું છે.

બાહ્ય ધારણામાં ખુલ્લી આંખ રાખી ત્રાટક દ્વારા એક સ્થાન પર દષ્ટિને સ્થિર કરીને ચિત્તને કોઈ મૂર્તિ, મણિ,રત્ન, જ્યોતિ વગેરે ઉપર કેન્દ્રિત કરી શકાય છે. જ્યારે આંતરિક ધારણામાં બંધ આંખે સ્થૂળ વસ્તુઓ પર ચિત્તને એકાગ્ર કરી શકાય છે. એ જ રીતે સૂર્ય, તારા, ઈશ્વર વગેરેને આંખ ખુલ્લી રાખીને જોવાનો પ્રયત્ન પણ કરી શકાય.

ધારણામાં સફળતા મેળવવા માટે નીચેની ત્રણ વસ્તુ અનિવાર્ય છે :

- (૧) ધૈર્ય
- (૨) ઉત્સાહ અને
- (૩) પવિત્રતા

પટ્કર્મમાં આવતા ત્રાટક ને પણ ધારણા માટે ઉત્તમ સાધન માનવામાં આવ્યું છે.

- (૧) આધિભૌતિક
- (૨) આધિદૈવિક
- (૩) આધ્યાત્મિક

<u>04. ધારણા નું મહત્ત્વ :</u>

ધારણાથી અંતરંગ યોગની શરૂઆત થતી હોવાથી તેનું ઘણું મહત્ત્વ છે.

- (૧) સાધક યોગીએ ધારણા જો યોગ્ય રીતે કરેલી હોય તો તે પ્રથમ ધ્યાન અને પછી સમાધિ શકે છે. સ્થિર ધારણા એ ધ્યાન અને સમાધિની પૂર્વ શરત છે.
- (૨) મનની એકાગ્રતા હોય તો જ વિદ્યાર્થીમાં રહેલી ચંચળતા દૂર થાય છે અને અભ્યાસમાં એકાગ્રતા ખૂબ જ જરૂરી છે. ધારણાથી મનની ચંચળતા દૂર થઈ સ્થિરતા અને એકાગ્રતા આવે છે, જે વિદ્યાર્થીને અભ્યાસમાં અત્યંત ઉપયોગી થાય છે.
- (3) નિયમિત રીતે ધારણા કરવાથી મનમાં સ્થિરતા આવે છે. આત્મવિશ્વાસ વધે છે.
- (૪) નિત્ય નિયમિત સમયે શ્રદ્ધાપૂર્વક ધારણાનો અભ્યાસ કરવામાં આવે તો ચિત્તની વૃત્તિઓનો નિરોધ થાય છે.

'**चित्तवृत्तिनिरोधस्य।**' તેથી નકારાત્મક વિચારો દૂર થાય છે અને નાડીશુદ્ધિ માં પણ મદદરૂપ બને છે.

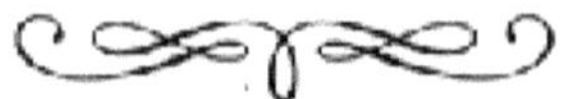

11
ધ્યાન

મહર્ષિ પતંજલિ એ અષ્ટાંગયોગ મુજબ ધ્યાન ને સાતમું અંગ ગણાવ્યું છે. જે અભ્યાસી ધ્યાનની સ્થિતિને પ્રાપ્ત કરવા ઇચ્છતા હોય, તેમણે નિયમિત પ્રથમ છ પગથિયાંનો પસાર કરવો પડે છે.

ધ્યાન એટલે એકાગ્રતા. વિદ્યાર્થી દશામાં અધ્યયન પર એકાગ્રતા જાળવવી પડે છે.આપણી પાસે રહેલ જ્ઞાન બીજા ને અર્પણ કરતા સમયે પણ એકાગ્રતાની જરૂર હોય છે.અર્જુનને દેખાતી માછલીની આંખ એ અર્જુનનું ધ્યાન છે.એકાદ વિષય પર આપણું મન પૂર્ણ કેન્દ્રિત થવું એ ધ્યાન છે. ધ્યાનમાં સમાયેલી એકાગ્રતા આપણી આંતરિક જાગૃતિના કમાડ ખોલી નાખે છે.

આ આંતરિક જાગૃતિ જગાડવા માટે મન માં રહેલા અન્ય સ્થૂળ વિચારોના દરવાજા બંધ કરી દેવા પડે છે.એકાગ્રતા પ્રથમ અંત:કરણ માં પ્રવેશ કરે છે ત્યાર બાદ તે અન્ય કુંડલિની ચક્રોમાં પ્રસાર પામે છે.આસન કરતા પણ ધ્યાન માં સહજતા હોવી જરૂરી છે. રોજીંદી હાલવા ચાલવાની ક્રિયાઓને કૃતિશીલ ધ્યાન કહેવાય છે. કેવળ ધ્યાન માટે જે એકાગ્ર ચિત્ત સ્થિતિ નિર્માણ થાય છે તેને નિષ્ક્રિય ધ્યાન કહેવાય છે. મનન અને ચિંતન ધ્યાનની ચડતી સીડીના પગથીયા છે.

યોગી પ્રત્યાહાર દ્વારા ઇન્દ્રિઓને ચિત્તમાં સ્થિર કરે છે અને ધારણા દ્વારા તેને એક સ્થાન પર બાંધી લે છે. ત્યારબાદ ધ્યાનની સ્થિતિ આવે છે. ધારણાની નિરંતરતા જ ધ્યાન છે. ધ્યાન નો અંતરંગ યોગમાં સમાવેશ કરવામાં આવ્યો છે,પરંતુ બહિરંગ અંગોના સતત અભ્યાસ પછી જ અંતરંગ યોગ કરવાની વધારે સરળતા રહે છે.ધારણા અને ધ્યાનનો વિષય એક જ એટલે કે ચિત્ત અર્થાત્ મનની એકાગ્રતાનો છે. ધારણામાં ચિત્તની એકાગ્રતા સતત જળવાતી નથી, પણ સતત અભ્યાસ દ્વારા ચિત્તને એકાગ્ર કરી શકાય છે, જેને ધ્યાન કહે છે.

'ધ્યાન' એટલે 'એકાગ્રતા' અથવા 'તન્મયતા', તેમાં ચિત્તવૃત્તિઓ એક બિંદુ પર એકત્રિત થવા લાગે છે. એ રીતે એકત્રિત થયેલી ચિત્તવૃત્તિઓનો પ્રવાહ અસ્ખલિત, તૈલધારાવત્ એક જ દિશામાં વહેતો થાય છે. આ પ્રવાહમાં વહેતી તમામ ચિત્તવૃત્તિઓ સમાન ગુણધર્મી હોય છે. ચિત્તવૃત્તિઓનો આવો નિબંધ પ્રવાહ જ્યારે નિર્ધારિત દેવ-દેવી કે અન્ય સૂક્ષ્મ આધાર પર સંપૂર્ણપણે કેન્દ્રિત થાય છે ત્યારે ધ્યાનની ઉચ્ચ ભૂમિકા પ્રાપ્ત થાય છે. ધ્યાન ની શ્રેષ્ઠ ભૂમિકામાં ચિત્ત અતિશય તન્મય અને એકાગ્ર બને છે.

ધ્યાનનું સ્વરૂપ સમજાવતાં મહર્ષિ પતંજલિ કહે છે -

- **તત્ર પ્રત્યયૈકતાનતા ધ્યાનમ્**। પતંજલિ યોગદર્શન સૂત્ર : ૩-૨
- **સુત્રાર્થ** : "(જેમાં ધારણા થઈ છે) તે જ વિષયમાં પ્રત્યયનું એકધારાપણું એટલે ધ્યાન.'

જે અવસ્થામાં કોઈ પણ પ્રકારના વિચાર વગર મનને સ્થિર રાખવું એ જ ધ્યાન., વૃત્તિઓની એકાગ્રતા તે જ ધ્યાન., ધારણા માટે પસંદ કરેલા વિષયમાં ચિત્તની ધારા એકધારી વહ્યા કરે તે અવસ્થાને 'ધ્યાન' કહેવામાં આવે છે.

આ સૂત્રમાં ધ્યાનનો જે અર્થ અભિવ્યક્ત થાય છે તે સમજવા માટે પ્રત્યય' શબ્દનો અર્થ સમજવો આવશ્યક છે. અહીં 'પ્રત્યય' શબ્દ પારિભાષિક છે. કોઈ પણ વિષયનું જ્ઞાનેન્દ્રિય દ્વારા આકલન થાય ત્યારે ચિત્તમાં તદ્વિષયક વ્યાપાર થાય છે. તેને યૌગિક પરિભાષામાં 'પ્રત્યય' કહેવામાં આવે છે. જ્યારે પ્રત્યય'ની ધારા એક જ વિષયમાં તૈલધારાવત્ અખંડ વહેવા માંડે ત્યારે તે અવસ્થાને ધ્યાન' કહેવામાં

આવે છે. ધારણામાં સાધક એક જ વિષયમાં પ્રત્યયની ધારા અખંડ વહ્યા કરે તે માટે પ્રયત્નશીલ છે. ધ્યાનમાં તે સિદ્ધ થાય છે. ધારણા જ વિકસીને ધ્યાન બને છે.

ચિત્તની સામાન્ય અવસ્થામાં ચિત્તના પ્રત્યય ભિન્ન ભિન્ન વિષયો પરત્વે સતત બદલાતા રહે છે. ધારણામાં સાધક કોઈ એક વિષય પર એકાગ્રતા કરે છે. આમ છતાં ધારણામાં હજુ પ્રત્યયની એકતાનતા નથી. ધારણામાં અન્ય વિષયના પ્રત્યયનો સદંતર અભાવ નથી. જોકે ધારણામાં સાધક સામાન્ય મનઃસ્થિતિની જેમ અન્ય વિક્ષેપોમાં ઘસડાતો નથી. સાધક પોતાના વિષય તરફની એકાગ્રતા જાળવી શકે છે અને અન્યવિષયના પ્રત્યયને ટાળવામાં સક્ષમ બને છે અને વિક્ષેપો હોવા છતાં તેમાં ખેંચાતો નથી.

જ્યારે આ અન્ય વિષયના પ્રત્યયોનો સદંતર અભાવ થાય અને પોતાના ઈષ્ટવિષય તરફ પ્રત્યયની એકતાનતા સિદ્ધ થાય ત્યારે તે અવસ્થાને ધ્યાન કહે છે. ધ્યાનની ઉપમા તેલની ધારા સાથે કરવામાં આવી છે. જ્યારે વૃત્તિ સમાન રૂપમાંથી અવિચ્છિન્ન પ્રવાહિત થાય એટલે કે વચ્ચે કોઈ બીજી વૃત્તિ ન આવે તે સ્થિતિને ધ્યાન કહે છે.

ધ્યાન = જાગૃતિ + સાવધાની. ધ્યાન એટલે જાગૃતિ. ધ્યાન એટલે સાવધાની. જાગૃતિ એટલે શું? જાગૃતિ એટલે જ્યાં અને જ્યારે, ત્યાં અને ત્યારે જ હોવું. જાગૃતિ એટલે અહીં અને અત્યારેનો અનુભવ.

ધ્યાન એટલે તટસ્થપણે જોવું. ધ્યાન એટલે લક્ષ્ય સાથે એકત્વ થવાનો વ્યાયામ. ધ્યાન એટલે ડર, આશંકા, ઈર્ષ્યા જેવા નિષેધક ભાવોનું નિરસન. ધ્યાન એ ઉચ્ચતમ ધ્યેયોને સાધવાનું સાધન ને સ્વયં એક સાધ્ય.

મહર્ષિ પતંજલિએ યોગદર્શન માં ચિત્ત સ્થિર તથા ધ્યાન કરવાનાં ઉપાય સૂચવ્યા છે.

મનને એક વિષય સાથે જોડવું તે ધારણા છે. એ જ વિષયની પરિપક્વતા ધ્યાન કહેવાય છે.

- **वीतरागविषयं वा चित्तम्।** પતંજલિ યોગદર્શન સૂત્ર : ૧-૩૭
- **સુત્રાર્થ :** અથવા વિષયો પ્રત્યે વિતરાગ બનેલા હૃદય પર ધ્યાન કરવાથી (સમાધિ પ્રાપ્ત થાય છે)

રાગરહિત ચિત્ત પણ જલદી સ્થિર થઈ શકે છે. અથવા તો જેમના રાગદ્વેષ કાયમ માટે દૂર થઈ ગયા છે, એવા વિરક્ત મહાપુરુષોને ધ્યેય બનાવવાથી ને અભ્યાસ કરવાથી પણ ચિત્ત સ્થિર થઈ શકે છે.

યોગીઓ કહે છે કે-કોઈ પવિત્ર-વિતરાગી એવા સંત-મહાત્મા કે જેમની તરફ તમને પૂજ્ય-ભાવ હોય, તેમના પવિત્ર હૃદય નું ચિંતન પોતાના હૃદયમાં કરવાથી હૃદય આસક્તિ-રહિત થાય છે, અને આવા આસક્તિ રહિત હૃદય નું ધ્યાન કરવાથી,મન શાંત થઇ સમાધિ પ્રાપ્ત થાય છે.

- **स्वप्ननिद्राज्ञानालम्बनं वा।** પતંજલિ યોગદર્શન સૂત્ર : ૧-૩૮
- **સુત્રાર્થ :** સ્વપ્ન ને નિદ્રાના જ્ઞાનનું અવલંબન કરનારું ચિત્ત પણ સ્થિર થઈ શકે છે.

સ્વપ્નમાં જે જ્ઞાન આવે છે તેના પર ધ્યાન કરવાથી, (સમાધિ પ્રાપ્ત થાય છે) સ્વપ્નમાં કેટલીકવાર ઈશ્વરદર્શન, કોઈ મહાપુરુષનાં દર્શન અથવા કોઈ મંત્ર કે જ્ઞાન મળવાનો અનુભવ થાય છે. તેને યાદ કરી, તેમાં મન લગાડીને સાધના કરવાથી પણ મન સ્થિર થાય છે.

મહર્ષિ પતંજલિએ યોગસૂત્રમાં એક પણ ધ્યાનાસન કે તેના નામનો ઉલ્લેખ કરેલ નથી. તેઓ દ્વારા માત્ર ધ્યાનની પરિભાષા અને તેના લાભની વાત કરવામાં આવી છે. પરંતુ બીજા પ્રાચીન ઋષિઓ દ્વારા કુદરતનાં વિવિધ અવલોકનોને આધારે, જુદાં જુદાં ધ્યાનાસનો દર્શાવેલ છે.

ધ્યાનનો અભ્યાસ માત્ર ધ્યાનાસનમાં જ કરવામાં આવે છે. ધ્યાનાસનમાં લાંબો સમય સ્થિર તથા તનાવમુક્ત અવસ્થામાં બેસી શકાય છે.

<u>૦૧. ધ્યાનાસન :</u>

મુખ્યત્વે ચાર ધ્યાનાસન છે :

- (૧) પદ્માસન
- (૨) સ્વસ્તિકાસન
- (૩) સમાસન
- (૪) સિદ્ધાસન

<u>૦૨. ધ્યાનના પ્રકાર :</u>

ધ્યાનના બે પ્રકારનું વર્ણન છે :

<u>(૧) સગુણ ધ્યાન :</u>

જે ધ્યાનનો વિષય ઈષ્ટદેવ ના રૂપ,ગુણ કે પ્રતિમા ઇત્યાદિનું ધ્યાન ધરવું તેને સગુણ ધ્યાન કહે છે. તેના ત્રણ પ્રકારે છે :

- <u>(૧) પાદસ્થ ધ્યાન</u> : (પાદચરણ ધ્યાન) ઈશ્વરના ચરણોનું કે સદ્ગુરુના ચરણોનું ધ્યાન ધરવું તેને પાદસ્થ ધ્યાન કહે છે.

- <u>(૨) રૂપસ્થ ધ્યાન</u> : ખુલ્લી આંખે સૂર્ય, ચંદ્ર, દેવી-દેવતા કે શ્રી સદ્ગુરુનું ધ્યાન ધરી બંધ આંખે હૃદયથી તેમના સ્વરૂપને જોવું તેને રૂપસ્થ ધ્યાન કહે છે.

- <u>(૩)નખાગ્ર ધ્યાન</u> : કુંભક કરી બંને હાથની આંગળિયો પરસ્પર ભેરવી બંને અંગૂઠા એકબીજાને સમાંતર રાખો. હાથ ને ઊંચા કરી અંગૂઠા નખદૃષ્ટિની સીધમાં આવે તે રીતે રાખો. હવે રેચક કરતાં કરતાં બંને હાથ એ જ સ્થિતિમાં રાખી નીચે લાવતા જાવ. છેવટે બંને હાથ ખોળામાં લાવી દો. ધ્યાન રહે, આ સમગ્ર પ્રક્રિયા દરમિયાન તમારી દૃષ્ટિ અંગૂઠાના નખના અગ્ર ભાગ પર જ રહેવી જોઈએ. વચ્ચેથી ધ્યાન વિચલિત થાય તો ફરીથી પ્રયોગનું શરૂઆતથી જ પુનરાવર્તન કરવું,

<u>(૨) નિર્ગુણ ધ્યાન :</u>

જે ધ્યાનનો વિષય ત્રિગુણાતીત પરબ્રહ્મ હોય તો તેને નિર્ગુણ ધ્યાન કહે છે. તેના ચાર પ્રકાર છે :

- <u>(૧) નાસાગ્ર ધ્યાન</u> : આ ધ્યાનમાં નાકના અગ્રભાગ ઉપર દૃષ્ટિને સ્થિર કરવામાં આવે છે.

- <u>(૨) ભ્રુકુટિમધ્ય ધ્યાન</u> : દૃષ્ટિને બંને ભ્રમરોની વચ્ચે સ્થિર કરવામાં આવે છે.

- <u>(૩) મંત્રજાપ ધ્યાન</u>: નાસાગ્ર ઉપર દૃષ્ટિ રાખી યોગ્ય શ્વાસ-પ્રશ્વાસની ક્રિયા સાથે મંત્રજાપનું રટણ કરવું તેને મંત્રજાપ ધ્યાન કહે છે.

- <u>(૪) શ્વાસ-પ્રશ્વાસ ધ્યાન</u> : મનને શ્વાસ-પ્રશ્વાસ પર સ્થિર કરી તેનું નિરીક્ષણ કરવાનું હોય છે.

ધ્યાનનાં અગણિત સ્વરૂપોનો વિકાસ થયો છે. ધ્યાનનાં સ્વરૂપોમાં વૈવિધ્ય પણ ઘણું છે : ભક્તિયોગ, કર્મયોગ અને જ્ઞાનયોગ. આમ

ધ્યાનપદ્ધતિઓને ત્રણ વિશાળ વિભાગમાં વહેંચી શકાય તેમ છે. સવિષય અને નિર્વિષય ધ્યાન – આમ ધ્યાનપદ્ધતિઓને બે વિશાળ વિભાગમાં પણ વહેંચી શકાય તેમ છે.

બધા જ પ્રકારનાં ધ્યાનનાં સ્વરૂપોમાં એક હકીકત તો સર્વસામાન્ય છે. ચિત્ત વૃત્તિમુક્ત થાય અને સાધકની ચેતના મનસાતીત અવસ્થામાં પ્રવેશ કરે - આ ધ્યાનની કેન્દ્રસ્થ વાત છે.

03. યોગ માં ધ્યાન નું સ્વરૂપ અને મહત્ત્વ :

યોગનું બહિરંગ યોગ દ્વારા સાધકે ચિત્તની શુદ્ધિ કેળવી લીધી હોય ત્યારે અંતરંગ યોગમાં ધ્યાન શક્ય બને છે. ધ્યાનમાં પરિપકવતા આવી જાય તો સમાધિની અવસ્થા પ્રાપ્ત કરવી સરળ બને છે. ધ્યાન દ્વારા સાધકે ચિત્તની નિર્વિચાર (વિચાર રહિત) સ્થિતિ પ્રાપ્ત કરવાની છે, જ્યારે ધ્યાતા (ધ્યાન કરનાર)નો લોપ થઈ ધ્યેય (જેના પર ધ્યાન કરવાનું છે તે વિષય) અને ધ્યાન (પ્રક્રિયા) જ રહે તે સ્થિતિ ધ્યાન છે.

ધ્યાનને કેન્દ્રમાં રાખીને થતી યોગસાધના એ ધ્યાનયોગના નામે પણ ઓળખાય છે.

04. ધ્યાન ની પદ્ધતિઓ :

ધ્યાન એટલે એકાગ્રતા. વિદ્યાર્થી દશામાં અધ્યયન પર એકાગ્રતા જાળવવી પડે છે. આપણી પાસે રહેલ જ્ઞાન બીજાને અર્પણ કરતા સમયે પણ એકાગ્રતાની જરૂર હોય છે. અર્જુનને દેખાતી માછલીની આંખ એ અર્જુનનું ધ્યાન છે. એકાદ વિષય પર આપણું મન પૂર્ણ કેન્દ્રિત થવું એ ધ્યાન છે. ધ્યાનમાં સમાયેલી એકાગ્રતા આપણી આંતરિક જાગૃતિના કમાડ ખોલી નાખે છે. આ આંતરિક જાગૃતિ જગાડવા માટે મન માં રહેલા અન્ય સ્થૂળ વિચારોના દરવાજા બંધ કરી દેવા પડે છે. એકાગ્રતા પ્રથમ અંતઃકરણ માં પ્રવેશ કરે છે.

રોજીંદી હાલવા ચાલવા ની ક્રિયાઓ ને કૃતિશીલ ધ્યાન કહેવાય છે.

કેવળ ધ્યાન માટે જ એકાગ્ર ચિત્ત સ્થિતિ નિર્માણ થાય છે તેને નિષ્ક્રિય ધ્યાન કહેવાય છે. મનન અને ચિંતન ધ્યાનની ચડતી સીડીના પગથીયા છે.

ધ્યાનની સ્થિતિને પ્રાપ્ત કરવા માટે વિવિધ યોગમાર્ગોમાં વિવિધ પદ્ધતિઓનું વર્ણન કરવામાં આવ્યું છે, આ ઉચ્ચતમ સ્થિતિને પ્રાપ્ત કરવા માટે કોઈ ટૂંકો રસ્તો નથી. વળી, ધ્યાનમાં લાંબો સમય બેસવાનું હોય છે, આથી શારીરિક ક્ષમતા પણ જરૂરી છે. આન, પ્રાણાયામ, પ્રત્યાહાર વગેરે અભ્યાસ દ્વારા શરીર તથા મનને ધ્યાનની પૂર્વતૈયારીરૂપે તૈયાર કરવાનું છે, જેથી સાધનામાં અવરોધ ન બને, ધ્યાન એ સરળ પ્રક્રિયા નથી. આવા ઉચ્ચકોટીના અભ્યાસમાં સાધકે ધીરજ, શ્રદ્ધા, આત્મબળ તથા ઉત્સાહ રાખવો જરૂરી છે. દરરોજ નિયમિત અભ્યાસ કરવાથી જ સફળતા પ્રાપ્ત થાય છે.

05. ધ્યાન ના સાંસારિક ફાયદા :

- શારીરિક રીતે સ્વસ્થતા પ્રાપ્ત થાય છે તથા નવા રોગોને આવતા રોકે છે.

- યાદશક્તિ તથા એકાગ્રતા વધે છે.

- નકારાત્મક લાગણીઓ દૂર થાય છે તથા અભ્યાસી નીડર તથા દૃઢ મનોબળબળો બને છે.

- આધ્યાત્મિક માર્ગમાં ખુબ જ આગળ વધે છે તથા ઇશ્વરપ્રાપ્તિના દ્વારે આવીને ઊભો રહે છે.

- ૐકારનું ઉચ્ચારણ કરવાથી (મંત્રજાપધ્યાન) શ્વાસોચ્છ્વાસની ક્રિયા સક્ષમ બને છે.

- લોહીભ્રમણ, પાચન, જ્ઞાનતંતુની કાર્યક્ષમતામાં સુધારો થાય છે.

- નકારાત્મક વિચારો દૂર થાય છે અને નિમ્ન માનસિક અવસ્થા દૂર કરી શકાય છે.

- ધ્યાનથી શ્વાસોચ્છ્વાસની ક્રિયા સરળ બને છે. અસ્થમા, વાઈ આવવી, ભૂલકણાપણા જેવા રોગોમાં રાહત

- મનમાં અકારણ પ્રસન્નતા, મુખ પર સ્મિત, સ્વભાવની સૌમ્યતા ધ્યાનથી પ્રાપ્ત થાય છે.

- શારીરિક રીતે સ્વસ્થતા પ્રાપ્ત થાય છે તથા નવા રોગોને આવતા રોકે છે.

- યાદશક્તિ તથા એકાગ્રતા વધે છે. મન પર નિયંત્રણ આવે છે.

- અભ્યાસી નીડર તથા દૃઢ મનોબળવાળો બને છે.

- સાધક આધ્યાત્મિક માર્ગમાં ખૂબ જ આગળ વધે છે તથા ઈશ્વરપ્રાપ્તિના દ્વારે આવીને ઊભો રહે છે.

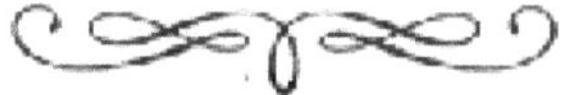

12
સમાધિ

અષ્ટાંગ યોગનું અંતિમ ચરણ ઉચ્ચતમ સોપાન સમાધિ છે એટલે સમાધિ. સમાધિ એ અંતિમ આઠમું સોપાન અને અંતરંગ યોગનું ત્રીજું સોપાન છે. અષ્ટાંગયોગનું આઠમું અંગ 'સમાધિ' યોગની સર્વોચ્ચ ભૂમિકા છે. અષ્ટાંગ યોગનું. આ ચેતનાનું એક એવું સ્તર છે, જ્યાં મનુષ્ય પૂર્ણ મુક્તિનો અનુભવ કરે છે.

આ દૃશ્યમાન જગતની પાછળ જે પરમ સત્ય રહેલ છે, તેમાં પ્રવેશ કરવાનું દ્વાર સમાધિ છે. સમાધિ થી સાધકનો ચતુર્થ પરિમાણમાં પ્રવેશ થાય છે. પરમ સત્ય અને આ દૃશ્યમાન જગત વચ્ચે એક દીવાલ છે. આ દીવાલ એટલે અંગત અહંકારી ચેતના, અહંકાર જ આ દીવાલ ઊભી કરે છે. જ્યારે આ પડદો હટી જાય છે, ત્યારે સાધક સત્ય ચેતનામાં પ્રવેશ કરે છે. આ અંગત અહંકારી ચેતના સત્યદર્શન માં કેવી રીતે બાધારુપ બને છે અને તે બાધા દૂર થતાં શું થાય છે, તે સમજવામાટે આપણે પ્રયત્ન કરીએ.

જ્યારે એક સાચો સંગીતકાર ઉત્તમ સંગીતનું નિર્માણ કરે છે, ત્યારે ત્ અંગત અહંકારી ચેતના માંથી તેમ કરતો નથી, તેમ કરી શકે નહિ. જ્યારે તે સ્વકેન્દ્રી અને સ્વભાવવાળી આ અહંકારની મનોદશા માંથી મુક્ત થાય તે ક્ષણો માં જ તે ખરેખર ઉત્તમ સંગીત નું નિર્માણ કરી શકે છે. તેમ જ એક વૈજ્ઞાનિક કુદરતનાં રહસ્યો સમજવાં માટે તન્મય થઈને પ્રયત્નશીલ હોય છે. જ્યારે તે થોડી ક્ષણો માટે પણ આ અગંત અહંકારી ચેતના માંથી મુક્ત બને છે, ત્યારે પ્રકૃતિનાં રહસ્યો તેની પાસે ખુલ્લાં થઈ જાય છે. આ જ હકીકત યોગીને વધુ સાચા અર્થમાં અને વધુ સાચી રીતે લાગુ પડે છે. સમાધિ-અવસ્થામાં આ અંગત અહંકારી ચેતનારૂપી દીવાલ હટી જાય છે. સાધક નો સત્ય-ચેતનામાં પ્રવેશ થાય છે. યોગશાસ્ત્ર અનુસાર ધ્યાનની સિદ્ધિ હોવી એ સમાધિ છે.

સમાધિ શું છે, તેનું શબ્દો દ્વારા વર્ણન શક્ય નથી, કારણ કે તે સ્થિતિનો મન તથા ઇન્દ્રિયો અનુભવ કરી શકતા નથી. મન તથા આત્મા એક થાય તેને સમાધિ કહેવાય, સમાધિની સ્થિતિ પ્રાપ્ત થતાં બધાં જ રહસ્યો જાણી શકાય છે. ઇન્દ્રિયો થી ન સમજાય તેવી બાબતો સમાધિ થી સમજાય છે. અભ્યાસી પૂર્ણતાને પામે છે. સમાધિ ની સ્થિતિ ને મોક્ષ, મુક્તિ, પરમ તત્ત્વ ની પ્રાપ્તિ, લય, અમરત્વ વગેરે જેવાં નામોઇ સમજાવવાનો પ્રયત્ન કરવામાં આવ્યો છે.

અન્ય શબ્દોમાં કહીએ તો ધ્યાનની શ્રેષ્ઠતા અને પરિપક્વ અવસ્થા એટલે સમાધિ. આ ભૂમિકામાં ચિત્ત લય પામે છે અને માત્ર ચૈતસિક જાગૃતિ અથવા સભાનતા રહે છે. અન્ય શબ્દોમાં કહીએ તો આ સમાધિની ભૂમિકામાં મન 'અમન' જ બની જાય છે. પ્રાકૃતિક અસ્તિત્વની અનુભૂતિ દૂર થતાં યોગી પોતાને ચૈતન્ય સ્વરૂપ અનુભવે છે, જે આત્માનું શુદ્ધ સ્વરૂપ છે.

આ સ્થિતિનું વર્ણન કરતાં પતંજલિ ઋષિ કહે છે:

- **તદાદ્રષ્ટુઃ સ્વરૂપેઽવસ્થાનમ્।** પતંજલિ યોગદર્શન સૂત્ર : ૧-૩
- **સૂત્રાર્થ** : "નિરોધની એ દશામાં જે દ્રષ્ટા છે તે આત્માની પોતાના સ્વરૂપ એટલે મૂળરૂપમાં સ્થિતિ થઈ જાય છે. સમાધિમાં આત્મા પોતાના સ્વરૂપમાં અવસ્થિત થાય છે.

આ સ્થિતિમાં ધ્યેય, ધ્યાતા અને ધ્યાન એકરૂપ બની જાય છે. આ બ્રાહ્મી સ્થિતિ છે, જેમાં અંતિમ સત્ય 'બ્રહ્મ' ની અનુભૂતિ શક્ય બને છે. આત્માની બ્રહ્મ સાથેની એકરૂપતા અનુભવતાં વેદના મહાવાક્ય "અહં બ્રહ્માસ્મિ" હું બ્રહ્મ છું' અથવા "યંગાત્માત્રહ્મ" આ આત્મા બ્રહ્મ છે.'

તેવી સત્ય સ્વાનુભૂતિ થાય છે. આત્મા કેવળ બ્રહ્મ છે એવી અનુભૂતિ થવી એ કૈવલ્યની સ્થિતિ છે. કૈવલ્ય પ્રાપ્તિ જ યોગીનું અંતિમ લક્ષ્ય હોય છે. સમાધિ શબ્દનો અર્થ ઘણો ગહન અને વિસ્તૃત છે. સમાધિ એટલે લક્ષ્ય અને સાધકનું એકરૂપ થવું.

કોઈ પણ પ્રકારનો વ્યત્યય ન આવતા દીર્ઘકાળ જ્યારે ધ્યાનાવસ્થામાં મનુષ્ય મન ચાલી જાય છે તેને સમાધિ અવસ્થા કહેવાય છે.

સમાધિ-અવસ્થામાં ઘટતી આ ઘટનાને આ સૂત્રમાં સ્વરૂપ શૂન્યમિવ' આ શબ્દપ્રયોગ દ્વારા સૂચિત કરવામાં આવે છે. સમાધિમાં સાધક પોતાના સ્વભાન માંથી મુક્ત થાય છે. આ 'સ્વભાન' સંપૂર્ણપણે વિલિન થતું નથી, કારણ કે સમાધિ- અવસ્થામાંથી પાછ ફરતાં ફરીથી તે ભાન કોઈક સ્વરૂપે આવે છે. યાદ રહે, અહીં જે સમાધિનું વર્ણન છે, તે પ્રારંભિક પ્રકારની સમાધિનું વર્ણન છે. આ વર્ણન નિર્બીજ, નિર્વિકલ્પ કે ધર્મમેઘ સમાધિનું વર્ણન નથી.

ધારણા, ધ્યાન અને સમાધિનો વિષય એક જ છે પણ તેમાં વિષય સાથેની એકાગ્રતાની માત્રા વધતી જતી હોય છે.ચિત્તમાં તદ્વિષયક વ્યાપાર થાય છે, તેને 'પ્રત્યય' કહે છે. ધારણામાં આ પ્રત્યયની ધારા અખંડ નથી. અન્ય વિષયના પ્રત્યયો ચિત્તમાં કાંઈક અંશે બાધારૂપ બને છે. અલબત્ત, ધારણામાં પણ ચિત્ત મહદ્અંશે તો એક જ વિષયમાં બંધાયેલું રહે છે, પરંતુ તેમાં પ્રત્યયની એકતાનતા સિદ્ધ થઈ હોતી નથી. જ્યારે પ્રત્યયની ધારા તૈલધારાવત્ અખંડ એક જ વિષયમાં વહેવા માંડે ત્યારે તે અવસ્થાને ધ્યાન' કહેવામાં આવે છે. ધારણામાં સાધક એક જ પસંદ કરેલ વિષયમાં જ પ્રત્યયની અખંડ ધારા વહ્યા કરે તે માટે પ્રયત્નશીલ છે,

ધારણામાં તે સિદ્ધ થાય છે. ધારણા જ વિકસીને ધ્યાન બને છે. જ્યારે ધ્યાતા (ધ્યાન કરનાર) અને ધ્યાન (પ્રક્રિયા) બંને ધ્યેયમાં વિલિન થઈ જાય ત્યારે સમાધિ સિદ્ધ થાય છે. સમાધિમાં ફકત ધ્યેયની અનુભૂતિ થાય છે.

સંયમ ની વ્યાખ્યા કરતાં મહર્ષિ પતંજલિ કહે છે:

- **ત્રયમેકત્ર સંયમઃ** । પતંજલિ યોગદર્શન સૂત્ર : ૩-૪
- સુત્રાર્થ : ઉપરની ત્રણેય ક્રિયાઓ (ધારણા-ધ્યાન-સમાધિ) જ્યારે એક જ વસ્તુ પર કરવામાં આવે - ત્યારે તેને "સંયમ"ના સંયુક્ત નામે ઓળખવામાં આવે છે.

જ્યારે કોઈ મનુષ્ય પોતાના મનને કોઈ ખાસ વસ્તુ (કે વિષય) પર લગાડીને તેને ત્યાં ચોંટાડી શકે. અને પછી તે વસ્તુ (કે વિષય) ના આંતરિક વિભાગ થી તેના બાહ્ય આકાર ને અલગ પાડીને, તે આંતરિક વિભાગ (અર્થ) પર લાંબા સમય સુધી સ્થિર રાખી શકે -તેને "સંયમ" કહેવામાં આવે છે.અથવા,ધારણા,ધ્યાન અને સમાધિ-એ ત્રણેય ક્રિયાઓ જ્યારે એક બીજી ને અનુસરીને એકરૂપ થઇ જાય ત્યારે તેને "સંયમ" કહેવામાં આવે છે.કે જેમાં વસ્તુ કે વિષય નો બાહ્ય આકાર અદૃશ્ય થઇ જાય અને ફક્ત તેનો "અર્થ" જ મનમાં રહે છે.

- **તજ્જયાત્પુરજ્ઞાલોકઃ** । પતંજલિ યોગદર્શન સૂત્ર : ૩-૫
- સુત્રાર્થ : આ "સંયમ" માં સિદ્ધ થવાથી "જ્ઞાન" નો પ્રકાશ થાય છે. સાધક જ્યારે સંયમ પર વિજય મેળવી લે અથવા તો જે વસ્તુમાં સંયમ કરવા માંગે તેમાં સંયમ કરવાની સહજ શક્તિ મેળવી લે, ત્યારે તેની બુદ્ધિ અલૌકિક પ્રકાશથી પ્રકાશિત બની જાય છે.

યોગી જ્યારે આ "સંયમ" સિદ્ધ કરવામાં સફળ થાય છે-ત્યારે સર્વ વિભૂતિઓ તેને સ્વાધીન થાય છે. અને આમ આ "સંયમ" એ જ યોગી નું મહાન સાધન છે. જ્ઞાન ના વિષયો અનંત છે,અને તેઓ- સ્થૂળ,વધુ સ્થૂળ અને સૌથી સ્થૂળ-અને સૂક્ષ્મ, વધુ, સૂક્ષ્મ અને સૌથી સૂક્ષ્મ-એવા વિભાગોમાં વહેંચાયેલા છે. એટલે-આ "સંયમ" પ્રથમ સ્થૂળ વિષયો પર કરવો જોઈએ અને જ્યારે સ્થૂળ વસ્તુઓનું જ્ઞાન પ્રકાશિત થવા લાગે,પછી ક્રમે-ક્રમે તેનો પ્રયોગ વધુ સૂક્ષ્મ વસ્તુ પર કરવો જોઈએ

સમાધિ ની વ્યાખ્યા:

સમાધિ એટલે ચિત્તવૃત્તિઓનો સંપૂર્ણ નિરોધ સમાધિની વ્યાખ્યા કરતાં મહર્ષિ પતંજલિ કહે છે:

- **તદેવાર્થમાત્રનિર્ભાસં સ્વરૂપશૂન્યમિવ સમાધિઃ|** પતંજલિ યોગદર્શન સૂત્ર : 3-3
- **સુત્રાર્થ :** તે "ધ્યાન" જયારે તે વસ્તુ કે વિષય) નાં બાહ્ય-રૂપો ને છોડી દઈને કેવળ અર્થ ને જ પ્રકાશિત કરે. ત્યારે તેને "સમાધિ" કહેવામાં આવે છે.

"તે જ ધ્યાનમાં જ્યારે ધ્યેયમાત્ર નો જ ભાસ થાય અને પોતાનું ભાન શૂન્ય જેવું થઈ જાય ત્યારે તે અવસ્થાને 'સમાધિ' કહે છે.

જ્યારે ક્રમે-ક્રમે મન ને કોઈ વસ્તુ પર એકાગ્ર કરવામાં સફળતા મેળવી,અને પછી તે વસ્તુ ના માત્ર સંવેદનો ને જ (તેના આકાર રૂપે નહિ) અનુભવવી એટલે કે તે વસ્તુ ના કોઈ પણ આકાર રૂપે વ્યક્ત થયા વિના,તે વસ્તુ ના અર્થ નો જ અનુભવ કરવામાં આવે તો-તે ધ્યાન ની અવસ્થાને "સમાધિ" કહેવામાં આવે છે.

ધ્યાન કરતાં કરતાં ચિત્ત જ્યારે ધ્યેય પદાર્થ માં ડૂબી જાય છે,પોતાના સ્વરૂપને તદ્દન ભૂલી જાય છે,ને કેવલ ધ્યેયની જ સત્તા શેષ રહે છે અથવા તો ધ્યાતા, ધ્યાન ને ધ્યેયની ત્રિપૂટી જ્યારે એક થઈ જાય છે, ત્યારે સમાધિ થઈ એમ કહેવાય છે.

પરમસુખની પ્રાપ્તિ એટલે સમાધિ, એટલે કે ધ્યાતા(યોગી), ધ્યાન(પ્રક્રિયા) તથા ધ્યેય (ધ્યાનનું લક્ષ્ય) આ ત્રણેયમાં એકતા હોય. સમાધિ અનુભૂતિની એ અવસ્થા છે. સમાધિ અનુભૂતિની એ અવસ્થા છે જેમાં શબ્દ, વિચાર અને દર્શન બધું જ પર હોય છે.અર્થાત્ સતત ધ્યાન કરવાથી અને તેમાં પારંગતતા આવે ત્યારે તેના પરિણામરૂપે 'સમાધિ' પ્રગટે છે અર્થાત્ આપોઆપ સમાધિમાં સરી જવાય છે,જેમ લવણ જલમાં વિલીન થઇ જાય છે તેમ ધ્યાન સ્વરૂપ શૂન્ય બની સમાધિ સ્થિતિમાં લય પામે છે. અર્થ- તે ધ્યાન જ સમાધિ છે જેમાં ધ્યેય અર્થમાત્રથી ભાસિત થાય છે અને ધ્યાનનું સ્વરૂપ શૂન્ય જેવું થઇ જાય છે.એટલે કે ધ્યાતા (યોગી), ધ્યાન (પ્રક્રિયા) તથા ધ્યેય (ધ્યાનનું લક્ષ્ય) આ ત્રણેયમાં એકતા હોય છે. સમાધિ અનુભૂતિની અવસ્થા છે. તે શબ્દ, વિચાર અને દર્શન સૌથી પર છે. ધ્યાન જ ધ્યેયમાત્ર રૂપે પ્રકાશ પામનારું અને પોતાના સ્વરૂપથી રહિત જેવું થાય તેને સમાધિ કહે છે એટલે કે ધ્યાન ધ્યેયરૂપ બની જાય અને ધ્યાનકારકતા રહિત થઇ જાય એટલે સમાધિ. ધ્યાનની શ્રેષ્ઠતા અને પરિપકવ અવસ્થા એટલે જ સમાધિ.'

આમ સમાધિમાં વૃત્તિઓનો નિરોધ પામેલું ચિત્ત (મન) સમતાવસ્થા ધારણ કરે છે અર્થાત્ મન કે ચિત્તનું અસ્તિત્વ જ રહેતું નથી. બીજા શબ્દોમાં કહીએ તો સમાધિની અવસ્થામાં 'મન' 'અ-મન' બની જાય છે. સમાધિ એટલે ચિત્તની વૃત્તિઓનો સંપૂર્ણ નિરોધ,

મનનો લય થઈ જાય છે. ધ્યાનની અવસ્થામાં અખંડ એકાગ્રતા હોવા છતાં સાધક પોતાની પ્રાકૃતિક અવસ્થા વિશે સભાન હોય છે પરંતુ સમાધિમાં માત્ર ચૈતસિક અસ્તિત્વનો જ ભાવ રહે છે. પ્રાકૃતિક અસ્તિત્વની સભાનતા દૂર થાય છે. યોગી પોતાને માત્ર ચૈતન્ય સ્વરૂપે અનુભવે છે, જે આત્માનું શુદ્ધ અને સાચું સ્વરૂપ છે. અંતે આત્માનો પરમાત્મામાં અદ્વૈતભાવ પ્રગટે છે અને યોગી સંપૂર્ણપણે તેમાં વિલીન થઈ જાય છે અર્થાત્ તેની મુક્તિ કે મોક્ષ થઈ જાય છે.

સમાધિમાં ધ્યેય, ધ્યાતા અને ધ્યાન એકરૂપ બને છે એટલે કે બ્રહ્મની પ્રત્યક્ષાનુભૂતિ શક્ય બને છે તે સ્થળ અને કાળના બંધનમાંથી મુક્ત થઈ જાય છે. - ધ્યેય માત્રનું જેમાં સ્ફુરણ હોય તેને સમાધિ કહેવાય છે.

સમાધી યુક્તિ - તર્ક થી પર અતિચેતનનો અનુભવ છે.આ જ સ્થિતિમાં મન પેલા ગૂઢ વિષયોમાં પણ જ્ઞાન પ્રાપ્ત કરી લે છે. જે સાધારણ અવસ્થામાં બુદ્ધિ દ્વારા પ્રાપ્ત થઈ શક્તુ નથી. સમાધિ અને નિંદરમાં આપણને એક જેવી જ અવસ્થા હોય છે. બન્નેમાં આપણુ બાહ્ય સ્વરૂપ સુપ્ત થઈ જાય છે પરંતુ સ્વામિ વિવેકાનંદ સ્પષ્ટ કરે છે 'જ્યારે કોઈ ભર ઉંઘમાં સુતેલુ હોય, ત્યારે તે જ્ઞાન અથવા ચેતનની નિમ્ન ભુમિમાં

ચાલ્યો જાય છે.નિંદ માંથી ઉઠ્યા પછી પણ તે પહેલા જેવો જ હોય છે. તેમાં કોઇ પરિવર્તન આવતુ નથી.પરંતુ જ્યારે માણસ સમાધિસ્થ થઈ જાય છે ત્યારે સમાધિ પ્રાપ્ત કરતા પહેલા જો તે મહામૂર્ખ, અજ્ઞાની થઈ રહ્યો હોય, તો સમાધિ થી તે મહાજ્ઞાની થઈને વ્યુત્થિત થાય છે.

ચૌગિક સાધનપથ પર જે આધ્યાત્મિક વિકાસ થાય છે તે વિકાસની ક્રમિકતા આરીતે મૂકી શકીય - સામાન્ય ચેતના, ધારણા, ધ્યાન, સમાધિ. આ ક્રમિક વિકાસને પાંચ લક્ષણો દ્વારા સૂચવી શકાય.

- ચિત્તની એકાગ્રતામાં બાધારુપ વિઘ્નો ક્રમે-ક્રમે ઘટતાં જાય છે અને સમાધિમાં બિલકુલ રહેતાં નથી.

- સ્વનું ભાન ક્રમેક્રમે ઘટતું જાય છે અને સમાધિમાં તે બિલકુલ રહેતું નથી.

- ધ્યાતા અને ધ્યેયનું દ્વૈત ક્રમેક્રમે ઘટતું જાય છે. સમાધિમાં આ દ્વૈત બિલકુલ રહેતું નથી.

- બાહ્ય જગત સાથેનો ઇન્દ્રિયજન્ય સંબંધ ઓછો થતો જાય છે. સમાધિમાં આ સંબંધ બિલકુલ રહેતો નથી.

- સાધક ક્રમેક્રમે મનસાતીત પ્રદેશમાં પ્રવેશતો જાય છે. સમાધિમાં તે મનમાંથી સંપૂર્ણ બહાર નીકળી મનસાતીત પ્રદેશમાં જ પહોંચી જાય છે. સમાધિમાં બાહ્યજગતનું ભાન ન રહે તેમ બને, પરંતુ આંતરિક જાગૃતિ પૂર્ણતઃ ટકી રહે છે. સાવધાન! સમાધિ કોઇ બેભાન-અવસ્થા નથી. સમાધિ સાધકના જીવનનું રુપાંતર કરી નાખે છે. સમાધિમાંથી પાછો આવનાર સાધક બદલાઈને પાછો આવે છે. સાધક ઉચ્ચ ચેતનાનું જ્ઞાન અને પ્રકાશ સાથે લઈને પાછો ફરે છે.

ચિત્તનો ઈન્દ્રિયો દ્વારા જગત સાથેનો સંબંધ સમાધિમાં રહેતો નથી, તેથી બેભાન અવસ્થા કે તેને મળતી અવસ્થાને પણ લોકો સમાધિ ગણી લે છે. સમાધિ માં બાહ્ય જગત નું ભાન રહેતું નથી, તે સાચું છે; પરંતુ બાહ્ય જગતનું ભાન ન રહેવું તે સમાધિનું મૂળભૂત લક્ષણ નથી. બાહ્ય જગતનું ભાન ચાલ્યું જાય એટલે સમાધિ સિદ્ધ થાય તેવું નથી. ઊધ,એસ્થેસિયાની અવસ્થા કે તીવ્ર વેદનાથી આવેલી બેભાનાવસ્થામાં પણ બાહ્ય જગતનુંભાન રહેતું નથી. પરંતુ આ અવસ્થાઓ સમાધિ કરતાં તદન ભિન્ન પ્રકારની અને સાવ નિમ્ન કોટિની છે.

કોઈ વ્યક્તિ સમાધિનાં બાહ્ય લક્ષણોનું અનુકરણ કરવાનું કોઈક રીતે શીખી લે તો બાહ્ય અવસ્થાની દૃષ્ટિએ તે સમાધિમાં હોય તેમ લાગે છે, પરંતુ આંતરિક રીતે તેનો સમાધિમાં પ્રવેશ ન હોય તેમ બને. આ અવસ્થાને જડ સમાધિ કહે છે. ખરેખર તો'જડતા' જ કહેવું જોઈએ. આવા પ્રકારની અવસ્થાનું આધ્યાત્મિક મૂલ્ય કશું નથી.

સમાધિનું ખરું લક્ષણ બાહ્ય જગતના ભાનનો લોપ નથી. આંતરચેતનાનીઅવસ્થા પરથી જ નક્કી થઈ શકે કે વ્યક્તિ સમાધિમાં છે કે નહિ !

આપણી અધ્યાત્મ પરંપરા પ્રમાણે સમાધિની યથાર્થતા જાણવા માટે સાત લક્ષણો છે:

- સમાધિ દરમિયાન ચહેરા પર તેજ છવાય જાય છે. સમાધિ સિવાયની ઊધ,એનેસ્થેસિયા આદિ બેભાનાવસ્થા દરમિયાન ચહેરો ફિક્કો પડી જાય છે.

- સમાધિ દરમિયાન સાધક પ્રગાઢ શાંતિ અને તીવ્ર આનંદ અનુભવે છે.

- સમાધિ દરમિયાન આંતરિક જાગૃતિ ટકી રહે છે. બાહ્ય અને આંતરિક, બંનેપ્રકારની જાગૃતિનો લોપ થાય તો તે બેભાનવસ્થા છે.

- સમાધિ દરમિયાન સાધક જે આસનમાં બેઠા હોય તે આસન છૂટે નહિ, શરીરલથડી ન પડે. ઊધમાં આસન છૂટી જાય, શરીર લથડી પડે.

- સમાધિ દરમિયાન શ્વાસોચ્છ્વાસની ગતિ મંદ અને સૂક્ષ્મ બની જાય.

- સમાધિ દરમ્યાન સાધક ઉચ્ચ ચેતનામાં પ્રવેશ કરે છે.

- સમાધિમાંથી પાછો આવનાર સાધક બદલાઈને પાછો ફરે છે. સાધક ઉચ્ચચેતનાનું જ્ઞાન સાથે લઈને પાછો ફરે છે. સમાધિ સાધકના જીવનનું રૂપાંતર સિદ્ધકરે છે.

ભ્રામક સમાધિ કે નિદ્રા આદિ બેભાનાવસ્થાથી સમાધિ ઉપરોક્ત રીતે જુદી પડે છે. આ લક્ષણો દ્વારા સમાધિની યથાર્થતા જાણી શકાય છે. સમાધિ અધ્યાત્મભવનનું દ્વાર છે, મહાદ્વાર છે, સુવર્ણ દ્વાર છે. આમ છતાં સમાધિ અધ્યાત્મયાત્રાની આખરી અવસ્થા પણ નથી. સમાધિ પછી પણ અધ્યાત્મપથ ની ઘણી યાત્રાઓ બાકી રહે છે.

૦૧. સમાધિ ના પ્રકાર :

પતંજલિ યોગસૂત્ર' માં સમાધિ સમાધિ ના મુખ્ય બે પ્રકાર - સ્વરૂપોનું વર્ણન કરે છે. સંપ્રજ્ઞાત-કે જે જ્ઞાન આપે છે પણ મુક્તિ નહિ., અસંપ્રજ્ઞાત-મુક્તિ આપે છે.તદઉપરાંત ધર્મમેઘ સમાધિ નું વર્ણન છે.

જેમ સમ્પ્રજ્ઞાત સમાધિ અને અસમ્પ્રજ્ઞાતસમાધિમાં ભેદ, જેમ સમ્પ્રજ્ઞાત સમાધિ અને અસમ્પ્રજ્ઞાતસમાધિમાં ભેદ હોવા છતાં પણ બન્નેમાં એક ક્રમ છે. એક સમાધિ પૂર્વ અવસ્થા છે, બીજી ઉત્તર દશા છે. પૂર્વ સમાધિને પ્રાપ્ત કરીને ઉત્તર સમાધિને પ્રાપ્ત કરી શકાય છે છતાં પણ બન્નેમાં એક ક્રમ છે. એક સમાધિ પૂર્વ અવસ્થા છે, બીજી ઉત્તર દશા છે. પૂર્વ સમાધિને પ્રાપ્ત કરીને ઉત્તર સમાધિને પ્રાપ્ત કરી શકાય છે. જેમ સમ્પ્રજ્ઞાત સમાધિ અને અસમ્પ્રજ્ઞાતસમાધિમાં ભેદ હોવા છતાં પણ બન્નેમાં એક ક્રમ છે. એક સમાધિ પૂર્વ અવસ્થા છે, બીજી ઉત્તર દશા છે. પૂર્વ સમાધિને પ્રાપ્ત કરીને ઉત્તર સમાધિને પ્રાપ્ત કરી શકાય છે.

- (૧.) સંપ્રજ્ઞાત સમાધિ કે સબીજ સમાધિ :

    - (૧) વિતર્કાનુગત સંપ્રજ્ઞાતસમાધિ
    - (૨) વિચારાનુગત સંપ્રજ્ઞાતસમાધિ
    - (૩) આનંદાનુગત સંપ્રજ્ઞાતસમાધિ
    - (૪) અસ્મિતાનુગત સંપ્રજ્ઞાતસમાધિ

- (૨) અસંપ્રજ્ઞાત સમાધિ કે નિર્બીજ સમાધિ :
- (૩) ધર્મેમેઘ સમાધિ :

    હવે આપણે પતંજલિ વર્ણીત સમાધિઓ ને વિસ્તાર થી સમજઈયે :

૦૧. સંપ્રજ્ઞાત સમાધિ કે સબીજ સમાધિ :

સમાધિઓમાંથી પસાર થયા પછી પણ સાધકના ચિત્તના અતિગહન પ્રદેશમાં અમુક અંશે સંસ્કારો શેષ રહી જાય છે. તેથી તેને બીજ સમાધિ કહે છે. આ અવસ્થામાં આગળ વધવા યોગી સાક્ષીભાવ કેળવે છે. તે વખતે યોગીના ચિત્તમાં સંસ્કારબીજ રહે છે. પણ તે યોગજન્ય સંસ્કારો હોય છે. તેથી તેને સબીજ સમાધિ કહે છે.

આ સમાધિમાં ધ્યેય વિષયની ઉપસ્થિતિ હોય છે જેમાં સાધક મન થી પર પ્રજ્ઞા (બુદ્ધિ)ની ભૂમિકામાં પ્રવેશ કરે છે, તેથી તેને સંપ્રજ્ઞાત સમાધિ કહે છે. સંપ્રજ્ઞાત-કે જે જ્ઞાન આપે છે પણ મુક્તિ નહિ

સંપ્રજ્ઞતા યોગના ધ્યેય પદાર્થ ત્રણ કહ્યા છે :

- ૧. ઈન્દ્રિયોના સ્થૂલ ને સૂક્ષ્મ વિષય
- ૨. ઈન્દ્રિયો ને અંતઃકરણ
- ૩. બુદ્ધિ સાથે એકતા અનુભવનારો પુરુષ.

સંપ્રજ્ઞાત સમાધિ અને તેનાં સ્વરૂપો :

સર્ગક્રમે ચેતના સ્વરૂપસ્થિતિમાંથી ઊતરતાં-ઊતરતાં પંચભૂતો અને ઈન્દ્રિયો સુધીપહોંચે છે. સમાધિમાં તેથી વિપરીત અપસર્ગની ઘટના ઘટે છે. સમાધિમાં ચેતનાનું કેન્દ્રનિમ્ન સ્તરોની ચેતનામાંથી મુક્ત થતાં થતાં ઉચ્ચ સ્તરોની ચેતનામાં ગતિમાન થાય છે.ઊર્ધ્વ ચેતનાનાં પણ અનેક સ્તરો છે. આમ હોવાથી ચેતનાનાં સ્તરો પ્રમાણે સમાધિનાંપણ અનેક સ્વરૂપો છે, જે સમાધિની ક્રમે ક્રમે વિકસતી જતી ભૂમિકાઓ છે. જેમ જેમસાધકની ચેતના ઊર્ધ્વ ભૂમિકામાં વિકસતી જાય છે, તેમ તેમ તેને વધુ ને વધુ ઊર્ધ્વભૂમિકાની સમાધિની પ્રાપ્તિ થતી જાય છે. સાધારણ રીતે પ્રારંભની અવસ્થાઓ ના પરિપક્વ અભ્યાસથી સાધકનો આગળની ઉચ્ચ ભૂમિકામાં પ્રવેશ થાય છે.

બાહ્ય ચેતના માંથી મુક્ત થઈને સાધકનો સમાધિમાં પ્રવેશ થાય ત્યારે આ પ્રારંભ ની સમાધિને સંપ્રજ્ઞાત સમાધિ કહે છે. સંપ્રજ્ઞાત સમાધિની પણ અનેક ભૂમિકાઓ છે.

સંપ્રજ્ઞાત સમાધિનાં લક્ષણો :

- ચિત્ત બાહ્યજગત થી અલિપ્ત થઈ જાય છે.

- પ્રજ્ઞાનો ઉદય થાય છે. સંપ્રજ્ઞાત એટલે સમ્યક્ પ્રજ્ઞાયુક્ત. પ્રજ્ઞા એટલે જ્ઞાન પ્રાપ્તિ નું મનસાતીત કરણ. સાધક સ્થૂલ જગત, ઇન્દ્રિયો અને સ્થૂલ મનની ભૂમિકામાં જીવતો હોય છે, ત્યારે તેની પાસે જ્ઞાનનાં બે સાધનો હોય છે – જ્ઞાનેન્દ્રિયો અને અનુમાન.-આમ પ્રત્યક્ષ અને અનુમાન પ્રમાણ દ્વારા તે જ્ઞાન પ્રાપ્ત કરે છે. પરંતુ સાધક જ્યારે આ અવસ્થાથી ઉપર જાય છે, ત્યારે સ્થૂલ જગત, જ્ઞાનેન્દ્રિયો અને સ્થૂલ મનથીતેની ચેતના છૂટી પડે છે અને જ્ઞાનનું એક નવું કરણ તેનામાં પ્રગટે છે, જે સામાન્યબુદ્ધિ કરતાં ઘણું વ્યાપક, સત્યપૂત અને પૂર્ણ છે. સમાધિમાં ચેતના નવા પરિમાણમાંપ્રવેશે છે અને તેની સાથે પ્રજ્ઞાનો ઉદય થાય છે.ઉપરોક્ત બંને લક્ષણોનો સંપ્રજ્ઞાત સમાધિમાં પ્રારંભ થાય છે અને આગળની વધુ ઉચ્ચ પ્રકારની સમાધિની અવસ્થાઓમાં વધુ ને વધુ વિકસતાં જાય છે. આ બંને લક્ષણો સમાધિનાં બધાં સ્વરૂપોને લાગુ પડે છે.આ ઉપરાંત નીચેનાં લક્ષણો સંપ્રજ્ઞાત સમાધિમાં જ જોવા મળે છે, અન્ય સમાધિ-સ્વરૂપોમાં નહિ.

- વ્યષ્ટિ સ્થૂલ શરીર અને પુરુષ (અંતરાત્મા) વચ્ચે અનેક સૂક્ષ્મ શરીરો છે.તે જ રીતે સમષ્ટિ ભૌતિક જગત અને પરમ ચૈતન્ય વચ્ચે પણ ચેતનાનાં અનેક સ્તરો છે. વ્યષ્ટિઅને સમષ્ટિની આ રચના સમાંતર છે. સંપ્રજ્ઞાત સમાધિમાં સ્થૂલ શરીર સાથેનાસંબંધથી મુક્ત થાય છે અને સૂક્ષ્મ શરીરમાંના કોઈ એકમાં અન્નસ્થિત થાય છે. જેભૂમિકાની ચેતનામાં સાધક અવસ્થિત હોય તે ભૂમિકાની સમાધિમાં તે હોય છે તેમસમજવું જોઈએ. સાધક જ્યારે આ બધાં સૂક્ષ્મ શરીરો કે પાંચે કોશો ભેદીને પારનીકળી જાય ત્યારે તે ઉચ્ચ પ્રકારની સમાધિ પામે છે. અને અંતે કૈવલ્ય અવસ્થામાંઅવસ્થિત થાય છે.

- સંપ્રજ્ઞાત સમાધિની અવસ્થા દરમિયાન સાધકના ચિત્તમાં પ્રત્યયની હાજરી હોય છે. પ્રત્યય એટલે ચિત્તનો વિષય સમાધિનાં ઉચ્ચ સ્વરૂપોમાંઆ પ્રકારના પ્રત્યયની હાજરી હોતી નથી.

સંપ્રજ્ઞાત સમાધિ ના ચાર પ્રકાર :

- **वितर्कविचारानन्दास्मितारूपानुगमात् संप्रज्ञातः।** પતંજલિ યોગદર્શન સૂત્ર : ૧-૧૭
- **સુત્રાર્થ :** વિતર્ક, વિચાર, આનંદ ને અસ્મિતા એ ચારેના સંબંધવાળા ચિત્તવૃત્તિના – સમાધાન ને સંપ્રજ્ઞતા સમાધિ કહે છે. વિતર્ક, વિચાર, આનંદ અને અસ્મિતાનાં સ્વરૂપોનું જ્ઞાન થવાથી અથવા ઉપસ્થિત થવાથી સમ્પ્રજ્ઞાત સમાધિના ચાર ભેદ છે.

ભાષ્યકાર વ્યાસમુનિ ના ભાષ્ય મૂજબ - ચિત્તના આલંબનમાં ચિત્તવૃત્તિઓના નિરોધ માટે પ્રથમ આશ્રય નાસિકા અગ્રભાગ આદિમાં સ્થૂળ વિષયોનો આશ્રય કરવો 'વિતર્ક' કહેવાય છે. જયારે સૂક્ષ્મ વિષયનો આશ્રય કરવો 'વિચાર' કહેવાય છે. ચિત્તના આલંબનમાં, ચિત્તગત તમસ તથા રજસના ક્ષીણ થવાથી તથા સુખમય સત્ત્વગુણ મુખ્ય થવાથી અવ્યક્ત પ્રકૃતિનો આશ્રય કરવો 'આનંદ' કહેવાય છે. અને ચિત્તના આલંબનમાં એક આત્માની પ્રતીતિ 'અસ્મિતા' છે. અને ચોથી અસ્મિતાગત સમાધિમાં 'અસ્મિતા' માત્ર હોય છે. આ બધી જ સમાધિઓ આલંબન સહિત હોય છે.

તેમાં સવિતર્ક સમાધિમાં ચારેય (સ્થૂળ-સૂક્ષ્મઆદિ)ની ઉપસ્થિતિ રહે છે. સવિતર્ક સંપ્રજ્ઞાત ચોગના વિષય કોઈ સ્થૂળ ભૌતિક અર્થ હોય છે અને એ વિષય સાથે સૂક્ષ્મ પંચતન્માત્રા, ઇન્દ્રિય અને અસ્મિતા કારણરુપે જોડાએલાં હોય છે, કારણ કે કાર્ય માં કારણ આવિષ્ટ જ હોય છે. દાખલા તરીકે, માટીરૂપ કારણ વગર માટીના ઘડા હોઈ જ ન શકે. આ કારણથી સવિતક સંપ્રજ્ઞાત ચોગનુ આલંબન ચારે હોય છે. બીજી સવિચાર સમાધિમાં વિતર્કનો અભાવ (બાકીનાં ત્રણની ઉપસ્થિતિ) રહે છે.સવિચાર સંપ્રજ્ઞાત ચોગનું આલંબન ત્રણ હોય છે, પચૈતન્માત્રા, ·ઇન્દ્રિય અને અસ્મિતા, ત્રીજી સાનન્દ સમાધિમાં વિતર્ક અને વિચારનો અભાવ (બાકીનાં બેની ઉપસ્થિતિ) રહે છે, ઇન્દ્રિય અને અસ્મિતા આલંબનવાળા હોય છે. ચોથી સાસ્મિત સંપ્રજ્ઞાત ચોગ કેવળ અસ્મિતા આલંબનવાળા હોય છે.

આ કારણથી સવિતર્ક ચોગને ચતુષ્ટયાનુગત, સવિચાર ચોગને વિતર્ક રહિત હોવાથી ત્રણ થી અનુગત, સાનંદ ચોગ, વિતર્ક અને વિચારથી રહિત હોઈ બેથી અનુગત, અને સાસ્મિત ચોગ વિતર્ક, વિચાર અને આનંદથી રહિત હોઇ કેવળ અસ્મિતા આલંબનવાળા છે.

સમ્પ્રજ્ઞાત અને અસમ્પ્રજ્ઞાત ભેદથી સમાધિના બે ભેદ છે. સમ્પ્રજ્ઞાત સમાધિનો આશય છે કે કોઈ પણ વસ્તુનો આશ્રય હોવાથી તે (વસ્તુનો) બોધ બની રહે છે. જયારે અસમ્પ્રજ્ઞાતમાં કોઈ પ્રાકૃતિક આલંબન નથી હોતું. આલંબનભેદથી સમ્પ્રજ્ઞાતના ચાર ભેદ છે.હવે આપણે સંપ્રજ્ઞાત સમાધિ ના ચારે પ્રકાર વિસ્તાર થી જોઈએ :

- (૧) વિતર્કાનુગત સંપ્રજ્ઞાતસમાધિ
- (૨) વિચારાનુગત સંપ્રજ્ઞાતસમાધિ
- (૩) આનંદાનુગત સંપ્રજ્ઞાતસમાધિ
- (૪) અસ્મિતાનુગત સંપ્રજ્ઞાતસમાધિ

વિતર્ક, વિચાર, આનંદ અને અસ્મિતા - આ ચારે ચિત્તની અવસ્થા છે. તે અવસ્થાઓ પર ધારણા-ધ્યાન કરવાથી સાધક તેમાંથી મુક્ત થાય છે. પરિણામે સાધક સમાધિમાં પ્રવેશે છે. તેથી અહીં ચારેની પાછળ 'અનુગત' શબ્દ મૂકવામાં આવ્યો છે.અનુગત એટલે પાછળ પાછળ આવનારી.

જે વિષયનો આધાર લઈને સાધક સમાધિમાં પ્રવેશ કરે છે, તે વિષયના સ્વરૂપને ખ્યાલમાં રાખીને સંપ્રજ્ઞાત સમાધિનાં આ ચાર સ્વરૂપો બતાવવામાં આવે છે. આ ચારે સ્વરૂપોમાં ક્રમિક વિકાસ જોવા મળે છે.

(૧) વિતર્કાનુગત સંપ્રજ્ઞાતસમાધિ :

યોગાભ્યાસના પ્રારંભિક સ્તરમાં ચિત્તવૃત્તિઓના નિરોધને માટે કોઈ પણ સ્થૂળ વસ્તુનું આલંબન કરવાનું હોય છે. જેમ કે લક્ષ્ય-વેધનો અભ્યાસ કરનાર પ્રથમ સ્થૂળ પદાર્થીને લક્ષ્ય બનાવે છે. પછી અભ્યાસ દ્વારા ઉત્તરોત્તર સૂક્ષ્મ લક્ષ્યનું પણ વેધન કરવા લાગે છે. તે જ રીતે યોગાભ્યાસીએ, પ્રથમ શરીરમાં નાસિકા અગ્ર, ભૂકુટિ, હૃદય, મસ્તિષ્ક આદિનું સ્થૂળ આલંબન કરવું પડે છે. આ પ્રથમ સ્તરની સમાધિમાં સ્થૂળભૂતોનો મુખ્ય આધાર હોવાથી વિતર્કાનુગત સમ્પ્રજ્ઞાત સમાધિ કહે છે.

સરળ શબ્દોમાં, અહીં વિતર્ક એટલે ચિત્તની ચંચળ અવસ્થા. ચિત્તની આ સ્વરૂપની અવસ્થા પર એકાગ્રતા કરવાથી તેનો નિરોધ થાય છે; સાધકનો સમાધિમાં પ્રવેશ થાય છે. સમાધિનાઆ સ્વરૂપને વિતર્કાનુગત સમાધિ કહે છે.

આ સમાધિમાં સાધક કોઈ પણ સ્થળ પદાર્થ ઉપર સંયમ સાધે છે. દા.ત. ઇન્દ્રિયો, સૂર્ય, ચંદ્ર આદિ ઉપર. તેમ કરવાથી જે તેનું યચાર્થ જ્ઞાન તેને પ્રાપ્ત થાય છે.

જેમાં પ્રથમ "વિતર્ક" માં મન "એક" પદાર્થ (તત્વ)ને બીજા પદાર્થી (તત્વો)થી અલગ પાડીને તે પદાર્થ (તત્વ) પર વારંવાર ધ્યાન કર્યા કરે છે. આ અવસ્થા મનોમય કોષની અવસ્થા છે.

(૨) વિચારાનુગત સંપ્રજ્ઞાતસમાધિ :

યોગાભ્યાસ કરતાં કરતાં વૃત્તિ નિરોધ કરવાનો બીજો સ્તર વિચારાનુગત સમ્પ્રજ્ઞાત-સમાધિ છે. તેમાં સ્થૂલ-વસ્તુઓનો આશ્રય ન હોતાં, સૂક્ષ્મ તન્માત્રાઓનો આશ્રય કરવાનો હોય છે. તેથી પ્રકૃતિના વિકારોનું ચિંતન હોવાથી, તેમાં વિતર્કાનુગતને છોડીને, શેષ ત્રણ આધાર રહે છે. આ સ્તરમાં નિરંતર યોગાભ્યાસ કરવાથી ચિત્તમાં સત્ત્વગુણની અધિકતા અને તમસ અને રજસ ક્ષીણ અથવા અભિભૂત થવા લાગેછે. અને જડ-ચેતનના સૂક્ષ્મભેદનું ચિંતન હોવાથી આને વિચારાનુગત સંપ્રજ્ઞાતસમાધિ કહે છે.

સરળ શબ્દોમાં, વિચાર એટલે ચિત્તની સમ્યક્ વિચારણાની સ્થિતિ. ચિત્તની આ પ્રકારનીઅવસ્થા પર એકાગ્રતા કરવાથી તેનો નિરોધ થાય છે અને સાધકનો સમાધિમાં પ્રવેશ થાય છે. સમાધિના આ સ્વરૂપને વિચારાનુગત સમાધિ કહે છે.

આ અવસ્થા વિજ્ઞાનકોષની અવસ્થા છે. આ અવસ્થામાં પદાર્થી નું જ્ઞાન પ્રાપ્ત થાય છે. વિચાર એટલે સંશોધનાત્મક બુદ્ધિ. આ અવસ્થામાં સાધકમાં અનુમાનજન્ય પ્રશ્નો ઊઠે છે. શંકાઓ ઊભી થાય છે. તે તેનું પૃથક્કરણ કરે છે. આ બધા તકી જો સમ્યક્ દિશાના હોય તો તે વિચારાનુગત સમાધિ તરફ લઈ જાય છે.

(3) આનંદાનુગત સંપ્રજ્ઞાતસમાધિ :

વૃત્તિ નિરોધના ત્રીજા સ્તરમાં ચિત્તમાં સત્ત્વગુણની પ્રબળતા અને બીજા રજસ તથા તમસ ગુણોના ક્ષીણ થવાથી સત્ત્વ-પ્રધાન બુદ્ધિ અને જ્ઞાતા જીવાત્માનું જ આલંબન હોય છે. આ દશામાં જડ-ચેતનના યથાર્થ સ્વરૂપના બોધથી આત્માને પોતાના લક્ષ્ય તરફ જવામાં સફળતા થવાથી સુખાનુભૂતિ થવા લાગે છે. એટલા માટે તેને આનંદાનુગત સંપ્રજ્ઞાત સમાધિ કહે છે.

સરળ શબ્દોમાં, નિર્વિચાર સમાધિમાં જ્યારે વિચાર નથી રહેતો, પણ અહંકાર રહે છે ને આનંદનો અનુભવ થાય છે, અને ચિત્તના આનંદાનુભવ પર એકાગ્રતા કરવાથી સાધક જે સમાધિમાં પ્રવેશે છે,તેને આનંદાનુગત સમાધિ કહે છે.

જ્યારે સાધક ના ધ્યાન નો વિષય (બહારના તત્વો ને બદલે) "અંતઃકરણ" (મન-બુદ્ધિ-અહંકાર) બને અને તે અંતઃકરણ ને રજોગુણ કે તમોગુણ થી રહિત ધારવામાં આવે -ત્યારે તેને "સાનંદ" (આનંદ-સાથેની) આનંદમય સમાધિ કહેવામાં આવે છે.

આ અવસ્થા દરમિયાન સાધકની ચેતના આનંદમયકોશમાં સ્થિત હોય છે. અતિ આનંદની આ અનુભૂતિ છે. અહીં તમામ સ્થૂલ અને સૂક્ષ્મ વિષયોનો અંત આવી જાય છે. આ સમાધિને પરમાનંદ સ્વરૂપા કહી છે. આ અવસ્થામાં યોગીનું ચિત્ત સત્ત્વસંપન્ન હોય છે. રજોગુણનું પ્રાબલ્ય અતિ અલ્પ હોય છે તેથી સુખનો અનુભવ થાય છે. આ પ્રકારના સમાધિસુખના અનુભવ પછી સંસારનાં સઘળાં સુખ તુચ્છ લાગે છે.

સાધક જ્યારે સંશોધક પ્રજ્ઞા દ્વારા યથાર્થ સમજણ પ્રાપ્ત કરે છે ત્યારે આનંદ ની સંવેદના અનુભવે છે.

(૪) અસ્મિતાનુગત સંપ્રજ્ઞાતસમાધિ :

વૃત્તિ-નિરોધના ઉત્કૃષ્ટ સ્તરને અસ્મિતાનુગત-સંપ્રજ્ઞાત સમાધિ કહે છે. જોકે 'અસ્મિતા' નું યોગ દર્શન (૨/૬)માં ક્લેશોમાં પણ પરિગણન કર્યું છે. પરંતુ અહીંયા એ ક્લેશ નથી. આ સ્તરમાં શુદ્ધ ચિત્તવૃત્તિથી જીવાત્માના સ્વરૂપનો કંઈક સાક્ષાત્કાર થવાથી 'અમ્ સ્મિ' હું છું, અથવા મારી પ્રકૃતિ થી ભિન્ન સત્તા છે, આ પ્રકારનો બોધ થવાથી એને અસ્મિતાનુગત સમાધિ કહે છે. સંપ્રજ્ઞાત યોગના આ સ્તરમાં જીવાત્માને સ્વરૂપનું આલંબન મુખ્ય હોય છે. માટે ભાષ્યકાર વ્યાસમુનિએ આ દશાને "એકાત્મિકા સંવિદ્‌" કહી છે. એ તત્ત્વજ્ઞાનની પ્રમુખ પ્રક્રિયા છે.

સરળ શબ્દોમાં, જ્યારે "મન" એ પોતે જ "ધ્યાન નો વિષય" બને, જ્યારે-સ્થૂળ અને સૂક્ષ્મ સર્વ પદાર્થી ના વિચારો છૂટી જાય છે,જ્યારે ધ્યાન-ગાઢ બને છે, અને જ્યારે કેવળ "અહં" ની જ સાત્ત્વિક અવસ્થા રહે,ત્યારે તે સમાધિ (અવસ્થા) ને "સાસ્મિતા" (અસ્મિતા સાથેની) સમાધિ કહેવાય છે.

"હું"પણા નુ સામાન્ય ભાન અનુક્રમે રહેલાં હોય. ને જ્યારે આનંદનો અનુભવ પણ નથી થતો, અસ્મિતા પર એકાગ્રતા કરવાથી તેમાંથી મુક્ત થવાય છે અને સાધક સમાધિમાં પ્રવેશ પામે છે. સમાધિના આ સ્વરૂપને અસ્મિતાનુગત સમાધિ કહે છે. આ સમાધિ દરમિયાન સાધક પાંચ કોશથી મુક્ત થવાના દ્વાર પર આવી ગયો હોય છે. અહીં સાધક સંપ્રજ્ઞાત થી ઉચ્ચ સમાધિમાં પ્રવેશ માટેના દ્વાર પર અવસ્થિતથાય છે.

અસ્મિતા એટલે 'પુરુષ' વડે પ્રકાશિત ચિત્ત. અહીં અહંકાર નિઃશેષ થઈ જાય છે. ફક્ત 'અસ્મિ' વૃત્તિથી અસીમ અને વ્યાપક આનંદનો અનુભવ થાય છે. અહીં પ્રકૃતિનો લય થઈ જાય છે. આ સમાધિ સૌથી ઊંચી અવસ્થા છે. તે કૈવલ્યની કક્ષાની અવસ્થા છે. કેમ કે તેમાં કર્તૃત્વ ભોકતૃત્વ, સમય, સ્થળ, કાળ વગેરે લય પામી જાય છે. તેમાં શરીર અને ચિત્ત સાથેના તાદાત્મ્યનું નિયંત્રણ સૂક્ષ્મ અસ્મિતા દ્વારા થાય છે.

આ સમાધિકાળમાં વિકાર વગરના પુરુષની સત્તામાં એકાગ્રતા વર્તે છે, તેથી 'તે હું છું' એ પ્રકારની અસ્મિતાની બુદ્ધિ વર્તે છે, તેથી તેને સાસ્મિતસમાધિ કહેવાય છે.

અસ્મિતા અને અહંકાર નો ભેદ :

સામાન્યથી 'હું છું' એ પ્રકારની અસ્મિતાની બુદ્ધિને સાસ્મિતસમાધિ કહીએ તો અસ્મિતા અહંકારરૂપ છે તેવો ભ્રમ થાય. તે દૂર કરવા માટે કહે છે –

અહંકાર અને અસ્મિતાનો અભેદ છે એ પ્રમાણે શંકા કરવી નહિ અર્થાત્ 'હું આ કરું છું' એ પ્રકારનો અહંકાર છે અને 'હું છું'=કાર્ય કરનાર હું છું, એ પ્રકારની અસ્મિતા છે એ બંને એકાર્યવાચી છે એ પ્રમાણે શંકા કરવી નહિ. કેમ અસ્મિતા અને અહંકાર એકાર્યવાચી નથી તે સ્પષ્ટ કહે છે –

અહંકારમાં અંતઃકરણ 'અહં' એ પ્રકારના ઉલ્લેખથી વિષયોને વેદે છે અર્થાત્ 'આ મેં કર્યું પ્રકારે બાહ્ય વિષયોને જાણે છે અને અસ્મિતાસમાધિમાં જે અસ્મિતા છે તે 'આ કાર્ય મેં કર્યું' એ પ્રકારે અસ્મિતારૂપ નથી પરંતુ અસ્મિતાસમાધિમાં યોગી અંતર્મુખ છે, તેથી પ્રતિલોમપરિણામવાળી પ્રકૃતિમાં લીન એવા ચિત્તમાં સત્તામાત્ર ભાસે છેકોઈ પર્યાયને સ્પર્ધા વગર દ્રવ્યની સત્તામાત્ર ભારે છે, તેથી વિકાર વગરના પુરુષમાત્રની સત્તાને જોનાર સાસ્મિતસમાધિ છે.

આનાથી એ ફલિત થાય છે કે, બાહ્ય કૃત્યોમાં 'મેં આ કર્યું' એ પ્રકારની અસ્મિતાની બુદ્ધિ અહંકારરૂપ છે, પરંતુ સાસ્મિતસમાધિમાં રજ અને તમના લેશથી અનભિભૂત=અભિભૂત નહિ થયેલી એવી, શુદ્ધસત્ત્વની સત્તામાત્ર ભાસતી હોય અને તેની સાથે એકતાની બુદ્ધિરૂપ સમાધિ છે તે સાસ્મિતસમાધિ છે માટે તે અહંકારરૂપ નથી.

સંપ્રજ્ઞાત સમાધિ પછી આવનાર સમાધિના ઉચ્ચ સ્વરૂપો વિશે વિચાર કરીએ તે પહેલાં પતંજલિએ દર્શાવેલ એક વિશિષ્ટ અવસ્થા વિષે વિચાર કરી લઈએ. આ વિશિષ્ટ અવસ્થા તે –સમાપત્તિ.

સમાપત્તિ અને તેના પ્રકારો :

<u>(૧) સમાપત્તિ એટલે શું ?</u>

ચિત્ત કોઈ પણ વિષય સાથે એકરૂપ થાય એટલે ચિત્તવૃત્તિઓનો નિરોધ થાય છે. ચિત્તની આ અવસ્થાને સમાપત્તિ કહે છે. સમાપત્તિમાં ચિત્તનું વિષય સાથે તાદાત્મ્ય હોય છે. સમાધિ અને સમાપત્તિમાં ભિન્નતા એ છે કે સમાધિમાં ચિત્ત વિષય થી મુક્ત બને છે અને સમાપત્તિમાં ચિત્ત વિષય સાથે એકરૂપ બને છે. બંનેમાં વૃત્તિ નિરોધ હોવા છતાં બંનેનાં સ્વરૂપમાં ભિન્નતા છે. સમાપત્તિમાં વિષય ચાલુ હોય છે. સમાધિમાં વિષય ખરી પડે છે.

વૃત્તિઓથી રહિત થયેલા ચિત્તમાં જે ધર્મો આવિર્ભૂત થાય છે તે સમાપત્તિનું' કારણ છે. આ સમાપત્તિ સંપ્રજ્ઞાત યોગનુ ફળ છે. સંપ્રજ્ઞાત યોગ ઉપર કાબુ આવ્યા પછી જ ચિત્તમાં સમાપત્તિને આવિર્ભાવ થાય છે. સમાપત્તિના અર્થ સમાધિ થાય છે એ યાદ રાખવું, અથવા સમાધિની શરૂઆત થવી એ જ સમાપત્તિ સમજવી. યોગનું બીજું નામ 'સમાધિ' છે અને ત્રીજુ નામ સમાપત્તિ પણ છે.

સાર એ નીકળે છે કે ચિત્તનું ગ્રાહ્યરૂપે, ગ્રહણરૂપે અને ગ્રહીતારૂપે પરિણત થવું એ સમાપત્તિ કહેવાય છે. સમાપત્તિ અર્થાત ગ્રાહ્યાદિ અર્થ સાથે ચિત્તનુ સારી રીતે જોડાવું, તન્મય થઈ જવું, તેના આકારે ચિત્તનું આકારમાં આવવું, એ સમાપત્તિ શબ્દને અર્થ છે. સમાપત્તિને પણ કેટલાક વિદ્વાના સંપ્રજ્ઞાત યોગ કહે છે પણ ખરી રીતે જોતાં સૂક્ષ્મ અંતર તો છે જ, કારણ કે સંપ્રજ્ઞાત યોગ ચિત્તમાં આવિર્ભાવ પામ્યા પછી જ સમાપત્તિરૂપ ધર્મ ના પ્રાદુર્ભાવ થાય છે.

જ્યારે ચિત્તમાં તમે ગુણવૃત્તિ અને રજોગુણવૃત્તિ તિરોહિત થઇ હાય અને ચિત્તમાંથી કેવળ સાત્વિકવૃત્તિ જ નીકળતી હોય ત્યારે ચિત્ત ક્ષીણવૃત્તિ કહેવાય છે.

સમાપત્તિ વસ્તુત: ધ્યાન અને સમાધિ વચ્ચેની અવસ્થા છે.

સમાપત્તિની વ્યાખ્યા આપતાં મહર્ષિ પતંજલિ કહે છે.

- ક્ષીણવૃત્તરેભજિતસ્યેવ મણેર્ગ્રહીત્ુ-ગ્રહણ-ગ્રાહ્યેષ્ુતત્સ્થતદઞ્જનતાસમાપત્તિઃપતંજલિ યોગદર્શન સૂત્ર : ૧-૪૧
- સુત્રાર્થ : સમાપત્તિમાં ચિત્તની ગ્રાહ્યાકાર, ગ્રહણાકાર અને ગ્રહીત્રાકાર સાત્વિકવૃત્તિ હોય છે.

સ્વચ્છ=નિર્મળ સ્ફટિકના સમાન (જે ચિત્તની રાજસ તથા તામસ વૃત્તિઓ ક્ષીણ થઈ ગઈ છે, તેની ગ્રહીતા=જીવાત્મા, ગ્રહણ=ઈંદ્રિય, તથા ગ્રાહ્ય=સ્થૂળ તથા સૂક્ષ્મ ધ્યેય પદાર્થીમાં તત્ત્વ સ્થિર થઈને તેના જેવી જ તત્તદાકાર પ્રતીતિ થાય છે. તેને સમાપત્તિ કહે છે.

જે યોગી ની વૃત્તિઓ આ રીતે ક્ષીણ થઇ ગઇ હોય છે તેનું ચિત્ત શુદ્ધ સ્ફટિક ની જેમ,"ગ્રહણ-કર્તા, ગ્રાહ્ય-વસ્તુ અને ગ્રહણ કરવાનું સાધન" સાથે તાદાત્મ્ય અને એકરૂપતા પ્રાપ્ત કરે છે

જેવી રીતે પારદર્શક મણિને અન્ય કોઈ રંગીન પદાર્થ પર મૂકવામાં આવે તો તે રંગીન પદાર્થ સાથે મણિની એકરૂપતા થાય છે. મણિમાં સવજ્ઞગનતા આવે છે. મણિની પારદર્શકતાને કારણે આમ બને છે. તેવી રીતે ધારણા-ધ્યાનમાં અભ્યાસથી પરિશુદ્ધ થયેલ ચિત્ત જ્યારે કોઈ વિષય પર એકાગ્ર બને ત્યારે તેની સાથે તેનું તાદાત્મ્ય સધાય છે.સાધારણ ચિત્તમાં ધ્યાતા, ધ્યેય અને ધ્યાનની ત્રિપુટી અલગ અલગ રહે છે. જ્યારેપરિશુદ્ધ ચિત્તમાં આ ત્રણે એકરૂપ બની જાય છે. પરિણામે વૃત્તિનિરોધ આપોઆપ સિદ્ધથાય છે. આ અવસ્થાને સમાપત્તિ કહે છે. સમાપત્ત સન્ (સમ્ય) + આત્તિ = સારીરીતે પડી જવું. આ અવસ્થામાં વૃત્તિઓ સારી રીતે બંધ પડી જાય છે, તેથી તેને સમાપત્તિ કહે છે.

આ અવસ્થામાં યોગી ત્રણે વસ્તુઓ "ગ્રહણ-કર્તા, ગ્રાહ્ય-વસ્તુ અને ગ્રહણ કરવાનું સાધન" એટલે કે -અનુક્રમે "પુરુષ (ગ્રહણ-કર્તા)- બાહ્ય પદાથી (ગ્રાહ્ય-વસ્તુ) અને મન (ગ્રહણ કરવાનું સાધન)" જોઈ શકે છે.

સમાપત્તિને અર્થ સમાધિ થાય છે એ યાદ - રાખવુ, અથવા સમાધિની શરૂઆત થવી એ જ સમાપત્તિ સમજવી, જે સમાપત્તિમાં પાંચ તમાત્રા માંથી કોઈ પણ એક વિષય હોય અથવા ઇંદ્રિય વિષય તરીકે હોય તથા સાથે સાથે શબ્દ, અર્થ, જ્ઞાન વિકલ્પ પણ હોય અને તે અર્થ સાથે તેના દેશ, કાળ, ધર્મ અને નિમિત્ત પણ સ્ફુરતા હાય તે સમજવુ' કે એ 'સવિચાર' સમાપત્તિ છે.

નિવિચાર સમાપત્તિ તેનાથી ઊલટી હોય છે. નિર્વિચાર સમપત્તિમાં કેવળ સૂક્ષ્મ અર્થ જ સ્ફુરતા હોય છે. શબ્દ, સંબંદ,દેશ, કાળ, ધર્મ આદિમાંથી કશાયનુ સ્ફુરણ થતું નથી. ધર્મી તરીકે માત્ર અં જ સમાધિમાં સ્ફુર્યો કરે છે. અવિષયક પ્રજ્ઞા અર્થાત્ બુદ્ધિ પણ અની અપેક્ષાએ ગૌણ ખની રહે છે. જ્યાંસુધી સમાધિ રહે ત્યાંસુધી ધ્યેય સ્વરૂપ અ સિવાય બીજી' કશુ જ જણાતું નથી. આ પ્રમાણે સૂક્ષ્મવિષયવાળી નિર્વિચાર સમાપત્તિ હોય છે.

એકદરે આઠ સમાપત્તિએ થાય છે. તે આ પ્રમાણે:

- (૧) શબ્દ, અર્થ, જ્ઞાન, દેશ, કાળ અને નિમિત્તા સહિત ભૂત ભૌતિક સ્થૂલ અર્થ વાળી 'સવિતર્કા'સમાપત્તિ.

- (૨) કેવળ સ્થૂલ ભૂતભૌતિક અર્થ વાળી **નિર્વિતર્કા** સમાપત્તિ.

- (૩) શબ્દ, અર્થ, જ્ઞાન, દેશ, કાળ, નિમિત્તાક, તન્માત્રા, સૂક્ષ્મધ્યેય અર્થ વાળી 'સવિચારા' સમાપત્તિ.

- (૪) કેવળ સૂક્ષ્મ તન્માત્રા અને ઇંદ્રિયરૂપ ધ્યેય અર્થ વાળી **'નિવિચારા'** સમાપત્તિ.

- (૫) શબ્દ, અર્થ, જ્ઞાન, દેશ, કાળ અને નિમિત્તા આદિ આનંદધ્યેય અર્થ વાળી 'સવિચાર' સમાપત્તિ.

- (૬) કેવળ આનંદરૂપ અર્થ વાળી **'નિવિચાર'** સમાપિત્ત.

- (૭) શબ્દ, અર્થ, જ્ઞાન, દેશ, કાળ, અને નિમિત્ત સહિત અસ્મિતારૂપ સૂક્ષ્મ અર્થ વાળી 'સવિચાર' સમાપત્તિ.

- (૮) કેવળ અસ્મિતારૂપયેય અર્થ વાળી **'નિવિચારા'** સમાપત્તિ.

હવે સમાપત્તિ ના મુખ્ય ચાર ભેદ - પ્રકારો છે : (૧) સવિતક (૨) નિવિ તક (૩) સવિચાર (૪) નિર્વિચાર.

(૧) સવિતર્ક સમાપત્તિ :

- **તત્ર શબ્દાર્થજ્ઞાનવિકલ્પૈઃ સઙ્કીર્ણા સવતિર્કા સમાપત્તિः। પતંજલિ યોગદર્શન સૂત્ર : ૧-૪૨**
- **સુત્રાર્થ :** 'શાબ્દિક જ્ઞાન, યથાર્થ જ્ઞાન અને ઇંદ્રિયજન્ય જ્ઞાન - આ ત્રણે વિકલ્પો થી સંકીર્ણ થયેલી સમાપત્તિ ને સવિતર્ક સમાપત્તિ કહે છે.''

જ્યારે યોગી પાંચ મહાભૂતો અને ઇન્દ્રિયોરૂપ સ્થૂલ વિષયોને ગ્રહણ કરીને ભાવના કરે છે ત્યારે ભાવનાના વિષયભૂત અર્થને ઉપસ્થિત કરવા માટે શબ્દ અને અર્થનો ઉલ્લેખ કરે છે અર્થાત્ તે તે શબ્દો દ્વારા તે તે અર્થીની ઉપસ્થિતિ કરે છે અને પૂર્વમાં જે શબ્દ અને અર્થનો ઉલ્લેખ કરેલો અને પાછળથી જે શબ્દ અને અર્થનો ઉલ્લેખ કરે છે તે પૂર્વ અને અપર શબ્દ અને અર્થ વચ્ચે અનુસંધાન થાય તે રીતે ભાવના કરે છે તે સવિતર્ક સંપ્રજ્ઞાતસમાધિ કહેવાય છે.

તેમાં સમાપત્તિના ભેદોમાં) શબ્દ, અર્થ અને જ્ઞાનના વિકલ્પ=વિવિધ પ્રકારથી મિશ્રિત અર્થાત્ ભેદમાં અભેદ તથા અભેદમાં ભેદના અધ્યાસથી એ સંકીર્ણ=મિશ્રિત સમાપત્તિ 'સવિતકી' છે. અર્થાત્ લોક વ્યવહારમાં શબ્દ, અર્થ અને જ્ઞાનનું ભિન્ન ભિન્ન હોવા છતાં પણ ગાય શબ્દને સાંભળી ને અભેદરૂપથી ત્રણેયનો બોધ થાય છે. અને સવિતકી સમાપત્તિમાં યોગીને શબ્દ, અર્થ અને જ્ઞાન ત્રણેયનો મિશ્રિતરૂપે પ્રત્યક્ષ થાય છે.જ્યારે કોઈપણ એક સ્થૂલ પદાર્થને લક્ષ્ય બનાવીને તેના સ્વરૂપને જાણવા માટે સાધક પોતાના મનને તેમાં લગાડી દે છે, ત્યારે શરૂઆતમાં તેને જે અનુભવ થાય છે તેમાં તે વસ્તુનાં નામ, રૂપ ને જ્ઞાનના વિકલ્પોનું મિશ્રણ હોય છે. તેના સ્વરૂપની સાથે સાથે તેના નામ ને અનુભૂતિનું જ્ઞાન પણ ચિત્તને થતું હોય છે તેથી તે સવિતર્ક સમાધિ છે.

અહીં "શબ્દ" નો અર્થ છે "કંપન" --"અર્થ" એટલે એ કંપન ને લઇ જનારા જ્ઞાન-તંતુ ના પ્રવાહો--અને "જ્ઞાન" એટલે "તેની સામે થતી પ્રતિક્રિયા"

અત્યાર સુધીમાં જે જુદા જુદા પ્રકારનાં ધ્યાનો ને પતંજલિ "સવિતર્ક" (વિતર્ક=પ્રશ્ન-સહિતનાં) ધ્યાન કહે છે. આગળ ઉપર તે આનાથી વધુ ને વધુ ઉચ્ચ પ્રકારનાં ધ્યાન વિશે કહે છે. આ સવિતર્ક પ્રકારનાં ધ્યાનોમાં જ્ઞાતા (જાણનાર) અને જ્ઞેય (જાણવાની વસ્તુ-બ્રહ્મ) નુ "દ્વૈત" રહે છે. ને આ "દ્વૈત" એ "શબ્દ-અર્થ-જ્ઞાન" ના મિશ્રણ થી પેદા થાય છે.

આગળ બતાવ્યું તેમ -પ્રથમ હોય છે -"શબ્દ-રૂપી" બાહ્ય-કંપન, આ કંપન ઇન્દ્રિયો ના જ્ઞાન-તંતુઓ ના પ્રવાહો દ્વારા અંદર લઇ જવાય છે ત્યારે બને છે "અર્થ" અને ત્યાર પછી ચિત્તમાં પ્રતિક્રિયા રૂપે જે તરંગ ઉઠે છે તે "જ્ઞાન"

પરંતુ સામાન્ય રીતે આપણે જે જ્ઞાન કહીએ છીએ તે તો આ ત્રણેનું "મિશ્રણ" છે.અત્યાર સુધી માં આવી ગયેલા સધળાં ધ્યાનો માં ધ્યાન નો "વિષય" આ "મિશ્રણ" હોય છે.

આપણે આગળ જોઈ ગયા છીએ કે સમાપત્તિમાં વિષય સાથે ચિત્તનું તાદાત્મ્યથાય છે. આ તાદાત્મ્યથી વિષયનું રહસ્ય પ્રગટ થાય છે. યૌગિક રહસ્યવિદ્યા પ્રમાણે પદાર્થ દેખાય છે તેટલો જ અને તેવો જ નથી. ભૌતિક પદાર્થ પણ રહસ્યપૂર્ણ ઘટના છે.આ જ્ઞાન શબ્દ ઇન્દ્રિયો કે તર્કથી મેળવી શકાય તેમ નથી. તે માટે વિશિષ્ટ દૃષ્ટિ (છઠ્ઠીઇન્દ્રિય)નો વિકાસ થવો જોઈએ. સમાપત્તિમાં આ રહસ્યોદ્ઘાટન થાય છે. પરંતુ આ સવિતર્ક સમાપત્તિ પ્રારંભની અવસ્થા છે. આ સમાપત્તિ ત્રણે પ્રકારના જ્ઞાનથી સંકીર્ણ થયેલી હોય છે. શાબ્દિક જ્ઞાન એટલે શાબ્દિક વર્ણનથી મળેલું જ્ઞાન, ઇન્દ્રિયજન્ય જ્ઞાનએટલે પંચેન્દ્રિય દ્વારા મેળવેલું જ્ઞાન, તાર્કિક જ્ઞાનનો સમાવેશ પણ આમાં જ કરવામાંઆવે છે; કારણ કે તર્ક પણ પ્રત્યક્ષ પર આધારિત છે. આ બંનેથી પર એક ત્રીજુંરહસ્યપૂર્ણ જ્ઞાન છે, જેનાથી વિષયનું ખરું રહસ્ય પ્રગટ થાય છે. આ ત્રણે જ્ઞાનને અનુક્રમેશબ્દ, જ્ઞાન અને અર્થ કહેવામાં આવેલ છે. શાબ્દિક જ્ઞાન અને ઇન્દ્રિયજન્ય જ્ઞાન હજુહાજર છે, તેથી રહસ્યોદ્ઘાટન સંપૂર્ણ થતું નથી. આ ત્રણે પ્રકારનાં જ્ઞાનથી સંકીર્ણહોવાથી આ સમાપત્તિ સવિતર્ક સમાપત્તિ ગણાય છે.

સવિતર્ક સમાધિ શબ્દ, અર્થ અને જ્ઞાનના વિકલ્પવાળી સમાધિ છે. તેમાં સ્મૃતિ મર્યાદિત હોય છે. અહીં 'અર્થ' શબ્દનું પ્રયોજન પદાર્થના મૂળ સ્વરૂપનું જ્ઞાન. સવિતર્ક સમાધિમાં તર્ક સંગત ચિત્ત અસ્તિત્વ ધરાવે છે. આ સમાધિ બૌદ્ધિક દૃષ્ટિકોણ ઉપર આધારિત છે. તેઓ ઇન્દ્રિય આધારિત જ્ઞાન અને સાચા જ્ઞાન વચ્ચેનો તફાવત સમજી શકતા નથી. આ સમાધિ દાર્શનિક છે. વિજ્ઞાન વિષયક છે. તેથી ચિત્ત તે જ્ઞાનને ઉપલબ્ધ થાય છે.

(૨) નિર્વિતર્ક સમાપત્તિ :

પહેલા પ્રકારના પદાર્થોના વિષયોના સ્થૂલ રૂપમાં સમાધિ થાય છે, ત્યારે જ્યાં સુધી સમાધિમાં શબ્દ, અર્થ ને જ્ઞાનનો વિકલ્પ કાયમ રહે છે, ત્યાં સુધી તે સવિતર્ક સમાધિ કહેવાય છે, ને જ્યારે તેનો વિકલ્પ નથી રહેતો, ત્યારે નિર્વિતર્ક સમાધિ કહેવાય છે. તેમાં તે સવિતક અને નિર્વિતક એમ બે - પદ સમાધિ પ્રકારે સાધના કરે છે

- **સ્મૃતિપરિશુદ્ધૌ સ્વરૂપશૂન્યેવાર્થમાત્રનિર્ભાસા નિર્વિતર્કા ।** પતંજલિ યોગદર્શન સૂત્ર ૧-૪૩
- **સૂત્રાર્થ :** "સ્મૃતિ પરિશુદ્ધ થતાં સ્વભાન ચાલ્યું જાય છે, ત્યારે ખરું જ્ઞાન પ્રકાશિત થાય છે. આ અવસ્થાને નિર્વિતર્ક સમાપત્તિ કહે છે.''

જ્યારે સ્મૃતિ શુદ્ધ એટલે કે "ગુણ-રહિત" થાય છે અને વસ્તુના કેવળ "અર્થ" ને જ પ્રકાશિત કરે છે. ત્યારે તે સમાધિ ને "નિર્વિતર્ક " કહેવામાં આવે છે.

તે પછી, સાધકના ચિત્તમાંથી ધ્યેય વસ્તુના નામની સ્મૃતિ ચાલી જાય, તેને અનુભવનારી ચિત્તવૃત્તિનું સ્મરણ પણ ના રહે, ત્યારે પોતાના સ્વરૂપનું પણ ભાન ના રહેવાને લીધે સ્વરૂપના અભાવ જેવી દશાની પ્રાપ્તિ થાય છે. બધી જાતના વિકલ્પોનો અભાવ થઈ જવાને લીધે કેવળ ધ્યેય પદાર્થની સાથે તન્મય થયેલું ચિત્ત ધ્યેયનો આભાસ માત્ર કરે છે. તેનું નામ નિર્વિતર્ક સમાધિ છે. એમાં શબ્દ કે અનુભૂતિનો કોઈ વિકલ્પ રહેતો નથી. માટે તે નિર્વિકલ્પ સમાધિ પણ કહેવાય છે. ઉપરની "સવિતર્ક" સમાધિમાં મન તત્વો ને જાણે-પ્રશ્ન પૂછે છે-પણ તેના બદલે સાધક જ્યારે તે જ ધ્યાન ની અંદર "તત્વો" ને દેશ (સ્થળ) અને કાળ (સમય) થી અલગ કરીને તેમને (તત્વોને) તે (સાધક) "તે તત્વો જેવાં છે-તેવે જ રૂપે" તેમનો "વિચાર" કરવાનો પ્રયત્ન કરે છે-ત્યારે તે ધ્યાન "નિર્વિતર્ક" (પ્રશ્ન વિનાની) સમાધિ કહેવાય છે.

આ અવસ્થામાં સાધકમાં શુદ્ધિકરણની, સ્વશિક્ષણની પ્રક્રિયા ચાલુ હોય છે. સ્મૃતિ ઉપરથી શબ્દએ સર્જેલું જ્ઞાન અને એના ઉપરથી તારવેલાં અનુમાનોનો બોજો ઉતરી જાય છે. તેના માં માત્ર અર્થની સભાનતા રહે છે. તેથી તેને નિર્વિતર્ક સમાધિ કહે છે.

નિર્વિતર્કમાં તર્ક વિલીન થઈ જાય છે.ઇન્દ્રિયોથી મળતું જ્ઞાન ભ્રામક હોય છે. અહીં સાધક જીવનના કેન્દ્ર ઉપર પહોંચી જાય છે. તેથી તેનામાં અધ્યાત્મ પ્રસાદનું અવતરણ થાય છે. આ અવસ્થામાં યોગીની આસપાસ ચમત્કારો સર્જાય છે. તે પોતે કશા ચમત્કારો કરતો નથી કેમ કે આ અવસ્થામાં કોઈ કર્તાપણું રહેતું નથી. આ અવસ્થામાં ઇન્દ્રિયાના ઉપયોગ કર્યા વિના જ્ઞાન પ્રત્યક્ષપણે પ્રાપ્ત થાય છે. આ અવસ્થામાં થતા ચમત્કારોથી સાવચેત રહેવાનું મહર્ષિ પતંજલિ સૂચવે છે.

ઉપર બતાવ્યા મુજબ ના ત્રણે ના મિશ્રણ ના અભ્યાસથી-આપણે જ્યાં આગળ "ત્રણે મિશ્રિત થતાં નથી,તે સ્થિતિએ" આવીએ છીએ.આ ત્રણે થી અલગ થઇ શકાય છે. ફરીથી આ ત્રણે (શબ્દ-અર્થ-જ્ઞાન) ને સમજીએ.

ચિત્ત ને શાંત સરોવર ની સાથે સરખાવીએ અને "શબ્દ-કે ધ્વનિ" તેના પર ઉઠતી લહરી છે. જ્યારે કોઈ "શબ્દ" નું (ઉદાહરણ તરીકે-ગાય- નું ઉચ્ચારણ થાય, તો જેવો એ "ગાય" શબ્દ કાનમાં થઇ અંદર પ્રવેશે એટલે તરત જ ચિત્તમાં એક તરંગ ઉઠે છે.

આ તરંગ (ક્રિયા)-એ જ "ગાય-રૂપી-વિચાર" કે "ગાય" "શબ્દ" નું રૂપ નક્કી કરે છે-તેને "અર્થ" કહે છે,અને પ્રતિક્રિયા રૂપે જ તરંગ ઉઠે છે તે "જ્ઞાન" આ રીતે આપણે જેને જાણીએ છીએ (જેનું જ્ઞાન થાય છે) તે બહાર દેખાતી "ગાય" (કે કોઈ પણ પદાર્થ) એ ખરેખર તો ચિત્તમાં ઉઠેલો તરંગ છે કે જે અંદર ની કે બહારની "ધ્વનિ-લહરીઓ" (શબ્દ) ની પ્રતિક્રિયા-રૂપે ઉઠે છે અને શબ્દ ની સાથે જ એ તરંગ શમી જાય છે. "શબ્દ" વિના તરંગ ઉઠી શકે જ નહિ.

અહીં કોઈને પ્રશ્ન થાય કે-આપણે જ્યારે માત્ર "ગાય" નો વિચાર જ કરીએ અને કોઈ "શબ્દ" તે વખતે હોય નહિ,(સંભળાય નહિ) તો પછી "ગાય " નું "જ્ઞાન" કેવી રીતે થાય છે? તો તેનો જવાબ એ છે કે-આપણે પોતે જ "ધ્વનિ" (ગાય) શબ્દ નું ઉચ્ચારણ અતિ મંદ સ્વરે,મન માં કરીએ છીએ એટલે એની સાથે જ તરંગ ઉઠે છે. "શબ્દ" ની આ ધ્વનિ-લહરી સિવાય એક પણ તરંગ ઉઠી શકે નહિ, અને તે ધ્વનિ-લહરી બંધ થઇ જાય ત્યારે તરંગ પણ શમી જાય છે. અને તે પછી બાકી રહે છે તે-પ્રતિક્રિયા નું પરિણામ (ફળ) -અને તેનું નામ છે "જ્ઞાન".

આ ત્રણે (શબ્દ-અર્થ-જ્ઞાન) એ આપણા મનમાં એટલાં બધાં ગાઢ રીતે મિશ્રિત થઇ ગયેલાં છે કે આપણે તેને જુદા (છુટા) પાડી શકતા નથી એમાંના એક ને બીજા થી અલગ પારખી શકતા નથી. પણ જ્યારે ધ્યાન નો લાંબા સમય સુધી અભ્યાસ કરવામાં આવે-ત્યારે "સર્વ-સંસ્કારો ના સંગ્રહ-પાત્ર-રૂપ" "સ્મૃતિ" (યાદો ના સંગ્રહ વાળી બુદ્ધિ) શુદ્ધ થાય,તો એ "ત્રણે" ને એકબીજા થી સ્પષ્ટ રીતે અલગ પાડવાનું શક્ય બને છે,અને જેને "નિર્વિતર્ક" અથવા પ્રશ્ન-રહિત સમાધિ કહેવામાં આવે છે.

નિર્વિતર્ક સમાપત્તિ સવિતર્ક સમાપત્તિ પછીની ભૂમિકા છે. અહીં ત્રણે પ્રકારનાંજ્ઞાનની સંકીર્ણતા ચાલી જાય છે. માત્ર ખરું જ્ઞાનછે. તેને જ અર્થમાનિર્માસ કહે છે.(રહસ્યપૂર્ણ જ્ઞાન) જ પ્રકાશિત થાય અર્થ માત્ર નિર્માસ ની આ અવસ્થા આવે છે કેવી રીતે ?

સામાન્ય અવસ્થામાં માત્ર શબ્દજન્ય અને ઇન્દ્રિયજન્ય જ્ઞાન જ હોય છે. સવિતસમાપત્તિમાં એક ડગલું આગળ વધીને 'અર્થ' જ્ઞાનનો ઉદય થાય છે. પરંતુ હજુ ત્રણેજ્ઞાનની મિશ્રિત અવસ્થા છે. આ મિશ્રણનું કારણ શું છે? સ્મૃતિ. કારણ કે શાબ્દિક જ્ઞાનઅને ઇન્દ્રિયજન્ય જ્ઞાન (તર્કજન્ય જ્ઞાન સહિત) સ્મૃતિ પર આધારિત હોય છે. પ્રત્યક્ષીકરણ(Perception) આ પ્રકારના જ્ઞાનનો પાયો છે. અને પ્રત્યક્ષીકરણની પ્રક્રિયા સ્મૃતિ

વિનાબની શકે જ નહિ. તેથી સ્મૃતિ આ મિશ્રણમાં કારણભૂત છે. સ્મૃતિનું પરિશોધન થતાંનિમ્ન પ્રકારનાં બંને જ્ઞાન આડખીલીરૂપ બનતાં અટકે છે; અને ખરૂં રહસ્યજ્ઞાન પરિશુદ્ધસ્વરૂપે પ્રગટે છે. આ તથ્યને અહીં 'સ્મૃતિ પરિશુદ્ધી' દ્વારા સૂચિત કરેલ છે.

સવિતર્ક માંથી નિર્વિતર્કમાં જતાં બીજી પણ એક ઘટના ઘટે છે. તે છે સ્વરૂપ શૂમિવ સ્વભાવની ચેતનાનો લોપ. સવિતર્ક કરતાં નિર્વિતર્ક સમાપત્તિમાં વધુ ઊડાણ છે.ચેતના વધુ ઊંડી જતાં સ્વભાન ચાલ્યું જાય છે. તેને જ સ્વરૂપશૂન્યમિવ કહેવા માં આવે છે. (સ્વભાન)નો અર્થ અહીં અહંકારી ચેતના છે. વ શબ્દ વાપયી છે, તેસ્વરૂપબતાવે છે કે અહીં પણ સ્વનું ભાન સંપૂર્ણપણે ચાલ્યું જતું નથી.

(૩-૪) સવિચાર અને નિર્વિચાર સમાપત્તિ :

તે પ્રમાણે બીજા પ્રકારના પદાર્થીના સૂક્ષ્મ રૂપમાં (સાધક, તે તત્ત્વોને દેશ-કાલ ની અંદર છે એવો વિચાર સમાધિ કરવામાં આવે છે, ત્યારે જ્યાં સુધી તે સમાધિ માં શબ્દ, અર્થ ને જ્ઞાનનો વિકલ્પ રહે છે, ત્યાં સુધી તે"સવિચાર" (વિચાર-સહિત ની) સમાપત્તિ ને જ્યારે તેનો વિકલ્પ નથી રહેતો તે નિર્વિચાર સમાપત્તિ કહેવાય છે.

પતંજલિએ સવિતર્ક અને નિર્વિતર્ક સમાધિ થી ઉપર વધુ સૂક્ષ્મ અવસ્થાઓ સવિચાર અને નિર્વિચાર અવસ્થાઓને ગણાવી છે.

પાતંજલ મતાનુસાર સ્થૂલ વિષયોને ભાવ્ય બનાવ્યા પછી યોગી જ્યારે પાંચ તન્માત્રા અને અંતઃકરણરૂપ સૂક્ષ્મ વિષયોનું આલંબન કરીને ભાવના કરે છે અને તે ભાવના દેશ, કાલ અને ધર્મના અવચ્છેદથી કરે છે ત્યારે વિચારસંપ્રજ્ઞાતસમાધિ પ્રવર્તે છે.
     પાતંજલ મત્તાનુસાર સમાધિના આલંબન ભૂત પાંચ, તન્માત્રા અને અંતઃકરણરૂપ સૂક્ષ્મ વિષયોને અવલંબન કરીને દેશ, કાલ અને ધર્મના અવચ્છેદ વગર ધર્મીમાત્રના અવભાસપણાથી ભાવના કરાય છે તે નિર્વિચાર સંપ્રજ્ઞાતસમાધિ છે,

સમાપત્તિના ઉપરોક્ત બંને પ્રકારોનાં સ્વરૂપ અને સંબંધ જેવાં જ સ્વરૂપ અને સંબંધ સવિચાર અને નિર્વિચાર સમાપત્તિના પણ છે. ભિન્નતા માત્ર એટલી છે કે અહીં સમાપત્તિનો વિષય સૂક્ષ્મ છે.

- **एतयैव सविचारा निर्विचारा त सूक्ष्मवषिया व्याख्याता ।** પતંજલિ યોગદર્શન સૂત્ર : ૧-૪૪
- **સુત્રાર્થ :** ''આનાથી (પ્રથમ બંને સમાપત્તિના વર્ણનથી) સૂક્ષ્મ વિષયવાળી સવિચાર અને નિર્વિચાર સમાપત્તિની પણ વ્યાખ્યા થઇ ગઈ.''

સ્થૂલ ધ્યેય પદાર્થીમાં કરાતી સમાધિના જેમ બે ભેદ છે તેમ સૂક્ષ્મ ધ્યેય પદાર્થીમાં કરાતી સમાધિ પણ બે જાતની છે. કોઈ સૂક્ષ્મ ધ્યેય પદાર્થનું યથાર્થ સ્વરૂપ જાણવા માટે જ્યારે ચિત્તને તેમાં સ્થિર કરવામાં આવે છે, ત્યારે પહેલાં તેનાં નામ, રૂપ ને જ્ઞાનના વિકલ્પવાળો અનુભવ થાય છે. તે સવિચાર સમાધિ કહેવાય છે.

અને તે પછી જ્યારે નામ કે જ્ઞાનનું અથવા ચિત્તના સ્વરૂપનું પણ સ્મરણ નથી રહેતું, ને કેવલ ધ્યેય પદાર્થીનો જ અનુભવ બાકી રહે છે, ત્યારે તેને નિર્વિચાર સમાધિ કહેવામાં આવે છે.

આ પ્રક્રિયા (વિચાર-સહિત કે વિચાર-રહિત) દ્વારા કે જેમાં ધ્યાન ના વિષયો સૂક્ષ્મ હોય છે, તેમનો પણ ખુલાસો થઇ જાય છે. (આગળ કહેલી પ્રક્રિયા ને મળતી જ પ્રક્રિયા અહીં ફરીવાર લાગુ પડે છે-પણ ફરક-માત્ર એટલો છે કે તે સમાધિઓમાં ધ્યાન ના વિષયો સ્થૂલ હોય છે પણ અહીં આની અંદર સૂક્ષ્મ વિષયો છે.

પ્રથમ બન્ને સ્વરૂપો અને આ બંને સ્વરૂપોનો ભેદ 'સૂક્ષ્મવિષયા' શબ્દ દ્વારા સૂચિત થાય છે.સૂક્ષ્મ વિષયોમાં તન્માત્રાઓ, મન, અહંકાર અને અવ્યક્ત પ્રકૃતિ સુધીના પદાર્થીનો સમાવેશ થાય છે.

આ રીતે ઉપરોક્ત સવિતર્ક, નિર્વિતર્ક, સવિચાર અને નિર્વિચાર એમ ચાર પ્રકારની સંપ્રજ્ઞાતસમાધિ બતાવી તે ચાર સમાપત્તિ ગ્રાહ્યસમાપત્તિ એ પ્રમાણે પાતંજલ મતાનુસાર કહેવાય છે; કેમ કે પાંચમહાભૂતો, ઇન્દ્રિયો, પાંચ તન્માત્રા અને અંતઃકરણરૂપ ગ્રાહ્ય વિષયને

આશ્રયીને એકાગ્રતાનો પરિણામ વર્તનો હોવાથી ગ્રાહ્યવિષયક સમાપત્તિ છે.

ચાર સમાપત્તિઓમાં નિર્વિચાર સમાપત્તિ ઉત્તમ છે તે કારણ સાથે આ સૂત્રમાં સમજાવે છે:

- **નિર્વિચારવૈશારદ્યેઽધ્યાત્મપ્રસાદઃ ।** પતંજલિ યોગદર્શન સૂત્ર : ૧-૪૭
- **સુત્રાર્થ :** નિર્વિચાર સમાપત્તિ અત્યન્ત વિશુદ્ધ થયા પછી બુદ્ધિમાં અને આત્મામાં અતિ પ્રસન્નતા આવે છે.

ભાવાર્થ : બુદ્ધિના સત્વગુણ સાથે રજોગુણ અને તમો ગુણને જે વધારો થાય છે તે બુદ્ધિની અશુદ્ધિ ગણાય છે અને તેને જ આવરણ કહે છે. જ્યારે એ આવરણથી બુદ્ધિ રહિત થાય છે અને કેવળ સત્વગુણનું જ પરિણામ થયા કરે છે ત્યારે નિર્વિચાર સમાપત્તિમાં 'વૈશારદ્ય' આવ્યું છે એમ સમજવુ, વશારદ્ય એટલે ચિત્તસ્થિતિને અત્યંત સ્વચ્છ પ્રવાહ. જ્યારે યોગી આ ભૂમિકાએ પહોંચે છે ત્યારે તેની બુદ્ધિમાં અને આત્મામાં અત્યન્ત પ્રસન્નતા રહે છે.

- **તા એવ સબીજઃ સમાધઃ।** પતંજલિ યોગદર્શન સૂત્ર : ૧-૪૬
- **સુત્રાર્થ :** તે બધી જ સબીજ સમાધિ કહેવાય છે

આ સૂત્રમાં જે 'સમાધિ' શબ્દ છે તે સંપ્રજ્ઞાત યોગને જ સૂચવે છે, કારણ કે સમાધિમાંથી યોગ થાય છે. સ્થૂલ ગ્રાહ્ય વિષયક છે અને સૂક્ષ્મ ગ્રાહ્ય વિષયક એ મળી ચાર સમાપત્તિએ તે સૂત્રમાં જ બતાવી છે.

ભાષ્યકાર વ્યાસમુનિ ના ભાષ્ય મૂજબ – એ ચારેય સમાપત્તિઓ સવિતર્કી, નિર્વિતર્કી, સવિચારા, નિર્વિચારા નામની ચારેય સમાધિઓ જ દ્વિવસ્તુનીના બાહ્યવસ્તુ બીજવાળી= બાહ્ય આલંબનવાળી છે. એટલા માટે સમાધિ પણ સબીજ છે. તેમનામાં સ્થૂળ વસ્તુમાં સવિતર્ક તથા નિર્વિતર્ક સમાપત્તિ સમાધિ રહે છે. અને સૂક્ષ્મ વસ્તુમાં સવિચાર તથા નિર્વિચાર સમાપત્તિ સમાધિ રહે છે. આ પ્રકારે સબીજ (સમ્પ્રજ્ઞાત) સમાધિ ચાર પ્રકારની કહેવાય છે.

ગ્રહણવિષયક અર્થાત્ ઇંદ્રિયવિષયક બે અને ગ્રહીતૃ ષયક એ મળી ચાર સમાપત્તિએ ઉપર બતાવેલી રીત પ્રમાણે સમજી લેવી. એટલે સાર એ નીકળે છે કે આઠ પ્રકારની સમાપત્તિએ આ સૂત્ર પહેલાં બતાવવામાં આવી છે. આ આઠે પ્રકારની સમાપત્તિએમાં ધ્યેયરૂપ એક અર્થ સ્ફુરતા રહે છે તેથી તે સમાપત્તિએ 'સબીજ' સમાધિ કહેવાય છે. બીજ શબ્દના અર્થ 'બી' થાય છે અને બીને અર્થ કારણ થાય છે. આ સમાપત્તિએ રૂપ સમાધિ પણ બંધનું કારણ હોવાથી 'સબીજ' સમાધિ કહેવાય છે, 'સબીજ સમાધિ' એ જ સ'પ્રજ્ઞાત યોગ કહેવાય છે. જ્યારે 'વિવેક ખ્યાતિ' અર્થાત્ પ્રકૃતિના વિવેકપૂર્વક સાક્ષાત્કાર થાય ત્યારે જ નિર્બીજ સમાધિ થાય છે અને તે જ મોક્ષનું કારણ છે. જ્યાં સુધી સમાધિમાં જડ પ્રકૃતિના કોઈ પણ પરિણામનુ' સ્ફુરણ થતું હોય ત્યાં સુધી બંધનનું' કારણ એમ જ સમજવું જોઇએ, સંપ્રજ્ઞાત યોગની કોઈ પણ અવસ્થામાં ચિત્ત સાધિકાર જ છે, સાધિકાર એટલે તાત્કાલિક નહીં તે ભવિષ્યમાં કોઇ ને કોઇ સમયમાં થોડું ઘણું દુઃખ તો આપે જ છે, માટે સબીજ સમાધિમાંથી નિર્બીજ જ સમાધિમાં મુમુક્ષુ યોગીએ ઉતરવું જ જોઇએ.

આ બધી સમાધિ સબીજ કહેવાય છે કેમ કે એમાં કોઈ ને કોઈ ધ્યેયપદાર્થને વિષય કરનારી ચિત્તવૃત્તિ બીજરૂપે કાયમ રહે છે. વૃત્તિઓનો પૂરેપૂરી નિરોધ ના થવાને લીધે આ બધી સમાધિમાં કૈવલ્યદાની પ્રાપ્તિ નથી થતી.આગળની સમાધિઓ ભૂતકાળ ના કર્મ-બીજો નો નાશ કરતી નથી અને તેથી મુક્તિ આપી શકતી નથી.

- **નિર્વિચારવૈશારદ્યેઽધ્યાત્મપ્રસાદઃ ।** પતંજલિ યોગદર્શન સૂત્ર ૧-૪૭
- **સુત્રાર્થ :** નિર્વિચાર સમાધિના અભ્યાસ થી ચિત્ત નિર્મળ થતાં યોગીને અધ્યાત્મ પ્રસાદની પ્રાપ્તિ થાય છે. યોગીની બુદ્ધિ તદ્દન નિર્મળ બની જાય છે.નિર્વિચાર સમાધિ શુદ્ધ થવાથી ચિત્ત દૃઢ રીતે સ્થિર થાય છે.

ભાવાર્થ : આ સૂત્રમાં 'પ્રસાદ' પદનો અર્થ છે-ચિત્તવૃત્તિની નિર્મળતા તથા એકાગ્રતા. નિર્વિચારા - સમાપત્તિ સૂક્ષ્મ વિષયવાળી કહી છે અને જ્યારે તેની ઉન્નત દશામાં સાધકની ચિત્ત સ્થિતિ એવી થઈ જાય છે કે રજોગુણ તથા તમોગુણના પ્રભાવથી રહિત સવગુણ મુખ્ય હોવાથી અશુદ્ધિરૂપી મળથી પૃથક્ અને ચિત્તવૃત્તિ નિબંધરૂપે એકાગ્ર થઈ જાય છે, ત્યારે સાધકને અધ્યાત્મપ્રસાદ પ્રાપ્ત થાય છે. અર્થાત્

તેની બુદ્ધિવૃત્તિ એવી શુદ્ધ થઈ જાય છે કે એક જ કાળમાં (વખતે) પદાર્થોનો યથાર્થ બોધ કરાવનારી થઈ જાય છે. તેનું જ્ઞાન બ્રાન્તિ રહિત હોવાથી શોક આદિ દુ:ખોના પ્રભાવથી રહિત થઈ જાય છે અને તેને આ ઉન્નત સ્વરૂપનો બોધ એવો જ થવા લાગે છે કે જેમ કોઈ બુદ્ધિમાન પુરુષ પર્વતના શિખર પર ચઢીને ભૂમિ પર રહેલા, ત્રિવિધ દુ:ખોથી યુક્ત અને શોક આદિથી પ્રભાવિત મનુષ્યોને જોઈ રહ્યો હોય.

નિર્વિચાર સમાધિના અભ્યાસથી યોગીની બુદ્ધિ તદન નિર્મળ બની જાય છે.નિર્વિચાર સમાધિ શુદ્ધ થવાથી ચિત્ત દૃઢ રીતે સ્થિર થાય છે એટલે કે નિર્વિચાર સમાપત્તિનો અભ્યાસ દૃઢ થતાં અધ્યાત્મનો પ્રસાદ મળે છે. તે જ અવસ્થા વિષે આગળ જતાં કહે છે :

- **ऋतम्भरा तत्र प्रज्ञा ।** પતંજલિ યોગદર્શન સૂત્ર : ૧-૪૮
- **સુત્રાર્થ :** 'તે અવસ્થામાં ઋતંભરા પ્રજ્ઞાનો ઉદય થાય છે.''

તેની અંદરની પ્રજ્ઞા (જ્ઞાન) ને "સત્ય-પૂર્ણ-જ્ઞાન" કહેવામાં આવે છે. ઋત એટલે વિશ્વ વ્યવસ્થાનું સત્ય. તેનું જ્ઞાન આ પ્રજ્ઞાથી થાય છે, તેથી તેને ઋતંભરા પ્રજ્ઞા કહે છે.. ઋતંભરા એટલે સત્યપરાયણ : વસ્તુના સાચા સ્વરૂપને ગ્રહણ કરનારી.

જેમ સમ્પ્રજ્ઞાત સમાધિ અને અસમ્પ્રજ્ઞાતસમાધિમાં ભેદ હોવા છતાં પણ બન્નેમાં એક ક્રમ છે. એક સમાધિ પૂર્વ અવસ્થા છે, બીજી ઉત્તર દશા છે. પૂર્વ સમાધિને પ્રાપ્ત કરીને ઉત્તર સમાધિને પ્રાપ્ત કરી શકાય છે.

હવે સંપ્રજ્ઞાતસમાધિ માંથી અસંપ્રજ્ઞાતસમાધિ પ્રગટે છે, તેથી હવે અસંપ્રજ્ઞાતસમાધિનું સ્વરૂપ કહે છે

૦૨. અસંપ્રજ્ઞાત સમાધિ કે નિર્બીજ સમાધિ :

અસંપ્રજ્ઞાત સમાધિ ની વ્યાખ્યા કરતાં મહર્ષિ પતંજલિ કહે છે:

- **विरामप्रत्ययाभ्यासपूर्वः संस्कारशेषोऽन्यः ।** પતંજલિ યોગદર્શન સૂત્ર : ૧-૧૮
- **સુત્રાર્થ :** 'સર્વ વૃત્તિઐને જ્યાં વિરામ અર્થાત્ અભાવ થઇ જાય છે અને તેનું કારણ જે પર વૈરાગ્ય છે તેના અભ્યાસથી ઉત્પન્ન થનાર ચિત્તમાં કેવળ સસ્કાર ખાકી રહેલ હોય છે તે. (અન્ય:) બીજો ચોગ અસંપ્રજ્ઞાત છે.

ભાવાર્થ : આ સૂત્રમાં વિરામના અર્થ વૃત્તિઓને અભાવ કરવા અને 'પ્રત્યય'ના અર્થ કારણ કરવા. બધી વૃત્તિઓનો વિરામ, નિરોધનો પ્રત્યય, કારણ (પરવૈરાગ્ય) ના વારંવાર અભ્યાસથી થનારી સંસ્કાર જ જેમાં શેષ (બાકી) છે એવી નિરોધરૂપ ચિત્તની સમાધિ સમ્પ્રજ્ઞાતથી ભિન્ન (જુદી) અસમ્પ્રજ્ઞાત-સમાધિ કહેવાય છે.

ભાષ્યકાર વ્યાસમુનિ ના ભાષ્ય અનુવાદ મૂજબ – બે પ્રકારના વૈરાગ્ય આગળ જણાવવામાં આવ્યા છે— એક પર અને બીજો અપર. અપર વૈરાગ્યથી સંપ્રજ્ઞાત યોગ થાય છે, અને પર વૈરાગ્યથી અસપ્રજ્ઞાત ચોગ થાય છે. એટલે કે પર વૈરાગ્ય અસંપ્રજ્ઞાત ચોગનું કારણ છે.

આ પર વૈરાગ્યને લાંખા વખત સુધી અભ્યાસ કરવા એટલે ચિત્તમાંથી કોઇપણ વૃત્તિ પરિણમશે નહીં. જ્યારે વૃત્તિઐને વિરામ (અભાવ) ચિત્તમાં થઇ જાય ત્યારે સમજવું કે, હવે અસંપ્રજ્ઞાત યોગ પ્રાપ્ત થયા છે. તે વખતે ચિત્તમાં માત્ર સસ્કાર જ બાકી રહેલા હોય છે. આત્મા જુદો છે અને પ્રકૃતિ પણ તેનાથી જુદી છે. એના વિવેકપૂર્વક સાક્ષાત્કાર થવા અને તે જ્ઞાનમાં પણ જ્યારે થાય ત્યારે તે (જ્ઞાન) પણ ધીમે ધીમે અદૃશ્ય થઈ જાય છે. અને કેવળ આત્મા જ સ્વરૂપપ્રતિતિ થઈ જાય છે. અસંપ્રજ્ઞાત ચોગમાં કોઇ આલાંબન ન રહેવાથી તે નિર્બીજ સમાધિ – યોગ કહેવાય છે.

ચિત્તની બધી જ વૃત્તિઓનો નિરોધ થઈ જતાં સંસ્કાર જ જેમાં શેષ રહી જાય છે એવા નિરોધરૂપ ચિત્તની સમાધિ જ અસંપ્રજ્ઞાત સમાધિ છે.તે સમાધિનો ઉપાય પરવૈરાગ્ય છે.

સરળ શબ્દોમાં, આવી બીજી (જે અસંપ્રજ્ઞાત) સમાધિ છે –જે સઘળી માનસિક ક્રિયા ના વિરામ ના નિરંતર અભ્યાસથી પ્રાપ્ત કરી શકાય છે કે જેમાં. ચિત્તમાં માત્ર "અવ્યક્ત-સંસ્કારો" જ રહેલા હોય છે.

ધ્યેય વિષયની ઉપસ્થિતિવાળી સબીજ સમાધિના સતત અભ્યાસથી જ્યારે સાધકને ધ્યેયવસ્તુનું અવલંબન પણ છૂટી જાય છે અને ફક્ત પોતાના શુદ્ધ સ્વરૂપનો જ અનુભવ થાય છે. ત્યારે અસંપ્રજ્ઞાત સમાધિ કે નિર્બીજ સમાધિ પ્રાપ્ત થાય છે. આ અવસ્થામાં તમામ કર્મ સંસ્કારોનાં બીજ લય પામી જાય છે. તેથી તેને નિર્બીજ સમાધિ કહે છે.

જે સાધક આ અવસ્થાએ પહોંચ્યો હોય, તે વેદમાં જેને "વિદેહ-અવસ્થા" કહે છે ત્યાં પહોંચ્યો ગણાય. તે પોતાને "સ્થૂળ-દેહ-રહિત" અનુભવી શકે, પણ પોતાના સૂક્ષ્મ દેહનું ભાન તેને રહે જ છે. જેઓ આ સ્થિતિ (વિદેહ-અવસ્થા) એ પહોંચી ને "ધ્યેય" (મુક્તિ) ને પહોંચ્યા વિના, પ્રકૃતિ માં લીન (લય-કે-મળી જાય) થાય - તેમણે "પ્રકૃતિ-લય" પુરુષ પણ કહેવામાં આવે છે. પરંતુ અહીં (વિદેહ-અવસ્થામાં) જે પુરુષો અટકતા નથી તેઓ "મુક્તિ" ના ધ્યેયે પહોંચે છે. કે જેને "અસંપ્રજ્ઞાત" સમાધિ અવસ્થા કહે છે.

નિજ સમાધિમાં ચિત્તમાં રહેલાં સંસ્કારોના બીજ પણ નાશ પામે છે. હવે સાધક જન્મ-મરણના ફેરાથી મુક્ત થઈ જાય છે. અર્થાત્ સબીજ સમાધિમાં ચિત્તની એકાગ્રતા હોય છે જ્યારે નિર્બીજ સમાધિમાં તે નિરુદ્ધ અર્થાત્ ચિત્તની સર્વવૃત્તિઓ ચેષ્ટારહિત બને છે.

અસંપ્રજ્ઞાતસમાધિની દશાના સંસ્કાર પણ જ્ઞાનની ઉત્કૃષ્ટ દશામાં પહોંચતાં દગ્ધ થઈ જાય છે. અને એ જ જ્ઞાનાગ્નિથી સંસ્કારોનું ભસ્મ થવું કહેવાય છે.

હવે તે અસંપ્રજ્ઞાત સમાધિ બે પ્રકારની હોય છે.

<u>(૧) ભવપ્રત્યય, સમાધિ :</u>

- **ભવપ્રત્યયો વિદેહપ્રકૃતિલિયાનામ્ ।** પતંજલિ યોગદર્શન સૂત્ર : ૧-૧૮
- **સૂત્રાર્થ** – વિદેહલય યાગીઓને, અને પ્રકૃતિલય યાગીઓને જે સમાધિ થાય છે, તે સમાધિમાં, ભવ એજ કારણ, અને ભવ એજ પરિણામ છે, તેથી તે સમાધિ ભવપ્રત્યય સમાધિ કહેવાય છે,

ભવપ્રત્યય' નામની અસંપ્રજ્ઞાત સમાધિ વિદેહ અને પ્રકૃતિલય યોગીઓ ની હોય છે. ભાષ્યકાર વ્યાસમુનિ ના ભાષ્ય અનુવાદ મુજબ - વિદેહ નામની દેવોની 'ભવપ્રત્યય' સમાધિ હોય છે. તે યોગી નિશ્ચયથી સ્વસંસ્કાર માત્રથી ઉપયોગમાં આવનારા ચિત્તની દ્વારા મોક્ષ જેવા સુખનો અનુભવ કરતાં તે પ્રકારના પોતાના સંસ્કારોના ફળ પર નિર્વાહ કરે છે. અથવા સંસ્કારોનાં ફળને ભોગવે છે. તે જ પ્રકારે પ્રકૃતિલય યોગી ચિત્ત નિવૃત્ત ન થતાં સત્ત્વ આદિ ગુણોવાળું ચિત્ત રહેતાં મોક્ષપદ જેવો આનંદ અનુભવ કરે છે. જયાં સુધી ચિત્ત ભોગ અપવર્ગરૂપી કાર્ય પૂરું ન થવાથી પાછું ફરતું નથી (પ્રકૃતિમાં લીન થતું નથી) અર્થાત્ મોક્ષ પ્રાપ્તિનો અધિકારી થયો હોવા છતાં પણ ત્યાં સુધી શરીર આદિ બનેલું જ રહે છે.

વ્યાસ-ભાષ્યના અનુશીલનથી એ સ્પષ્ટ થાય છે કે પ્રકૃતિલય અને વિદેહ જીવનમુક્ત યોગી હોય છે. અને 'ભવપ્રત્યય' નો આશય એ જ છે કે અસંપ્રજ્ઞાત સમાધિને પ્રાપ્ત કરીને પણ શરીર ધારી હોવાથી ભવ–સંસારનો પ્રત્યય બોધ રાખે છે અને 'ઉપાય-પ્રત્યય' યોગી અસંપ્રજ્ઞાત સમાધિમાં પહોંચીને પરમાત્માનો સાક્ષાત્કાર કરી લે છે.

'ભવપ્રત્યય' ના ભેદ છે. 'ભવ'નો અર્થ સંસાર છે. અર્થાત્ સંસારનું મૂળ ઉપાદાન કારણ પ્રકૃતિ તથા પ્રકૃતિજન્ય દેહ આદિના સ્વરૂપને જાણીને તેમનાથી વિરક્ત થવાના કારણે તેમને 'ભવપ્રત્યય' યોગી કહે છે.

<u>(૨) ઉપાયપ્રત્યય સમાધિ :</u>

- **શ્રદ્ધાવીર્યસ્મૃતિસમાધિપ્રજ્ઞાપૂર્વક ઇતરેષામ્ ।** પતંજલિ યોગદર્શન સૂત્ર : ૧-૨૦

- સૂત્રાર્થ - વિદેહ યોગીઓ અને પ્રકૃતિલય યોગીઓ થી જુદા પડતા યોગીઓ ને અસંપ્રજ્ઞાતયોગ શ્રદ્ધા, વીર્ય, સ્મૃતિ, સમાધિ અને પ્રજ્ઞારૂપ સાધના થી ઉત્પન્ન થાય છે (આ ઉપાયોને ક્રમથી કરવાથી આ સમાધિ પ્રાપ્ત થાય છે.)

ભાષ્યકાર વ્યાસમુનિ ના ભાષ્ય અનુવાદ મૂજબ – વિદેહ અને પ્રકૃતિલય યોગીઓથીભિન્ન મુમુક્ષુ-યોગીઓની 'ઉપાય પ્રત્યય'=ઈશ્વરસાંનિધ્યથી મોક્ષને પ્રાપ્ત કરાવનારી અસંપ્રજ્ઞાત સમાધિ હોય છે. (શ્રદ્ધા) ચિત્તની પ્રસન્નતા તથા રાગ આદિથી શૂન્ય હોવાથી નિર્મળતા શ્રદ્ધા છે, તે શ્રદ્ધા નિશ્ચયથી કલ્યાણ કરનારી હોય છે અને તે યોગીની (વિઘ્નોથી) રક્ષા કરે છે. તે શ્રદ્ધાવાન વિવેકાથી યોગીનું વર્ષ-ઉત્સાહ પ્રકટ થાય છે. સામર્થ્યવાન યોગીની સ્મૃતિ-શક્તિ (પૂર્વ અભ્યસ્થ સ્થિતિને યાદ રાખવી) પ્રકટ થાય છે. સ્મૃતિ આવતાં (થતાં) અનાકુતન=ચંચળતા આદિ બાધાથી રહિત ચિત્ત સમાહિત=સંયમને પ્રાપ્ત કરે છે. સંયત ચિત્તવાલા યોગીનો પ્રજ્ઞાવિવેવ વિવેકરૂપ ઉત્કર્ષ જ્ઞાન ઉત્પન્ન થાય છે. જેનાથી યોગી વસ્તુઓને યથાર્થરૂપમાં જાણી લે છે. તે વિવેકજ્ઞાનના અભ્યાસથી તથા તવિષય વિવેકજ્ઞાન પ્રત્યે પણ વૈરાગ્યથી અસંપ્રજ્ઞાત સમાધિ સિદ્ધ થાય છે.

ભાવાર્થ - યોગ દર્શનમાં અસંપ્રજ્ઞાત સમાધિને પ્રાપ્ત કરનારા યોગીઓના સ્તર ભેદથી અનેક ભેદ કર્યા છે. તેનાથી પ્રથમ સૂત્રમાં ભવપ્રત્યય અર્થાત્ પ્રકૃતિલય તથા વિદેહયોગીઓનું કથન કરીને, આ સૂત્રમાં ઉપાય-પ્રત્યય = મુમુક્ષુ-પરમાત્મ સાક્ષાત્કારની ઇચ્છાવાળા યોગીઓને માટે શ્રદ્ધા આદિ ઉપાયોનું કથન કર્યું છે. આ સ્તર પર પહોંચીને યોગીએ અત્યધિક સચેત રહેવાની આવશ્યકતા હોય છે. શ્રદ્ધા આદિ ઉપાયોથી પરમાત્મા-પ્રત્યય (બોધ) થવાના કારણે જ આ યોગીઓનું નામ 'ઉપાય-પ્રત્યય' પ્રસિદ્ધ થયું છે ઉપ-અત્યંત પરમાત્મસામીપ્યને પ્રાપ્ત કરીને પરમાત્માનો બોધ કરવાનું જ આ યોગીઓનું મુખ્ય લક્ષ્ય હોય છે (રહે છે).

સૂત્રકારે શ્રદ્ધા, વીર્ય, સ્મૃતિ, સમાધિ, પ્રજ્ઞા ના ઉપાય - ઉપાય-પ્રત્યય યોગીઓને માટે બતાવ્યા છે.

- **(૧)શ્રદ્ધા**– ચિત્તને પ્રસન્ન (નિર્મળ) રાખવું, શ્રદ્ધા વિના યોગીનો માર્ગ અવરુદ્ધ થઈ જાય છે. જુદા જુદા પ્રકારનાં વિઘ્નો અને મળોથી શ્રદ્ધા જ યોગીનું રક્ષણ કરે છે અને યોગી અનન્યચિત્ત થઈને શ્રદ્ધાવશ પરમાત્મસાક્ષાત્કાર કરવામાં તત્પર રહે છે.

- **(૨) વીર્ય** – શક્તિ તથા ઉત્સાહ. શ્રદ્ધાવાન યોગીને માટે વીર્ય=શક્તિ (સામર્થ્ય)ની પણ પરમ આવશ્યકતા હોય છે. જેથી વિઘ્નોનો પ્રતિકાર કરી શકે અને પોતાના લક્ષ્ય પર ઉત્સાહથી આગળ ધપતો રહે, આ શક્તિ વિના ઉત્સાહ પણ નથી વધી શકતો.

- **(૩)સ્મૃતિ** – પૂર્વ અભ્યસ્થ સ્થિતિઓને યાદ રાખવી. શ્રદ્ધા તથા વીર્યસંપન્ન યોગી પોતાની સમસ્ત પૂર્વ અભ્યાસ્ત સ્થિતિઓનું સ્મરણ રાખીને, સદા સાવધાન રહે છે. પોતાના લક્ષ્ય પર પહોંચવાને માટે કઈ કઈ બાધાઓ સંભવે છે, અને તેમનાથી કેવી રીતે રક્ષણ કરવું જોઈએ, એ સ્મૃતિ ઉપાય છે. તેનાથી યોગી અગ્રિમ સ્તર પર પહોંચવાને માટે પોતાની જાતને સુદૃઢ કરી લે છે અને બાધા રહિત ચિત્ત સમાધિને પ્રાપ્ત કરી લે છે.

- **(૪)સમાધિ**- ચિત્તનો નિરોધ થવો. આ સ્તર પર પહોંચીને પણ અનેકવાર યોગીનું મન વિવેકથી ઉત્પન્ન ઝલકમાત્રથી જ સંતુષ્ટ થઈને લક્ષ્યને ભૂલી જાય છે. અને લક્ષ્યથી વિમુખ થતો જાય છે. માટે ચિત્તનો નિરોધ કરવાની આ સ્તરમાં પણ પરમ આવશ્યકતા રહે છે.

- **(૫) પ્રજ્ઞા** – ઋતંભરા બુદ્ધિનું પ્રકટ થવું, પરમાત્મ-સાક્ષાત્કારના સ્તર તરફ આગળ વધતા યોગીને ઋતંભરા પ્રજ્ઞા પ્રાપ્ત થઈ જાય છે, જેનાથી યથાર્થ બોધની સાથે પરમાત્મ-સાક્ષાત્કારની ઉત્કૃષ્ટ સ્થિતિને યોગી પ્રાપ્ત કરી લે છે. તેમના અભ્યાસ અને પરવૈરાગ્યથી અસંપ્રજ્ઞાતસમાધિની સવીચ્ય સ્થિતિ પ્રાપ્ત થઈ જાય છે અને યોગી મોક્ષને પ્રાપ્ત કરી લે છે

નિર્બીજ સમાધિના સ્વરૂપ વિશે મહર્ષિ પતંજલિ કહે છે -

- **તસ્યાપિ નિરોધે સર્વનિરોધાન્નિર્બીજ સમાધિઃ।** પતંજલિ યોગદર્શન સૂત્ર : ૧-૫૧
- સૂત્રાર્થ : "તેના (સમાધિ જન્ય સંસ્કારો) ના પણ નિરોધથી સર્વનિરોધ થતાં નિર્બીજ સમાધિસિદ્ધ થાય છે."

છેવટે, ઋતંભરા પ્રજ્ઞાથી ઉત્પન્ન થયેલા સંસ્કારોમાં પણ આસક્તિ ના રહેવાથી તેનો પણ નિરોધ થઈ જાય છે. તેનો નિરોધ થવાથી સર્વ સંસ્કારોનો નિરોધ આપોઆપ થઈ જાય છે. એટલે કર્માંશય દૂર થાય છે. સંસારના બીજનો અભાવ થઈ જાય છે. તેથી તે દશાને નિર્બીજ

સમાધિ કહે છે. કૈવલ્યદશા પણ તે જ છે.

ચિત્તવૃત્તિના નિરોધની અને સંસ્કારોના ક્ષયની યાત્રા અહીં પૂરી થાય છે, છતાંઅધ્યાત્મયાત્રાનો અહીં અંત નથી. અધ્યાત્મયાત્રા અનંતની યાત્રા છે. તેનો કદી અંતઆવતો નથી. અધ્યાત્મ-હિમાલયની યાત્રામાં એક શિખર પર ચડીએ ત્યારે અનેક નવાંશિખરો દૃષ્ટિગોચર થાય છે. "તેનો (અધ્યાત્મ યાત્રાનો) પ્રારંભ થાય છે, પરંતુ તેનો અંત કદી આવતોઆ તો અનંતની યાત્રા છે. અનંતનો અંત કેવી રીતે લઈ શકાય ?નથી.'

03. ધર્મમેઘ સમાધિ :

કૈવલ્યપાદમાં મહર્ષિ પતંજલિ 'ધર્મમેઘ' સમાધિનો ઉલ્લેખ કરે છે. પતંજલિ કહે છે કે, તત્ત્વોનું વિવેકજ્ઞાન થતાં, તેમાંથી ઉત્પન્ન થતી ઐશ્વર્ય માટેની સ્પૃહાને પણ છોડવાથી જ વિવેકજ્ઞાન થાય છે તેને 'ધર્મમેઘ' કહે છે. સમાધિ અષ્ટાંગયોગ ની અંતિમ અવસ્થા નથી. અંતિમ અવસ્થા છે કૈવલ્ય.

સબીજ અને નિર્બીજ સમાધિના સતત અભ્યાસથી સાધકને મનમાં ગહન રહસ્યોનું જ્ઞાન પ્રાપ્ત થાય છે. આ જ્ઞાન પ્રત્યે વિરકત રહેનારને સર્વથા વિવેકબુદ્ધિ જાગ્રત થાય છે અને વિવેકબુદ્ધિના જ્ઞાનના સામર્થ્યથી સાધકને ધર્મમેઘ સમાધિની પ્રાપ્તિ થાય છે.

ધર્મમેઘ સમાધિ પ્રાપ્ત થતાં સાધકના પંચક્લેશ અવિદ્યા (અજ્ઞાન), અસ્મિતા (અહંકાર), રાગ, દ્વેષ અને અભિનિવેશ (જીવવાની પ્રબળ ઈચ્છા) નાશ પામે છે. તેમજ કર્મી (બીજ સહિત) નાશ પામે છે. ધર્મમેઘ સમાધિ પ્રાપ્ત થતાં જ ક્લેશ અને કર્મની નિવૃત્તિ થાય છે. એટલે જ કહ્યું છે કે યોગસાધનાનું પરમ લક્ષ્ય ચિત્તવૃત્તિ નિરોધ છે.

સમાધિ યોગસાધનાની અંતિમ અવસ્થા છે. સંધી એ એક પ્રકારની દૈવિક અનુભૂતિ છે તેથી તે અવર્ણનાતીત છે. યોગી સંયમથી બધી જ વિભૂતિઓ પ્રાપ્ત કરે છે પણ જ્યારે તે બધી વિભૂતિઓનો અસ્વીકાર કરે છે ત્યારે તે મુક્ત થઈ જાય છે. પરિણામે તેનામાં એક ખાસ પ્રકારનું જ્ઞાન, ઓજસ પેદા થાય છે. તેને ધર્મમેઘ કહેવામાં આવે છે. સિદ્ધિના મિથ્યાજ્ઞાનને છોડી દીધા પછી જ શાન્તિ, સ્વસ્થતા અને પવિત્રતા સ્વભાવગત બને છે.

આવી ધર્મમેઘ સમાધિ પછી યોગીને પતનનો ભય રહેતો નથી. કેમ કે આવી અવસ્થામાં તમામ પ્રકારનાં આવરણો દૂર થઈ જાય છે. તેથી યોગીને અનંતનું જ્ઞાન થાય છે. આ બુદ્ધાવસ્થા છે. બુદ્ધ એટલે આકાશ જેટલું અનંત જ્ઞાન. સહુ કોઈને, મોડા કે વહેલા આ અવસ્થાએ પહોંચવાનું જ છે.

મહર્ષિ પતંજલિ અંતિમ સૂત્ર માં કૈવલ્ય નું કથન આ રીતે કરે છે –

- **પુરુષાર્થશૂન્યાનાં ગુણાનાં પ્રતિપ્રસવ: કૈવલ્યં સ્વરૂપપ્રતિષ્ઠા વા ચિતિશક્તેરિતિ** પતંજલિ યોગદર્શન સૂત્ર : ૪-૩૪
- **સુત્રાર્થ :** "પુરુષાર્થ શૂન્ય થયેલા ગુણોનું પોતાના કારણમાં વિલીન થવું અથવા ચિતિશક્તિ અર્થાત્ પુરુષનું પોતાના સ્વરૂપમાં પ્રતિષ્ઠિત થવું તે કૈવલ્ય છે."

"કૈવલ્ય એટલે પુરુષ માટેની ઉપયોગિતાથી રહિત થયેલા ગુણોનો ઊલટા (પ્રતિલોમ) ક્રમમાં લય અથવા ચિત્તશક્તિની પોતાના સ્વરૂપમાં પ્રતિ આ જ આત્મસાક્ષાત્કાર છે. સમાધિના અભ્યાસથી ક્લેશ અને સંસ્કારો વિલીન થવા માંડે છે અને આખરે તેમની આત્યંતિક નિવૃત્તિ થાય છે. આત્મા પ્રકૃતિના બંધનથી પૂર્ણતઃ મુક્ત થાય છે. તે કેવળ પુરુષરૂપે જ પ્રકાશે છે. આ અવસ્થાને યૌગિક પરિભાષામાં કૈવલ્ય' કહે છે.

યૌગિક ધારણા પ્રમાણે આ અવસ્થાને સર્વોચ્ચ આધ્યાત્મિક અવસ્થા ગણવામાં આવે છે. આને જ આત્મપ્રાપ્તિ કે મોક્ષ કહેવામાં આવે છે.

કૈવલ્યાવસ્થા સમાધિની અવસ્થા નથી, પરંતુ સ્વરૂપ-સ્થિતિ છે. કૈવલ્યાવસ્થાએ પહોંચનાર સાધક તે સ્થિતિમાંથી કદી ચ્યુત થતો નથી.

જો ચ્યુત થાય તો તે કૈવલ્યાવસ્થા હતી જ નહિ, તેમ સમજવું.

કૈવલ્યાવસ્થામાં પ્રતિષ્ઠિત થનાર પુરુષના જીવનમાં પ્રકૃતિએ હવે કશું જ કરવાનું રહેતું નથી, તેથી તેના જીવનમાંથી પ્રકૃતિ વિસર્જિત થાય છે. આ જ કૈવલ્ય છે, આ જ મુક્તિ છે, આ જ અધ્યાત્મની પરમોચ્ચ અવસ્થા છે.

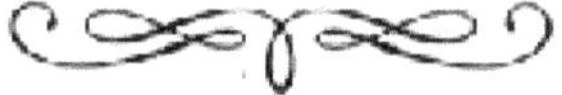

13
લેખક વિશે

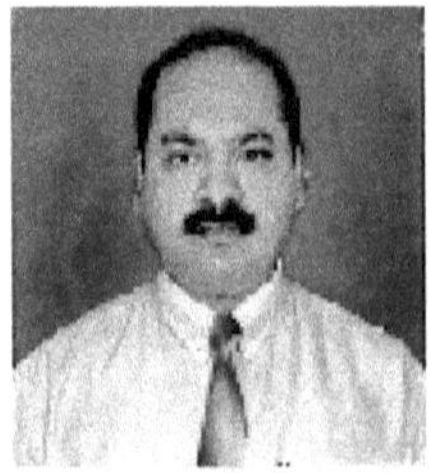

લેખક - આકાશ કહાર

આકાશ કહાર, વ્યવસાયિક લાયકાત ધરાવતા, B.Com (Marketing), M.Com (Business Administation), PGDMSD (Marketing & Sales Mgt), EIM (Export-Import Mgt), MBA (International Business) એ બિઝનેસ એડમિનિસ્ટ્રેશન અને માર્કેટિંગ મેનેજમેન્ટ અને ઇન્ટરનેશનલ બિઝનેસ નો સારી રીતે અભ્યાસ કર્યો હતો. કુલ ૨૫ વર્ષો નો ઇલેક્ટ્રોનિક્સ ઉપકરણ અને ઓટોમોબાઈલ ઉદ્યોગ માં વેચાણ અને માર્કેટિંગ ના ક્ષેત્ર માં વ્યાવસાયિક અનુભવ.

હાલ માં યોગ માં પ્રવૃત છે. અને યોગ નો અભિયાસ, વાંચન તથા તાલીમ માં પ્રવૃત, લેખકે 50 વર્ષ ની ઉમરે જીવન નો સાચો ઉદ્દેશ્ય શોધવા માટે વ્યવસાયિક જીવન નો ત્યાગ કર્યો, એટલે કે પૈસા કમાવવા, સામાજિક પ્રતિષ્ઠા અને સામાજિક નામના,ઓળખ કે માન મેળવવા નો નથી, પરંતુ જીવન ના બંધન ને છોડી ને સાચા સ્વ ને શોધવા અને આધ્યાત્મિક જીવન જીવવા નું છે.

લેખક ને ગુજરાતી માં મહર્ષિ પતંજલિ યોગસૂત્ર નું કોઈ સારું અનુવાદિત પુસ્તક મળ્યું નથી. ગુજરાતી ભાષાનું ઋણ ચૂકવાયા તથા સત્ય ની શોધ માં બધા આધ્યાત્મિક સાધકો ઉપયોગી થાય તે માટે લેખકે મહર્ષિ પતંજલિએ તેમના પતંજલ યોગ સૂત્રમાં વર્ણવ્યા મુજબ અષ્ટાંગ યોગ પર પુસ્તક લખવા નો આ નમ્ર પ્રયાસ કર્યો છે.

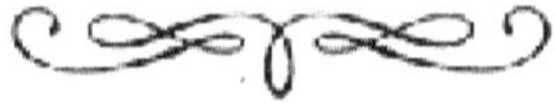

સંદર્ભગ્રંથો

- અંતરંગ યોગ - - ભાણદેવ
- પતંજલિ-પ્રણીત અષ્ટાંગ યોગ - ભાણદેવ
- યોગની આધારશિલા - વિઠ્ઠલભાઈ પ્રજાપતિ
- राज योग - स्वामी विवेकानंद,रामकृष्ण आश्रम
- पातंजल योग प्रदीप श्री ओमानन्द महाराज,गीता प्रेस
- पतंजल योग सूत्र योग दर्शन - श्री नन्दलाल दशोरा
- યોગ એટલે શું ? - ભાણદેવ
- પ્રબુદ્ધ જીવન - ફેબ્રુઆરી ૨૦૧૮ : જૈન ધર્મ અને અન્ય પરંપરાઓમાં યોગ – વિશેષાંક
- जैन एवम बौद्ध में योग - एक तुलनात्मक अध्ययन - डो.सुधा जैन
- પ્રબુદ્ધ જીવન - ફેબ્રુઆરી ૨૦૧૮ : જૈન ધર્મ અને અન્ય પરંપરાઓમાં યોગ – વિશેષાંક
- યોગ દીપિકા - ભાનુપ્રસાદ પંડ્યા મહેશ પટેલ
- યોગદર્શિકા – તૃતીય - સ્વામી રાજર્ષિ મુનિ
- યોગશતક - અનુવાદ : ધીરજલાલ મહેતા
- યોગશાસ્ત્ર - હેમચંદ્રાચાર્ય - સંપાદક : ખુશાલદાસ જગજીવનદાસ
- હરિભદ્રસૂરીશ્વરજીયોગદૃષ્ટિ સમુચ્ચય - અનુવાદ : ધીરજલાલ મહેતા
- पातञ्जलयोगदर्शनम् - स्वामी हरिहरानंद आरणय,कपलि आश्रम
- महर्षि पतंजलि योग दर्शन - स्वामी अडगडानंद महाराज
- सांख्य एवं योगदर्शन पंडित श्रीराम शर्मा आचार्य, अखिल विश्व गायत्री परिवार
- https://patanjaliyogasutra.in
- https://www.sanskrit-trikashaivism.com
- gurudevjbbk.blogspot.com/2015/06/blog-post_9.html
- http://gu.vikaspedia.in/health/a86aafac1ab7/
- https://www.arlingtoncenter.org - Sanskrit-English.pdf
- https://www.divyabhaskar.co.in/.../meaning-of-yoga-and importance.
- યોગ તત્વ – અનિલ શુક્લા.
- www.shiohm.com
- shodhganga.inflibnet.ac.in/bitstream/.pdf / shodhganga.inflibnet.ac.in/bitstream/1060.pdf
- www.sachchidanandjiblog.org/2011/04/yoga-yudhdha ane-gita

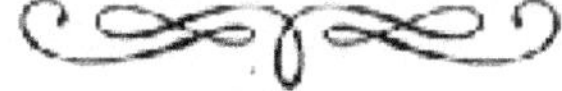

શિવમંદિર માં અષ્ટાંગ યોગ

શિવમંદિર ની રચના માં સૂક્ષ્મ રીતે અષ્ટાંગ યોગ અનુસ્યૂત છે.

- ૧. **કાપાલિક – યમ** : કાપાલિક તલવાર દ્વારા બંધનો ને કાપે છે. યમ ના પાલન થી બંધનો કપાય છે.

- ૨. **ભૈરવ – નિયમ** : ભૈરવ શિવમંદિર ના રક્ષક દેવ છે. નિયમો ના પાલન થી અધ્યાત્મસાધન ની રક્ષા થાય છે.

- ૩. **નંદી – આસન**: નંદી આસન વાળી ને બેઠા છે. નંદી નું મુખ શિવ તરફ છે. આસન નું મુખ સમાધિ તરફ છે.

- ૪. **પ્રાણાયામ – હનુમાનજી** : આપણા શરીર માં રહેલા પ્રાણ તત્ત્વ ના અધિષ્ઠાતા હનુમાનજી મહારાજ છે. પ્રાણાયામ પ્રાણજ્ય ની સાધના છે. શિવમંદિર માં જે સ્થાન હનુમાનજી મહારાજ નું છે, તે જ સ્થાન યોગ માં પ્રાણાયામ નું છે.

- ૫. **પ્રત્યાહાર - કચ્છપ (કાછબો)** : ઇન્દ્રિયો વિષયો માંથી પાછી ફરી ને પોતા ના ગોલક માં સમાઈ જાય, તે ઘટના ને પ્રત્યાહાર કહેવામાં આવે છે. કાચબો પોતા નાં અંગોને અંદર સંકોરી લે છે. આ ઘટના પ્રત્યાહાર ઘટના જેવી છે, તેથી કચ્છપ (કાચબા) દ્વારા પ્રત્યાહાર સૂચિત થાય છે.

- ૬. **ગણપતિ – ધારણા** : ગણપતિ ની ઝીણી આંખો એકાગ્રતા સૂચવે છે. ધારણા એકાગ્રતા છે. આમ ગણપતિની મૂર્તિ દ્વારા ધારણા સૂચિત થાય છે.

- ૭. **ધ્યાન – પાર્વતીજી** : પાર્વતીજી સતત શિવજી નું ધ્યાન કરે છે. પાર્વતી જી સાધક ને શિવતત્ત્વ સુધી પહોંચાડે છે. તે જ રીતે ધ્યાન સાધકને સમાધિ સુધી પહોંચાડે છે. આમ પાર્વતીજીની મૂર્તિ દ્વારા યોગનું સાતમું અંગ ધ્યાન' સૂચિત થાય છે.

- ૮. **સમાધિ – શિવલિંગ** : શિવમંદિર માં પ્રધાન મૂર્તિ અને કેન્દ્રસ્થ તત્ત્વ શિવલિંગ છે. તે જ સ્થાન અષ્ટાંગ યોગમાં સમાધિનું છે. ભગવાન શિવ અખંડ સમાધિમાં અવસ્થિત રહે છે.

આમ શિવલિંગ દ્વારા અષ્ટાંગ યોગ નું અંતિમ સોપાન સમાધિ સૂચિત થાય છે. શિવલિંગ ની ચારે બાજુ નાગ પ્રતિષ્ઠિત છે. આ નાગ કુંડલિની-શક્તિ નું પ્રતીક છે. જલાધારી માંથી શિવલિંગ પર અખંડ જલધારા વહે છે. આ અખંડ જલધારા દ્વારા અખંડ આત્મચિંતન સૂચિત થાય છે. શિવજીના તૃતીય નેત્ર દ્વારા દિવ્યદૃષ્ટિ અર્થાત્ અપરોક્ષાનુભૂતિ સૂચિત થાય છે. શિવજી ના મસ્તક પર ગંગાજી છે. ગંગા એટલે જ્ઞાનગંગા. ત્રિશૂલ ઓમ્કારનું પ્રતીક છે અને ડમરુ નાદબ્રહ્મનું પ્રતીક છે. ચિતાભસ્મ વૈરાગ્ય સૂચવે છે.

આમ, શિવમંદિર જાણે અષ્ટાંગ યોગ નું મૂર્તિમંત સ્વરૂપ છે.

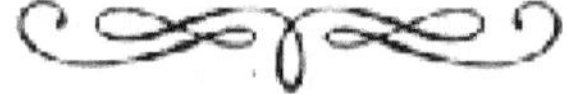